Fitoquímicos

em alimentos, fármacos e medicamentos

Fitoquímicos

em alimentos, fármacos e medicamentos

Editores
Jarlei Fiamoncini
Daniel Pecoraro Demarque
Camila Manoel Crnkovic

manole
editora

Produção editorial: Paris Serviços Editoriais e Educacionais
Projeto gráfico: Departamento de Arte da Editora Manole
Diagramação e ilustrações: Formato Editoração
Capa e imagem da capa: Iuri Guião

CIP-BRASIL. CATALOGAÇÃO NA PUBLICAÇÃO
SINDICATO NACIONAL DOS EDITORES DE LIVROS, RJ

F577
Fitoquímicos em alimentos, fármacos e medicamentos / editor Jarlei Fiamoncini, Daniel Pecoraro Demarque, Camila Manoel Crnkovic. – 1. ed. – Santana de Parnaíba [SP] : Manole, 2024.

Inclui bibliografia e índice
ISBN 9786555768671

1. Fitoquímicos – Alimentos funcionais. 2. Farmacos e Medicamentos. I. Fiamoncini, Jarlei. II. Demarque, Daniel Pecoraro. III. Crnkovic, Camila Manoel.

CDD: 572.2
23-86648 CDU: 591.133.1

Gabriela Faray Ferreira Lopes – Bibliotecária – CRB-7/664

Edição – 2024

Editora Manole Ltda.
Alameda América, 876 – Tamboré
Santana de Parnaíba – SP
06543-315 – Brasil
Fone: (11) 4196-6000
www.manole.com.br | https://atendimento.manole.com.br
Impresso no Brasil | *Printed in Brazil*

Sobre os editores

Jarlei Fiamoncini

Biólogo pela Universidade do Vale do Itajaí (Univali) com doutorado em Fisiologia Humana pelo Departamento de Fisiologia e Biofísica do Instituto de Ciências Biomédicas da Universidade de São Paulo (ICB-USP). Trabalhou como pós-doc na Universidade Técnica de Munique (TUM) e no Instituto Francês de Pesquisa Agropecuária (Inra). É professor da Faculdade de Ciências Farmacêuticas da USP (FCF-USP), atuando na área de nutrição e metabolismo.

Daniel Pecoraro Demarque

Farmacêutico e mestre pela Universidade Federal do Mato Grosso do Sul (UFMS), doutor pela Faculdade de Ciências Farmacêuticas de Ribeirão Preto da Universidade de São Paulo (FCFRP-USP) e pós-doutor pela Universidade de Ruhr Bochum. Atualmente é professor de Farmacognosia na Faculdade de Ciências Farmacêuticas da USP (FCF-USP).

Camila Manoel Crnkovic

Farmacêutica-bioquímica pela Faculdade de Ciências Farmacêuticas de Ribeirão Preto da Universidade de São Paulo (FCFRP-USP) com doutorado em Farmacognosia pela Universidade de Illinois, Chicago. É docente na Faculdade de Ciências Farmacêuticas da USP (FCF-USP). Desenvolve pesquisa na área de biotecnologia de produtos naturais microbianos.

Sobre os autores

Alexsandro Macedo Silva

Pós-doutorando em Saúde Pública pela Faculdade de Saúde Pública da Universidade de São Paulo (FSP-USP). Doutor em Ciências pela FSP-USP. Mestre em Ciências dos Alimentos pela Faculdade de Ciências Farmacêuticas da Universidade de São Paulo (FCF-USP). Farmacêutico-bioquímico pela Universidade Federal de Juiz de Fora (UFJF). Atua na área de epidemiologia nutricional, com foco em avaliação do consumo alimentar, biomarcadores de consumo e metabolômica.

Amanda Domingos Vasconcelos

Nutricionista. Mestranda no Programa Ciência dos Alimentos da Faculdade de Ciências Farmacêuticas da Universidade de São Paulo (FCF-USP).

Artur Caminero Gomes Soares

Mestrando na Faculdade de Ciências Farmacêuticas da Universidade de São Paulo (FCF-USP). Trabalha com aplicação da técnica computacional de QSAR, para realização de triagem virtual na busca de moléculas com possível atividade agonista no receptor canabinoide 2.

Carlos Alexandre Carollo

Professor associado III na Universidade Federal de Mato Grosso do Sul (UFMS), Laboratório de Produtos Naturais e Espectrometria de Massas (LaPNEM), Faculdade de Ciências Farmacêuticas, Alimentos e Nutrição (Facfan). Mestre em Química Orgânica pela UFMS e doutor em Ciências Farmacêuticas pela Faculdade de Ciências Farmacêuticas de Ribeirão Preto da Universidade de São Paulo (FCFRP-USP).

Carlos M. Donado-Pestana

Pesquisador pós-doutorando do Food Research Center (FoRC Cepid-Fapesp) e do Departamento de Alimentos e Nutrição Experimental da Faculdade de Ciências Farmacêuticas da Universidade de São Paulo (FCF-USP). Doutor em Ciências dos Alimentos pela FCF-USP. Mestre em Ciência e Tecnologia de Alimentos pela Escola Superior de Agricultura "Luiz de Queiroz" (Esalq-USP). Engenheiro agroindustrial pela Universidad Pontificia Bolivariana, Colômbia.

Christiane Adrielly Alves Ferraz

Doutora em Biotecnologia. Atua como pesquisadora colaboradora da Université Paris Cité, França, na equipe de pesquisa PNAS (Produits Naturels, Analyses et Synthèses) do Laboratório CiTCoM (Cibles Thérapeutiques et Conception de Médicaments).

Daniel Yuri Akiyama

Doutorando em Química Orgânica pelo Instituto de Química da Universidade Estadual de Campinas (Unicamp). Atua em projetos na área de investigação dos mecanismos moleculares na interação endófito-planta e no estudo da biossíntese de metabólitos secundários.

Dirce Maria Lobo Marchioni

Professora associada do Departamento de Nutrição da Faculdade de Saúde Pública da Universidade de São Paulo (FSP-USP). Doutor em Saúde Pública pela FSP-USP. Nutricionista pela FSP-USP, pós-doutora pelo Imperial College London. Atua na área de epidemiologia nutricional, com foco em métodos e avaliação do consumo alimentar em populações humanas.

Edna Tomiko Myiake Kato

Professora aposentada das disciplinas de Farmacobotânica e Farmacognosia da Faculdade de Ciências Farmacêuticas da Universidade de São Paulo (FCF-USP). Graduada em Farmácia e Bioquímica Modalidade Fármaco e Medicamentos, mestre e doutora em Fármacos e Medicamentos pela USP.

Eduarda dos Santos Oliveira

Biomédica habilitada em Toxicologia e Docência e Pesquisa pela Universidade São Judas Tadeu. Possui experiência na área de cultivo celular e metodologias alternativas ao uso de animais experimentais.

Eduardo De Carli

Pós-doutorando em Saúde Pública pela Faculdade de Saúde Pública da Universidade de São Paulo (FSP-USP). Doutor em Ciências dos Alimentos pela USP. Nutricionista pela Universidade Federal de Pelotas (UFPel). Atua na área de epidemiologia nutricional, com foco em avaliação do consumo alimentar e composição de alimentos.

Francisco Henrique Santana da Silva

Farmacêutico pela Universidade Federal de Pernambuco (UFPE) e doutorando no Programa de Tecnologia Bioquímico-farmacêutica da Universidade de São Paulo (USP). Atua em projetos envolvendo bioprospecção e resistência microbiana.

Gustavo Henrique Goulart Trossini

Farmacêutico pela Universidade Federal do Mato Grosso do Sul (UFMS), mestre e doutor em Fármaco e Medicamentos pela Faculdade de Ciências Farmacêuticas da Universidade de São Paulo (FCF-USP). Atualmente, é professor associado da FCF-USP. Sua pesquisa abrange a integração entre métodos computacionais e experimentais no planejamento de fármacos.

Gustavo Miguel Carneiro de Lima

Técnico em Química pela Etec Irmã Agostina. Graduando em Ciências Farmacêuticas da Universidade de São Paulo (USP), e bolsista de iniciação científica no projeto de avaliação do metabolismo lipídico pós-prandial em mulheres na pós-menopausa.

Heloísa Maria Muneratti Amorim

Graduanda em Farmácia-bioquímica pela Faculdade de Ciências Farmacêuticas da Universidade de São Paulo (FCF-USP). Em sua iniciação científica, utiliza metabolômica para avaliar o efeito de condições de cultivo na diversidade de metabólitos secundários produzidos por cianobactérias.

Jackson Roberto Guedes da Silva Almeida

Professor de Farmacognosia da Universidade Federal do Vale do São Francisco (Univasf). Coordenador do Núcleo de Estudos e Pesquisas de Plantas Medicinais (Neplame) e vice-presidente da Sociedade Brasileira de Plantas Medicinais. Bolsista de produtividade em pesquisa do CNPq, nível 1B.

Jennyfer Andrea Aldana-Mejía

Doutoranda em Ciências pela Faculdade de Ciências Farmacêuticas de Ribeirão Preto da Universidade de São Paulo (FCFRP-USP).

Jéssica Levy

Doutora em Ciências pela Faculdade de Saúde Pública da Universidade de São Paulo (FSP-USP) com estágio de pesquisa no exterior na Wageningen University & Research, Holanda. Nutricionista pela FSP-USP. Atua na área de epidemiologia nutricional, com foco em avaliação do consumo alimentar, biomarcadores de consumo e metabolômica.

João Guilherme de Moraes Pontes

Bolsista Capes de pós-doutorado no LaBioQuiMi-Unicamp e trabalha em projetos relacionados a estudos de interações fitopatógeno-planta por meio de análises metabolômicas.

João Paulo Barreto Sousa

Formado em Química com mestrado em Ciências Farmacêuticas e doutorado em Ciências pela Universidade de São Paulo (USP). Professor visitante nas disciplinas Análise Orgânica de Fármacos e Análise Instrumental pela Universidade de Brasília (UnB).

Juliano Geraldo Amaral

Doutor e mestre em Ciências Farmacêuticas pela Faculdade de Ciências Farmacêuticas de Ribeirão Preto (FCFRP-USP). Docente do Programa de Pós-graduação em Biociência da Universidade Federal da Bahia (UFBA). Líder do Laboratório de Inovação em Bioativos e Desenvolvimento Tecnológico (Libitec). Desenvolve trabalhos na área de química de produtos naturais e espectrometria de massas.

Laís da Silva Morais

Farmacêutica, mestre em Ciências da Saúde pela Universidade de Brasília (UnB), doutoranda do Programa de Pós-graduação em Ciências Médicas e professora voluntária da disciplina Plantas Medicinais na mesma instituição. Atua na área de química de produtos naturais e realização de testes biocidas.

Larissa Rodrigues

Tecnóloga em Alimentos, licenciada em Ciências-Habilitação em Química pela Universidade Federal de São Paulo (Unifesp), mestre e doutoranda em Ciências pela Faculdade de Ciências Farmacêuticas da Universidade de São Paulo (FCF-USP), área de nutrição experimental.

Leandro Presenza

Graduado em Engenharia de Pesca, com mestrado em Ciência e Tecnologia de Alimentos pela Escola Superior de Agricultura "Luiz de Queiroz" da Universidade de São Paulo (Esalq-USP). É doutorando na Faculdade de Ciências Farmacêuticas da USP, tem como foco estudos sobre consumo de pescado, e integra grupo de pesquisa com foco na fisiologia da nutrição.

Leandro Teixeira Cacau

Doutorando em Nutrição em Saúde Pública pela Faculdade de Saúde Pública da Universidade de São Paulo (FSP-USP) com estágio de pesquisa no exterior na Universidad de Zaragoza (España) e na Ghent University (Belgium). Atua na área de epidemiologia nutricional, com foco em avaliação do consumo alimentar, padrões alimentares e biomarcadores de consumo alimentar.

Lorena Carneiro Albernaz

Professora associada da Universidade de Brasília (UnB), no Departamento de Farmácia. Mestre em Ciências da Saúde pela UnB, onde trabalhou com a espécie *Tabebuia caraiba*, e doutorado co-tutella em Ciências Médicas/UnB e pelo Museu de História Natural em Paris, buscando compostos de origem vegetal com atividade em microrganismos patogênicos. No curso de Farmácia ministra disciplinas de Farmacobotânica, Plantas Medicinais, Bioprospecção Farmacêutica e Estágio em Farmacognosia.

Maiara Prates de Almeida

Mestre em Biociências pelo Programa de Pós-Graduação em Biociência da Universidade Federal da Bahia (IMS/CAT-UFBA) e farmacêutica pela mesma universidade. Atua em trabalhos científicos relacionados à área de química de produtos naturais, farmacotécnica e tecnologia farmacêutica.

Maria Valdeline Sousa Teixeira

Doutoranda em Ciências pela Faculdade de Ciências Farmacêuticas de Ribeirão Preto da Universidade de São Paulo (FCFRP-USP).

Mariana C. Fortinho

Bióloga, com especialização em botânica, formada pela Universidade de São Paulo (USP). Possui experiência na área de fitoquímica e fungos endofíticos.

Mariana Laundry de Mesquita

Professora adjunta da Universidade de Brasília (UnB), no Departamento de Farmácia. Possui mestrado em Ciências da Saúde pela UnB, com período de estágio no Museu de História Natural em Paris, onde avaliou a atividade antimalárica e perfil químico de extratos e substâncias de plantas do Cerrado, e doutorado em Ciências Médicas/UnB com período sanduíche na Faculté de Pharmacie,

Paris V, Paris, com foco no potencial antitumoral de substâncias isoladas de plantas do Cerrado brasileiro. No curso de Farmácia ministra as disciplinas Farmacognosia, Plantas Medicinais, Bioprospecção Farmacêutica e Estágio em Farmacognosia, além de atuar em projetos de extensão na área.

Mariana T. Hufnagel

Farmacêutica pelas Faculdades Oswaldo Cruz. Possui experiência em cromatografia, técnicas de biologia celular, tecidual e molecular (citometria de fluxo).

Marilene de Vuono Camargo Penteado

Professora titular aposentada do Departamento de Alimentos e Nutrição Experimental da Faculdade de Ciências Farmacêuticas da Universidade de São Paulo (FCF-USP), onde atuou por 46 anos. Um dos seus principais projetos foi a determinação de carotenoides em alimentos, contribuindo com a elaboração da Tabela Nacional de Composição de Alimentos.

Marynka Ulaszewska

Química analítica com experiência em espectrometria de massas e metabolômica. Dedica sua carreira científica à investigação das respostas cinéticas em humanos durante desafios nutricionais por meio do uso de metabolômica e medições clínicas como base para nutrição personalizada. Trabalhou como pesquisadora sênior na Fondazione Edmund Mach, Trento, Itália, e cientista no Promefa, San Raffaele Scientific Institute, Milão, Itália. Atualmente é gerente de produto de *software* na Thermo Fisher Scientific.

Nadla Soares Cassemiro

Farmacêutica. Trabalha na Universidade Federal de Mato Grosso do Sul (UFMS), Laboratório de Produtos Naturais e Espectrometria de Massas (LaPNEM), Faculdade de Ciências Farmacêuticas, Alimentos e Nutrição (Facfan). Mestre em Ciências Farmacêuticas pela UFMS e doutora em Ciências Farmacêuticas pela Universidade Estadual de Maringá (UEM).

Niege Araçari Jacometti Cardoso Furtado

Professora associada da Faculdade de Ciências Farmacêuticas de Ribeirão Preto da Universidade de São Paulo (FCF-USP).

Patricia Y. Saiki

Farmacêutica pela Universidade Estadual de Campinas (Unicamp) com mestrado pela Faculdade de Ciências Médicas da mesma instituição. Atualmente é analista júnior de controle de qualidade na indústria farmacêutica.

Paulinne Moreira Lima

Mestranda em Biociências pelo Programa de Pós-Graduação em Biociência da Universidade Federal da Bahia (UFBA) e farmacêutica pela mesma universidade. Participa do grupo de pesquisa do Laboratório de Inovação em Bioativos e Desenvolvimento Tecnológico (Libitec), com desenvolvimento de trabalhos científicos relacionados à área de produtos naturais.

Raimundo Gonçalves de Oliveira Junior

Professor de Farmacognosia da Faculté de Pharmacie, da Université Paris Cité, França. Atua na equipe de pesquisa PNAS (Produits Naturels, Analyses et Synthèses) do laboratório CiTCoM (Cibles Thérapeutiques et Conception de Médicaments).

Raisa Ludmila Calil

Farmacêutica-bioquímica e mestranda pela Faculdade de Ciências Farmacêuticas da Universidade de São Paulo (FCF-USP). Estuda Quimioinformática em Canabinoides no Laboratório de Integração entre Técnicas Experimentais e Computacionais (Litec).

Rute Bianchini Pontuschka

Professora associada na Universidade Federal de Rondônia (Unir), lotada no Departamento de Engenharia de Pesca. Sua dissertação de mestrado e tese de doutorado abordaram a análise de pigmentos carotenoides em alimentos.

Stephanie Nemesio da Silva

Aluna de doutorado em Química Orgânica pelo Instituto de Química da Universidade Estadual de Campinas (Unicamp), sob orientação da professora doutora Taicia Pacheco Fill. Atua na área de produtos naturais microbianos com ênfase em estudos relacionados à interação do microrganismo e seu hospedeiro vegetal por análise metabolômica.

Stephany Gonçalves Duarte

Química. Doutoranda no Programa Ciência dos Alimentos da Faculdade de Ciências Farmacêuticas da Universidade de São Paulo (FCF-USP).

Taicia Pacheco Fill

Professora doutora no Instituto de Química da Universidade Estadual de Campinas (Unicamp), com pesquisa financiada pela Fapesp, Fundação Alexander von Humboldt e Instituto Serrapilheira (grantee 2020). Em 2019, foi a vencedora na categoria Ciências Químicas do prêmio Para Mulheres na Ciência concedido pela

Loreal-Unesco-ABC e em 2022 foi eleita membro afiliado da Academia Brasileira de Ciências (2022-2025). Tem experiência na área de química orgânica, com ênfase em química de produtos naturais microbianos, atuando principalmente em ecologia química, interações patógeno-hospedeiro, biossíntese de metabólitos secundários fúngicos e biologia molecular.

Vanessa de Jesus R. de Paula

Bióloga pela Faculdade Integrada de Guarulhos (FIG). Mestre e doutora em Ciências da Saúde pela Faculdade de Medicina da Universidade de São Paulo (FMUSP) e pela Universidade de Toronto, Canadá. Pós-doutora em Ciências pela FMUSP e pelo Instituto Karolinska, Suécia. Atualmente é professora colaboradora da FMUSP.

Vinicius Bonfieti Mantovam

Graduado em Ciências Biomédicas com atuação em toxicologia e análises toxicológicas. Mestrando no Instituto de Ciências Farmacêutica da Universidade de São Paulo (USP), visa explorar as propriedades fisiológicas, físico-químicas e também a caracterização de compostos como endocanabinoides e fitoquímicos.

Sumário

Apresentação

Os fitoquímicos moldam a nossa história. São componentes centrais em ritos e remédios populares, participando eventualmente de momentos históricos como veneno. Das civilizações antigas à biotecnologia moderna, os fitoquímicos nos acompanham como nutrientes em alimentos, como inspiração para o desenvolvimento de fármacos, como ingredientes em medicamentos. São moléculas que impactam amplamente as nossas vidas.

Dada sua importância, os fitoquímicos são objeto de estudo de diferentes disciplinas dentro da química, farmácia, biotecnologia, nutrição, engenharia de alimentos e áreas correlatas. Este livro propõe-se a suprir um material bibliográfico que aborda, de forma ampla e integrada, temas relacionados aos fitoquímicos considerando seu uso como alimento, fármaco ou medicamento.

O público-alvo da obra são estudantes e profissionais de Farmácia, Nutrição, Química, Biotecnologia e cursos da área de ciências da vida.

Contamos com a participação de autores com reconhecida experiência em temas como metabolismo secundário, biotransformação, classes de fitoquímicos, análise fitoquímica, marcadores fitoquímicos, prospecção de bioativos e legislação. Incluem-se também capítulos que abordam assuntos relacionados a metabólitos secundários de origem microbiana, considerados temas de vanguarda e de grande relevância ao estudo dos produtos naturais.

Da estrutura química ao uso humano, da bioprospecção à regulamentação, convidamos o leitor a apreciar os fitoquímicos. Um brinde à biodiversidade e à quimiodiversidade!

Os Editores

CONTEÚDO COMPLEMENTAR

Este livro contém conteúdo complementar disponibilizado em uma plataforma digital exclusiva.

Para ingressar no ambiente virtual, utilize o QR *Code* abaixo, faça seu cadastro e digite a senha **fitoquimicosmanole**:

O prazo para acesso a esse material limita-se à vigência desta edição.

1

Metabolismo secundário vegetal

Daniel Pecoraro Demarque

INTRODUÇÃO

As plantas se organizam em complexas interações com os indivíduos que compõem os ecossistemas, respondendo aos estímulos do ambiente, sejam estes fatores abióticos, poluição, alterações climáticas, urbanização e outros.[1,2] Os vegetais desenvolveram ao longo da evolução complexos sistemas enzimáticos para lidar com as adversidades (Figura 1), estabelecendo sua fixação nos mais diversos ambientes. Entre os produtos dessa atividade enzimática estão os metabólitos secundários, sendo o conjunto de micromoléculas que, juntamente com outros fatores, fornecem essa vantagem competitiva.

Os metabólitos secundários são produtos do metabolismo vegetal que não estão diretamente ligados ao crescimento e reprodução do vegetal, mas fornecem outras características que ajudam o indivíduo a sobreviver no meio ambiente. Também chamados genericamente de "produtos naturais", "metabólitos especiais" ou "fitoquímicos", serviram de fonte, ao longo da história, para o desenvolvimento de medicamentos e dos mais variados produtos químicos que são utilizados no dia a dia. A *Varronia curassavica Jacq.* (sin. *Cordia verbenacea* DC. - Boraginaceae), conhecida como erva-baleeira ou maria-milagrosa, é uma planta nativa da Mata Atlântica, cuja utilização etnofarmacológica como anti-inflamatória resultou no lançamento do anti-inflamatório tópico Acheflan®, pelo laboratório Aché. É considerado o primeiro fitoterápico totalmente nacional, pioneiro de muitas outras pesquisas que tentam aproveitar a riquíssima biodiversidade brasileira para desenvolvimento de produtos com alto valor agregado.[3] Os princípios ativos que compõem esse fitoterápico fazem parte da classe dos metabólitos secundários.

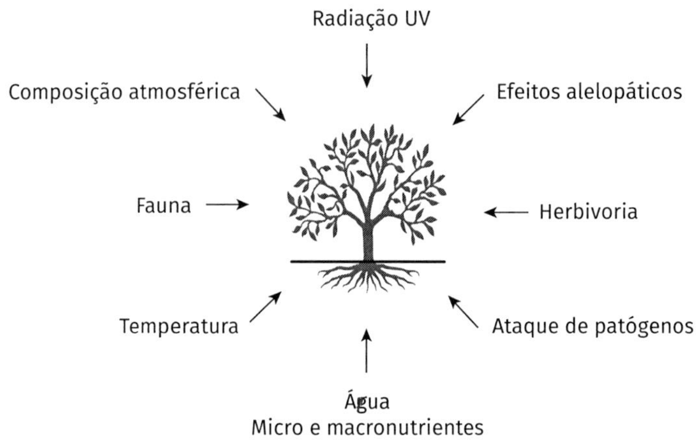

FIGURA 1 Possíveis efeitos bióticos e abióticos que podem influenciar a produção de metabólitos secundários.
Fonte: elaboração do autor.

A divisão entre metabolismo primário, objeto de estudo da bioquímica, e metabolismo secundário é uma divisão didática (Figura 2). Por vezes, vias que consideramos do metabolismo secundário podem gerar metabólitos que consideramos primários. Dessa forma, a classificação é apenas para fins de estudo.

AS VIAS BIOSSINTÉTICAS DO METABOLISMO SECUNDÁRIO

De maneira simplificada, poderíamos estabelecer que as principais vias biossintéticas do metabolismo secundário são: a via do acetato, do chiquimato e do mevalonato.[4] A via do acetato tem como origem a acetilcoenzima-A (acetil-CoA), dando origem a antraquinonas e policetídeos de importância medicinal. Os seres humanos também possuem enzimas para biossíntese de alguns metabólitos dessa via (que consideramos primários), como ácidos graxos, prostaglandinas e leucotrienos.

A via do mevalonato também se origina a partir da acetil-CoA e dá origem ao ácido mevalônico. A partir dela são geradas classes de metabólitos secundários, como terpenos, saponinas, glicosídeos cardiotônicos; mas também metabólitos primários, como hormônios. Ou seja, os seres humanos também realizam alguns passos dessa via biossintética.

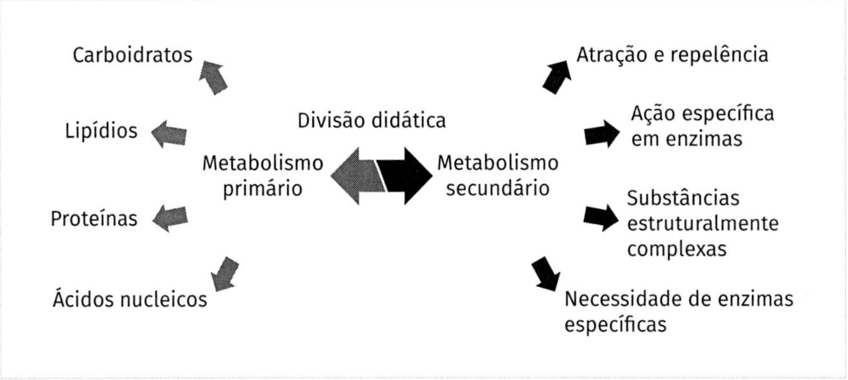

FIGURA 2 Divisão didática entre metabolismo primário e secundário.
Fonte: elaboração do autor.

Existe, no entanto, uma alternativa à via do mevalonato: a via do metileritritol fosfato (MEP). Após estudos de marcação isotópica encontrarem inconsistências no padrão de marcação de carbonos, os pesquisadores perceberam a existência da via do MEP, sendo hoje reconhecida como mais amplamente utilizada na natureza do que a do mevalonato.[5,6] A via do MEP utiliza como precursores o ácido pirúvico e o gliceraldeído-3P, produtos da glicólise. Devido à complexidade dos passos da via, não abordaremos aqui.

A terceira via de grande importância é a do chiquimato, que utiliza como precursores a eritrose-4P (ciclo das pentoses, fase escura da fotossíntese) e o fosfoenolpiruvato (produto da glicólise ou da beta-oxidação de ácidos graxos), e dá origem às classes de fitoquímicos fenilpropanoides, cumarinas, ligninas, assim como os aminoácidos aromáticos fenilalanina, tirosina e triptofano. Como veremos adiante, primeiro são formados os aminoácidos aromáticos para, em etapas posteriores, estes serem transformados nos metabólitos secundários. Os seres humanos não realizam essa via biossintética, e por isso devem adquirir esses aminoácidos essenciais da alimentação (Figura 3).

Um metabólito secundário pode advir de mais de uma via biossintética. A via classificada como "mista" é a junção de parte da via do chiquimato e parte da via do acetato para dar origem aos flavonoides, catequinas e taninos condensados.

Os alcaloides são um grupo especial de metabólitos nitrogenados, cujo nitrogênio advém de aminoácidos. Por partirem de diferentes aminoácidos, sua biossíntese é mais diversa. Além disso, as três vias biossintéticas podem estar presentes, fornecendo carbonos que compõem o esqueleto do alcaloide. O entendimento das vias biossintéticas abordadas no presente capítulo fornecem subsídios para a compreensão da biossíntese de um alcaloide. Não abordaremos,

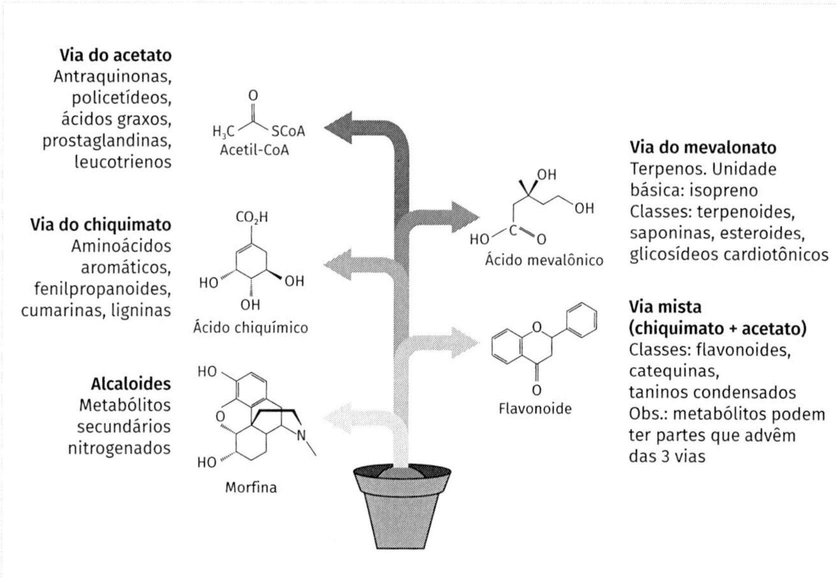

FIGURA 3 Principais vias do metabolismo secundário das plantas.
Fonte: elaboração do autor.

portanto, esse assunto aqui. Para uma visão mais detalhada, consultar literatura especializada.[7]

A Figura 4 trata das três principais vias que originam os metabólitos secundários e seus precursores (excluindo os alcaloides). Como mencionado, ambas as vias do acetato e mevalonato utilizam como precursor a acetil-CoA. A cada adição de acetil-CoA, são fornecidas duas unidades de carbono para o intermediário da reação. Dessa forma, para a formação do ácido mevalônico (via do mevalonato), 3 unidades de acetil-CoA são suficientes para fornecer os 6 carbonos presentes no ácido mevalônico (vá até a Figura 4 e conte os carbonos!). Após a formação do ácido mevalônico, este dá origem à unidade isoprênica, de 5 carbonos. É a partir dela que são gerados os produtos desta via.[8]

A via do acetato também se inicia com o acetil-CoA. Quem adiciona os 2 carbonos em cada passo da via é um derivado da acetil-CoA, chamado malonil-CoA. O malonil-CoA é a acetil-CoA com um carbono a mais, presente como carboxilato ($-CO_2^-$). Esse carbono a mais é perdido na forma de CO_2 quando ocorre a adição dos dois outros carbonos ao intermediário, como veremos adiante.

A via do chiquimato se inicia com eritrose-4P (4 carbonos) e com o fosfoenolpiruvato (PEP, 3 carbonos), gerando o ácido chiquímico (7 carbonos). O ácido chiquímico, obtido de algumas espécies de "shikimi" japonês (*Illicium* sp.), foi

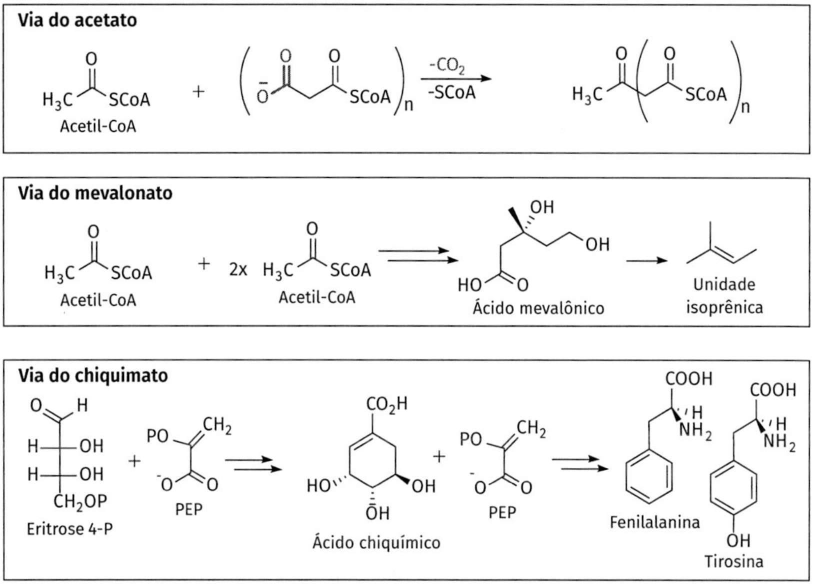

FIGURA 4 As três principais vias do metabolismo secundário e seus precursores.
Fonte: elaboração do autor.

utilizado como precursor para a síntese do Tamiflu®. Com a junção de mais 3 carbonos fornecidos por outra unidade de PEP, são formados os aminoácidos fenilalanina e tirosina e, posteriormente, seus derivados.

VIA DO MEVALONATO

Como mencionado, as vias do mevalonato e acetato utilizam como precursor a acetil-CoA. A unidade extensora de cadeia, isto é, a unidade que fornece os carbonos para o aumento da molécula, é o malonil-CoA para a via do acetato, enquanto é a própria acetil-CoA na via do mevalonato. Apesar de as unidades extensoras de cadeia serem diferentes para as vias, *em ambos os casos são adicionados dois carbonos em cada passo*, uma vez que o carbono adicional do malonil-CoA é perdido como CO_2 (ou seja, há uma descarboxilação simultânea ao ataque). Na primeira etapa de ambas as vias, é formado o acetoacetil-CoA, de 4 carbonos (Figura 5).

Se ambas as vias possuem um precursor em comum e a cada passo são adicionados dois carbonos (por mais que as unidades extensoras de cadeia sejam diferentes), em algum momento essas vias devem seguir rumos distintos. É no

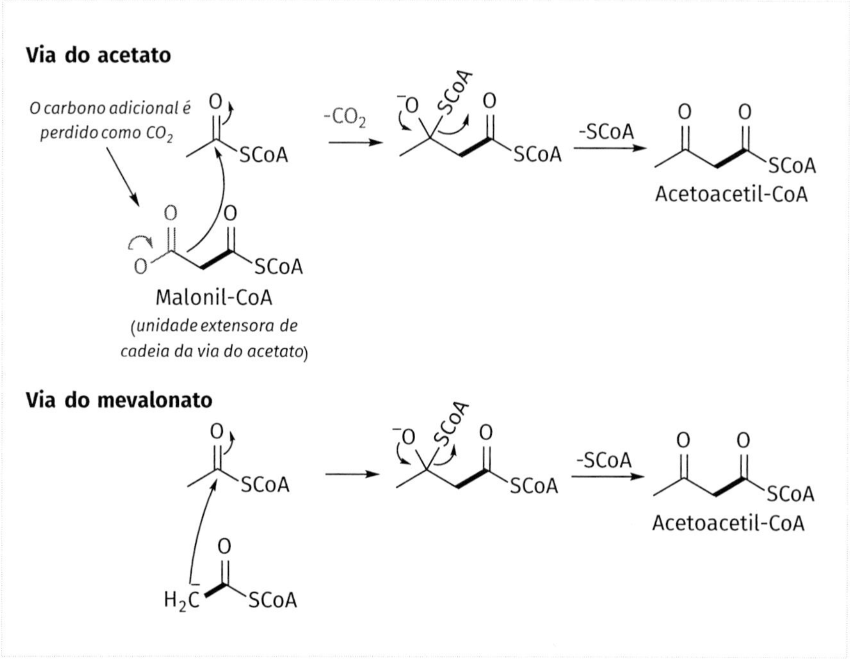

FIGURA 5 Início das vias do acetato e do mevalonato.
Fonte: elaboração do autor.

ataque ao acetoacetil-CoA que as enzimas de cada via direcionam para carbonilas diferentes. O acetoacetil-CoA possui duas carbonilas passíveis de ataque, e para a via do mevalonato o ataque é na carbonila que não está atrelada à coenzima-A, enquanto na via do acetato o ataque continua ocorrendo na carbonila ligada à coenzima-A. Na química orgânica, essas reações possuem nomes distintos: condensação de Claisen e aldólica (Figura 6).

Nas etapas subsequentes da via do mevalonato, as coenzimas são perdidas: de um lado é hidrolisada para a formação de ácido carboxílico (Figura 7), dando origem ao intermediário 3-hidroxi-3-metilglutaril-CoA (HMG-CoA); e, na outra extremidade, é reduzido a álcool. A redução da HMC-CoA a álcool é promovida pela enzima HMC-CoA redutase, cujo bloqueio não leva à formação do ácido mevalônico. As estatinas são medicamentos utilizados para a redução do colesterol e atuam bloqueando a HMG-CoA, pois é por meio dessa via biossintética que o organismo humano produz o colesterol.

Após a formação do ácido mevalônico – de 6 carbonos –, um carbono é perdido para a formação da unidade isoprênica. A perda desse carbono ocorre por meio da eliminação de CO_2, formando uma insaturação e eliminando um

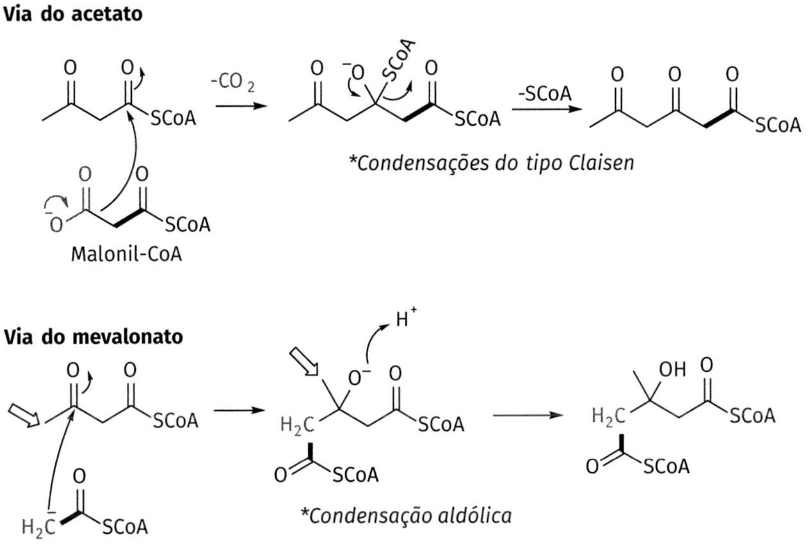

FIGURA 6 Etapa de diferenciação entre as vias do acetato e do mevalonato.
Fonte: elaboração do autor.

oxigênio que foi previamente fosfatado (Figura 7). É formado, portanto, o difosfato de isopentenila (IPP), que pode se interconverter em difosfato de dimetilalila (DMAPP). A partir da união das unidades isoprênicas (DMAPP + IPP) de 5 carbonos, são formados os monoterpenos (10C), sesquiterpenos (15C), diterpenos (20C) e sesterterpenos (25C). Os triterpenos e esteroides são formados pela junção de duas unidades de 15 carbonos, enquanto os tetraterpenos ou carotenoides são formados pela junção de duas unidades de C20.[9]

A partir da formação do esqueleto-base, os terpenos podem sofrer ciclizações, formação de centros quirais, adição de grupos acetil, glicose e outros, reduções, metilações, oxidações, e muitas outras reações que promovem a imensa diversidade estrutural encontrada na classe, como pode ser observado na Figura 8. Nota-se, também, que o padrão de junção cabeça-cauda entre as unidades isoprênicas se mantém entre os intermediários. A junção de duas unidades de farnesil-PP (C15) para a formação do esqualeno, porém, é do tipo "cabeça-cabeça".

O reconhecimento dos produtos da via do mevalonato se dá pela presença da unidade isoprênica. Nem sempre esse reconhecimento é tão evidente e, por vezes, as unidades isoprênicas não são passíveis de serem delimitadas, uma vez que rearranjos de grupos metila e ciclizações dificultam a análise. No entanto,

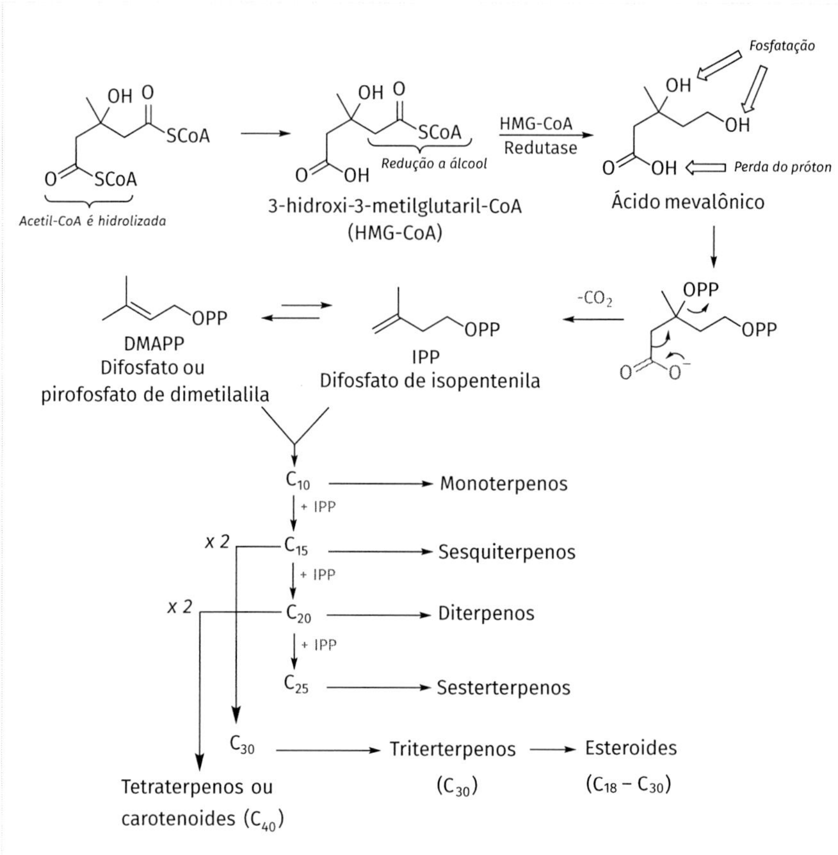

FIGURA 7 Formação da unidade isoprênica e de seus derivados.
Fonte: elaboração do autor.

ao consultar os capítulos que tratam de metabólitos dessa classe (terpenos não voláteis, saponinas, óleos essenciais), é possível se acostumar com as características estruturais e a visualização, se não por completo, das caudas de unidades isoprênicas. As peculiaridades das classes que são formadas nessa via são tratadas nos capítulos seguintes.

VIA DO ACETATO

A via do acetato já foi brevemente abordada no tópico anterior, uma vez que tanto a via do mevalonato quanto a do acetato utilizam a acetil-CoA como precursor. A unidade extensora de cadeia da via do acetato – o malonil-CoA –

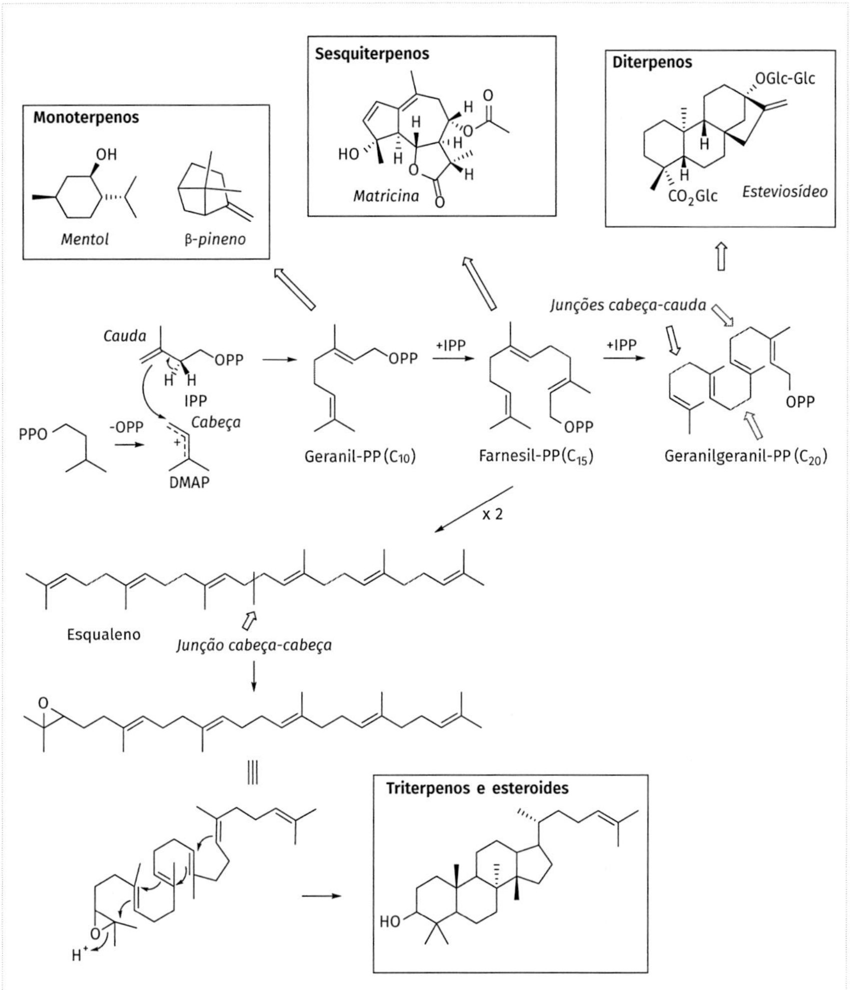

FIGURA 8 Formação de terpenos a partir dos intermediários de cadeia aberta.
Fonte: elaboração do autor.

fornece 2 unidades de carbono a cada passo, até possuir a quantidade de carbonos suficiente para originar o metabólito de interesse necessário para a planta.

Uma das vias para a produção de antraquinonas é a via do acetato (Figura 9). Após possuir a quantidade de carbonos necessários para a formação da antraquinona, condensações aldólicas e tautomeria cetoenólica formam os anéis aromáticos típicos das antraquinonas.

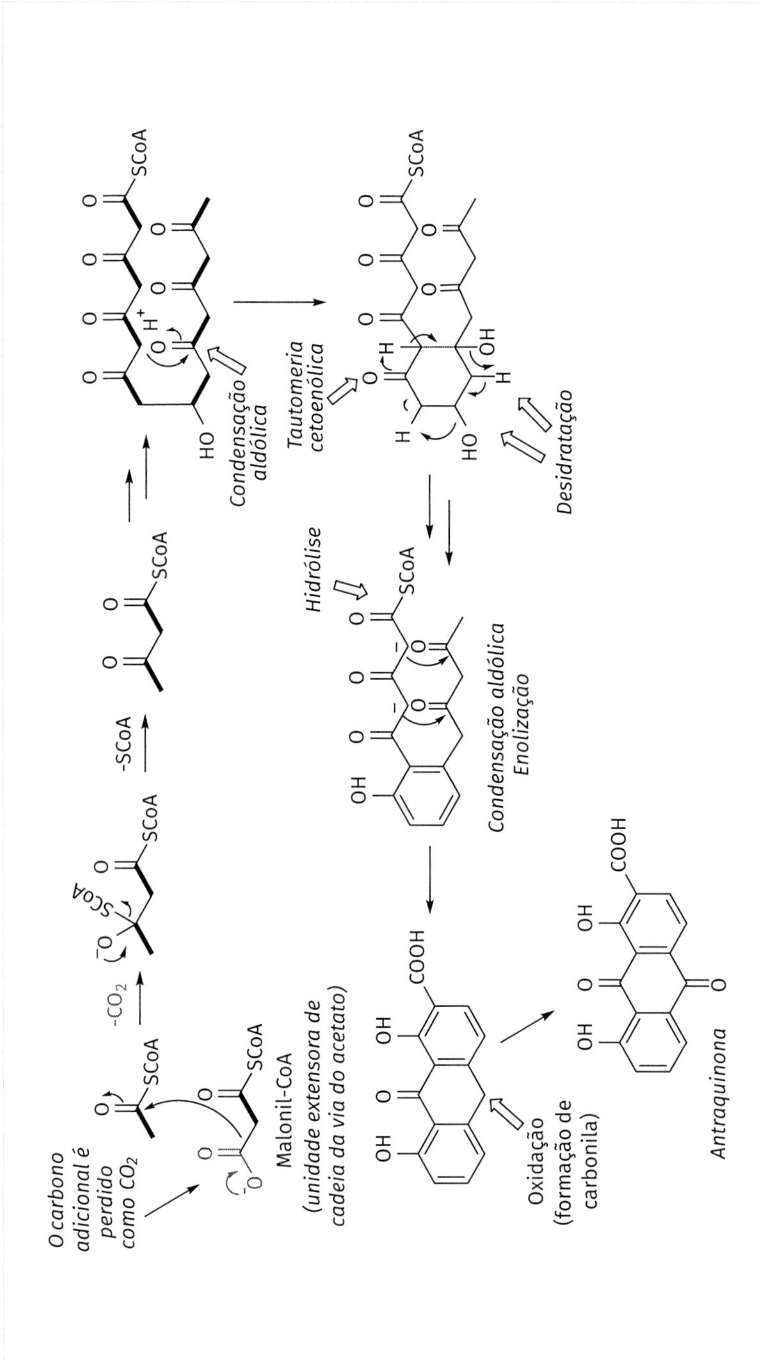

FIGURA 9 Formação de antraquinonas a partir da via do acetato.
Fonte: elaboração do autor.

É por meio dessa via que os antibióticos macrolídeos são produzidos por bactérias do gênero *Streptomyces*. É difícil o reconhecimento dos metabólitos dessa classe, uma vez que ciclizações e a presença de grupos adicionais descaracterizam o esqueleto-base. No entanto, o padrão de oxigenação, por vezes, se mantém no metabólito final, uma vez que o sucessivo acoplamento de malonil-CoA fornece um padrão de carbono oxigenado/carbono não oxigenado para o intermediário. Veja na Figura 10 que a tetraciclina mantém em parte de sua estrutura o padrão de oxigenação, apesar de haver oxidações e presença de nitrogênio em sua estrutura.

Os metabólitos primários ácidos graxos, prostaglandinas e leucotrienos também são provenientes da via do acetato. Interessante observar que alguns ácidos graxos (p. ex., ácidos oleico e linoleico) devem ser adquiridos da alimentação, uma vez que o corpo humano não possui as enzimas necessárias para a introdução de insaturações da porção intermediária do ácido graxo ao final carbônico (Figura 11).

VIA DO CHIQUIMATO E MISTA

A via do chiquimato é responsável por dar origem a diversos produtos naturais importantes, assim como aos aminoácidos aromáticos. É uma via não realizada por seres humanos e, por isso, aminoácidos aromáticos devem ser adquiridos da alimentação. Além disso, essa via biossintética é altamente regulada por enzimas e os passos de sua construção são complexos. Por isso, algumas etapas da biossíntese serão omitidas.

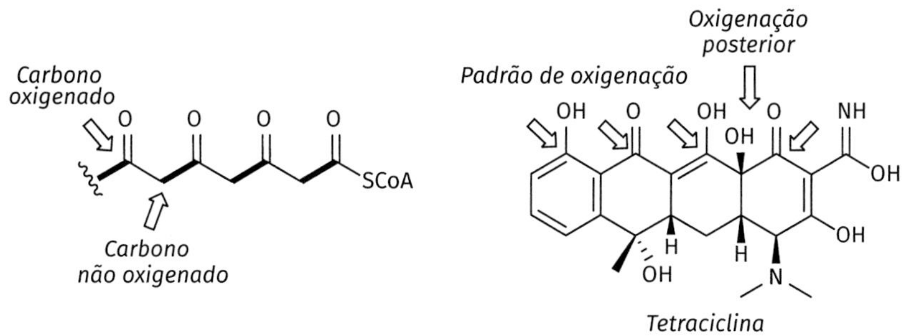

FIGURA 10 Padrão de oxigenação dos metabólitos advindos da via do acetato.
Fonte: elaboração do autor.

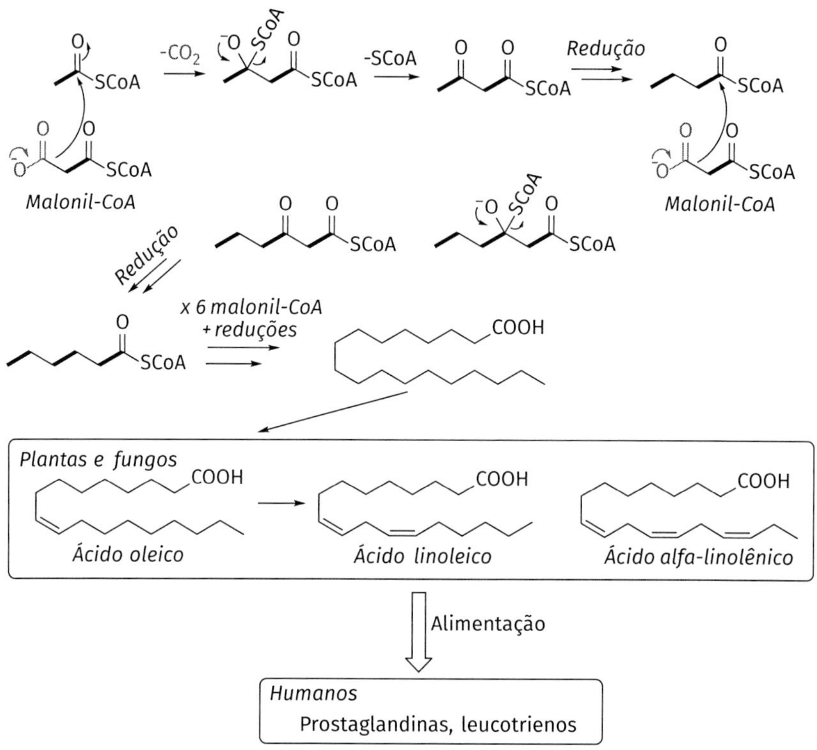

FIGURA 11 Biossíntese de ácidos graxos pela via do acetato.
Fonte: elaboração do autor.

O ácido chiquímico é o responsável pelo nome da via e é formado pela união da eritrose-4P com o fosfoenolpiruvato (PEP). É ele que dá origem a produtos como o ácido gálico, que possui um anel aromático com seis carbonos e um carbono fora desse anel. Esses produtos também são relatados como "C6-C1" (Figura 12).

Além dos compostos do tipo C6-C1, temos a formação dos aminoácidos aromáticos fenilalanina e tirosina, que darão origem aos fitoquímicos do tipo "C6-C3". Os carbonos adicionais fornecidos ao ácido chiquímico para a formação dos aminoácidos aromáticos e dos compostos C6-C3 (fenilpropanoides) são fornecidos por uma unidade adicional de PEP. O PEP possui 3 carbonos e, tendo o ácido chiquímico 7 carbonos (C6-C1), percebe-se que no decorrer da via será perdido um carbono.

Além disso, as etapas entre o chiquimato até chegar aos aminoácidos passam pelo intermediário chamado ácido corísmico. Isso ocorre porque os três

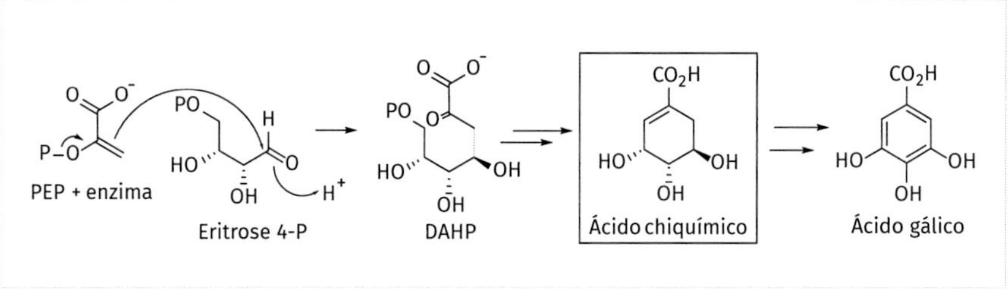

FIGURA 12 Via do chiquimato: formação do ácido chiquímico (C6-C1).
Fonte: elaboração do autor.

carbonos do PEP adicional entram primeiramente atrelados à hidroxila antes de parar em sua posição final (Figura 13).

O ácido corísmico é o precursor do ácido 4-aminobenzoico (PABA), que dá origem à vitamina B9 (ácido fólico); é também precursor do ácido antranílico (que dá origem ao aminoácido triptofano) e do ácido salicílico.

Na Figura 13 temos a etapa final, em que os três carbonos doados pelo segundo PEP vão formar a cadeia C3 dos compostos do tipo C6-C3, como os aminoácidos fenilalanina e tirosina. Nessa etapa temos a perda de um carbono.

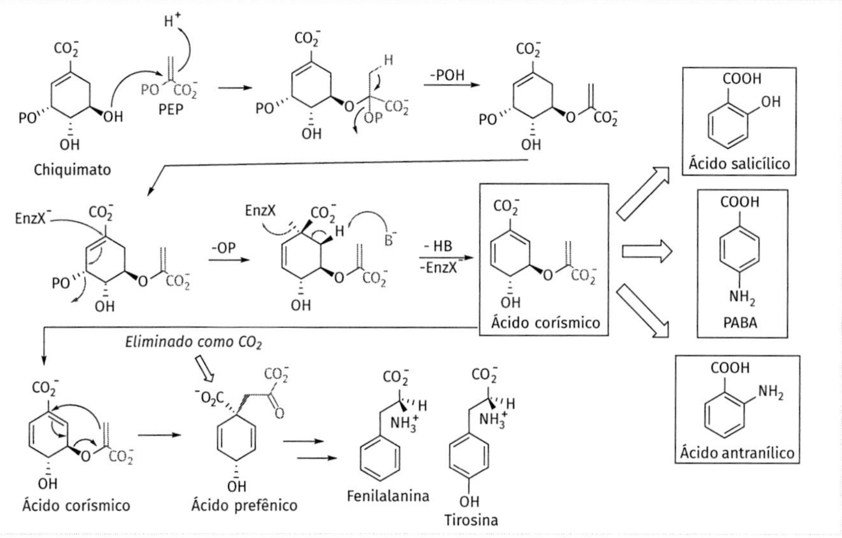

FIGURA 13 Via do chiquimato: formação de ácido corísmico a partir do ácido chiquímico (chiquimato) e formação dos aminoácidos aromáticos fenilalanina e tirosina a partir do ácido corísmico.
Fonte: elaboração do autor.

A Figura 14 traz exemplos de alguns fitoquímicos produzidos por essa via, como fenilpropanoides, cumarinas, lignanas e taninos hidrolisáveis. A identificação de metabólitos dessa via se dá pela identificação das unidades C6-C3 ou C6-C1, como ilustrado. Ressalta-se, ainda, a possível presença de glicose e unidades isoprênicas nos metabólitos dessa via.

A via mista, que dá origem a flavonoides e estilbenos, é formada a partir da junção das vias do chiquimato (C6-C3) e acetato. O malonil-CoA, da via do acetato, é que fornece carbonos adicionais que formam o anel A dos flavonoides (Figura 15).

CONSIDERAÇÕES FINAIS

No presente capítulo, vimos uma simplificação das vias biossintéticas que levam à formação dos principais fitoquímicos presentes em alimentos e medicamentos fitoterápicos. Vale ressaltar que a via alternativa ao mevalonato e a biossíntese de alcaloides não foram abordadas, devido à sua complexidade.

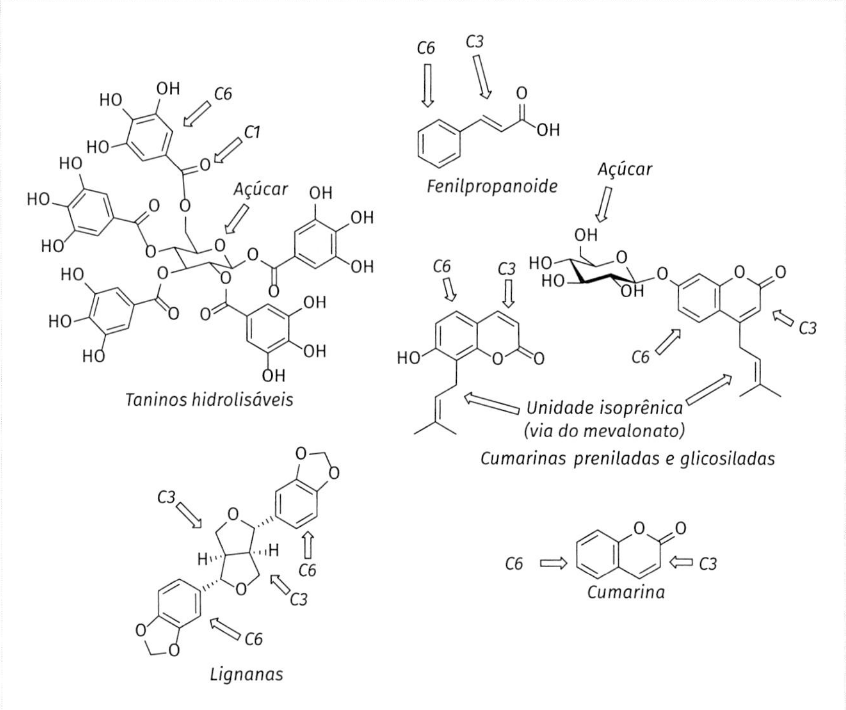

FIGURA 14 Exemplos de fitoquímicos produzidos a partir da via do chiquimato.
Fonte: elaboração do autor.

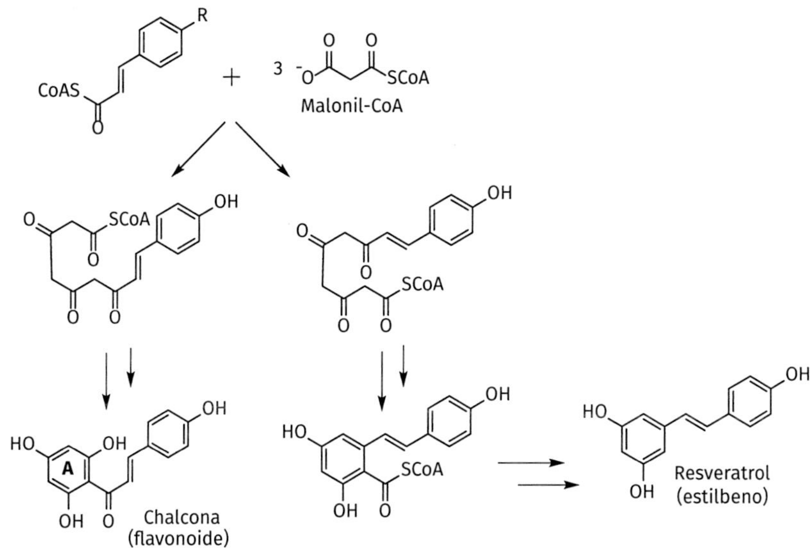

FIGURA 15 Formação de flavonoides e estilbenos pela via mista.
Fonte: elaboração do autor.

REFERÊNCIAS

1. Hagen M et al. Biodiversity, species interactions and ecological networks in a fragmented world. Advances in Ecological Research. v.46. Elsevier Ltd.; 2012.
2. Gobbo-Neto L, Lopes NP. Plantas medicinais: fatores de influência no conteúdo de metabólitos secundários. Quim Nova. 2007;30:374-381.
3. Calixto JB. The role of natural products in modern drug discovery. Calixto JB. The role of natural products in modern drug discovery. Anais da Academia Brasileira de Ciências, 91, 1-7.
4. Simões CMO, Schenkel EP, Mello JCP. Farmacognosia do produto natural ao medicamento. Porto Alegre: Artmed; 2017.
5. Rohmer M, Seemann M, Horbach S, Bringer-Meyer S, Sahm H. Glyceraldehyde 3-phosphate and pyruvate as precursors of isoprenic units in an alternative non-mevalonate pathway for terpenoid biosynthesis. J Am Chem Soc. 1996;118, 2564-2566.
6. Eisenreich W, Bacher A, Arigoni D, Rohdich F. Biosynthesis of isoprenoids via the non-mevalonate pathway. Cell Mol Life Sci. 2004;61:1401-1426.
7. Dewick PM, Perroy R, Careas S. Medicinal natural products medicinal. Statewide Agricultural Land Use Baseline. 2015;1.
8. Ruzicka L. The isoprene rule and the biogenesis of terpenic compounds. 1953. Experientia. 1994;50:395-405.
9. Dewick PM. The biosynthesis of C5-C25 terpenoid compounds. Nat Prod Rep. 2002;19:181-222.

2

Fitosteróis

Carlos M. Donado-Pestana
Vinicius Bonfieti Mantovam
Leandro Presenza
Gustavo Miguel Carneiro de Lima
Jarlei Fiamoncini

INTRODUÇÃO

Os fitosteróis são esteroides derivados das plantas, com uma estrutura química similar à do colesterol, desempenhando funções principalmente relacionadas à estrutura e função das membranas celulares. As analogias estruturais entre os fitosteróis e o colesterol fazem com que os primeiros possuam propriedades hipocolesterolêmicas quando consumidos regularmente na dieta.

As propriedades hipocolesterolemiantes dos fitosteróis foram inicialmente descritas durante a década de 1950, quando se observou que frangos alimentados com sementes de soja (rica em fitosteróis) possuíam concentração plasmática de colesterol reduzida e menor incidência de aterosclerose.[1] A confirmação das propriedades desses compostos na redução do colesterol LDL ampliou o interesse pelo desenvolvimento de produtos funcionais que visam à diminuição do risco de enfermidades cardiovasculares, que estão entre as principais causas de mortalidade.

Existem evidências de outras propriedades biológicas dos fitosteróis que poderiam ser úteis no tratamento de câncer, incluindo a inibição do crescimento e metástase tumoral, da progressão do ciclo celular e indução da apoptose, bem como atividades anti-inflamatórias, imunomoduladoras, antidiabéticas e antimicrobianas.[2,3] No entanto, essas evidências são ainda insuficientes para gerar orientações dietéticas concretas.

FONTES ALIMENTARES DE FITOSTERÓIS

Entre as fontes dietéticas de fitosteróis estão as sementes oleaginosas, grãos, frutas e hortaliças, com destaque para os óleos vegetais.[4] Elevadas concentrações de alguns tipos de fitosteróis também são encontradas em microalgas como *Synurophyceae*, *Dinophyceae* e *Raphidophyceae*.[5] Além da sua presença em alimentos, fitosteróis são encontrados em abundância no resíduo do processamento de madeira.[6]

Os fitosteróis compreendem uma fração minoritária da composição dos alimentos. No caso de óleos vegetais, suas maiores fontes na dieta humana, correspondem a no máximo 1%.[7] Diferenças intrínsecas, fatores ambientais e produtivos incidem sobre a variabilidade do teor de fitosteróis entre os grupos vegetais. O β-sitosterol, campesterol, estigmasterol e sitostanol são os fitosteróis mais abundantes em alimentos. A Tabela 1 apresenta teores de fitosteróis totais em alguns alimentos.

TABELA 1 Concentração de fitosteróis em alimentos

Fonte alimentar	Fitosteróis totais (mg/100 g)	Fonte alimentar	Fitosteróis totais (mg/100 g)
Óleo de milho	909	Pão branco	50
Óleo de girassol	411	Azeitona preta	50
Óleo de gergelim	400	Maracujá	44
Semente de gergelim	360	Couve-flor	40
Azeite de oliva	300	Brócolis	39
Sementes de abóbora	265	Alface	38
Óleo de soja refinado	221	Macarrão	36
Margarina	217	Azeitona verde	35
Farelo de trigo	200	Farinha de trigo	28
Chocolate	167	Manga	24
Avelã	138	Laranja	24
Noz	113	Banana	16
Castanha-do-pará	102	Mamão	16
Pão integral	86	Morango	12
Feijão	76	Tomate	6
Milho	70	Batata	4
Farinha de milho	52		

Fontes: Gupta et al.;[8] Normén et al.;[9] Phillips et al.;[10] Han et al.[11]

Fitosteróis são consumidos pela ingestão de fontes naturais, suplementos alimentares ou alimentos enriquecidos com esses compostos, de forma que na dieta ocidental típica a ingestão de fitosteróis pode chegar a 400 mg/dia.[8,12] Fitosteróis esterificados podem ser incorporados em produtos gordurosos como margarinas e produtos lácteos, favorecendo sua absorção. Essa é uma estratégia de grande importância, visto que a biodisponibilidade desses compostos é baixa, prejudicando a observação de respostas clínicas.

PROPRIEDADES FÍSICO-QUÍMICAS DOS FITOSTERÓIS

Os fitosteróis são classificados como triterpenos e são regularmente divididos em dois subgrupos: fitosteróis e fitostanóis. Sua estrutura química (Figura 1) normalmente apresenta um núcleo esteroidal formado por 4 anéis, a presença de uma hidroxila no carbono 3 e uma dupla-ligação entre os carbonos 5 e 6. Os fitostanóis diferem dos fitosteróis por não possuírem essa dupla-ligação.[6,13] Os fitosteróis possuem a mesma fórmula molecular básica com 28 a 29 átomos de carbono, porém se distinguem entre si e do colesterol pela estrutura da cadeia lateral e a presença/ausência de grupos metil ligados ao carbono 4. Sua estrutura lhes confere elevados pontos de fusão (entre 150 e 170°C) e natureza hidrofóbica. *In natura* podem apresentar-se também esterificados com ácidos graxos, glicosídeos, ou ácidos fenólicos.[6,14]

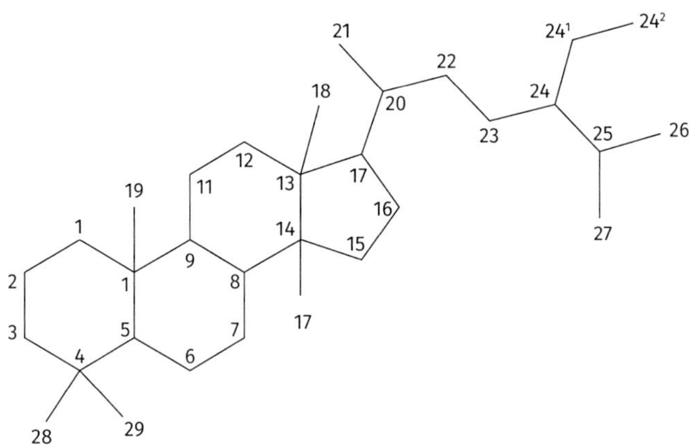

FIGURA 1 Estrutura básica dos fitosteróis.
Fonte: elaboração dos autores.

Dentre os mais de 200 tipos de fitostanóis e fitosteróis identificados em plantas e vegetais, a Figura 2 apresenta os de maior interesse científico.

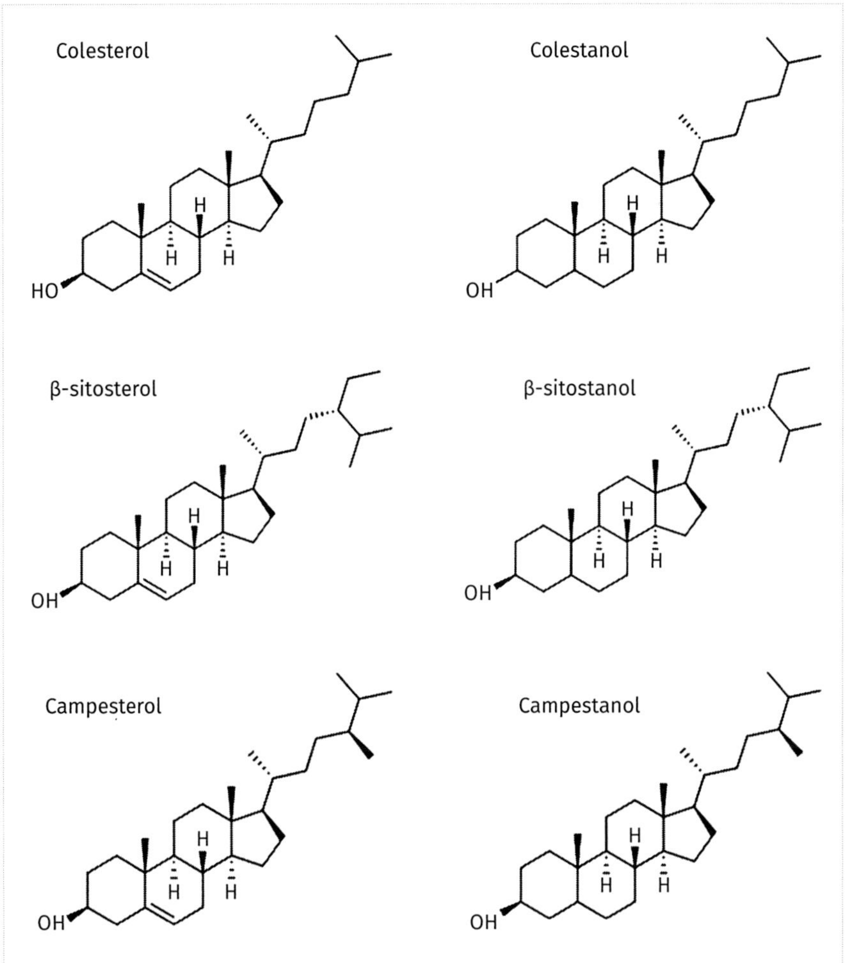

FIGURA 2 Principais fitosteróis e fitostanóis encontrados em alimentos. A estrutura do colesterol, o principal esterol animal, é apresentada para comparação.
Fonte: elaboração dos autores.

MÉTODOS DE EXTRAÇÃO E CARACTERIZAÇÃO DOS FITOSTERÓIS

A obtenção dos fitosteróis ocorre por diferentes métodos de extração, dependendo de sua aplicação. Em escala laboratorial, o protocolo mais utilizado para extração de lipídios e óleos saponificados é o método de Soxhlet, que consiste em um refluxo constante de solvente na matriz de onde se deseja extrair os compostos de interesse.[15] Essa técnica é de fácil realização e baixo custo, e pode ser combinada com a saponificação da amostra para a extração dos fitosteróis. A maceração das matrizes pode ser uma boa escolha para quem busca uma extração simples e com menor uso de solventes, no entanto não é recomendada quando o intuito é a obtenção de alto grau de pureza dos produtos obtidos, pois acarreta a contaminação dos compostos de interesse. O uso de enzimas que hidrolisam a parede celular, como hemicelulase, celulase, pectinesterase, entre outras, pode facilitar a extração dos fitosteróis, que também pode ser facilitada pelo uso de ultrassom, que proporciona a quebra das membranas celulares, acelerando o processo. A aplicação de um campo elétrico pulsado é outra forma de romper as membranas celulares e facilitar a extração dos compostos. Finalmente, o uso de fluido supercrítico é outra forma de extração dos fitosteróis, que se beneficia do caráter apolar do dióxido de carbono, proporcionando a miscibilidade dos compostos de interesse. Essa técnica tem a vantagem de dispensar o uso de solventes orgânicos.[6]

A análise dos fitosteróis pode ser feita por diversos protocolos. Os mais utilizados são os métodos de cromatografia líquida (CL) ou gasosa (CG). A CG oferece melhor resolução dos picos cromatográficos, mas as moléculas analisadas não são preservadas, tendo em vista que é necessária a volatilização da amostra líquida em altas temperaturas. A CL é geralmente realizada utilizando uma coluna de octadecilsilano (C18), solventes apolares e temperaturas mais baixas (40ºC), sem promover a destruição dos analitos, permitindo sua recuperação na saída do sistema.[6,16] Em virtude da presença de grande número de isômeros, a espectrometria de massas é uma técnica analítica muito utilizada para a caracterização dos compostos e elucidação da estrutura química, podendo ser acoplada à CG e CL.[6]

PROPRIEDADES FARMACOLÓGICAS DOS FITOSTERÓIS

As propriedades farmacológicas dos fitosteróis são exploradas desde o século passado. Sua semelhança estrutural com o colesterol é evidente e forma a base para a ação hipocolesterolemiante, o que justifica sua aplicação na prevenção de doenças hepáticas e cardiovasculares.[17] Atividades antioxidantes, anti-inflamatórias e antidiabéticas também já foram reportadas.[18]

Efeito dos fitosteróis sobre a absorção e metabolismo do colesterol

Fitosteróis e fitostanóis possuem estruturas muito semelhantes, mas estima-se que a absorção dos fitosteróis é cerca de 10 vezes maior que a de fitostanóis. Os estudos relacionados à diminuição do colesterol estão majoritariamente voltados para os fitosteróis.

Os fitosteróis apresentam maior lipofilicidade que o colesterol, favorecendo sua incorporação nas micelas mistas na luz intestinal e captação pelos enterócitos por meio de proteínas transportadoras como a *Niemann-Pick C1-like 1* (NPC1L1), competindo com o colesterol pela captação intestinal. Apesar da melhor captação, a absorção dos fitosteróis é menor que a do colesterol, que apresenta uma absorção de 35 a 70% no intestino, em comparação a 0,4 a 3,5% para os fitosteróis. O mecanismo responsável pela baixa absorção de fitosteróis é dado pela ação da acilcoenzima-A colesterol transferase (ACAT), que exclui os fitosteróis da incorporação nos quilomícrons.[19] Assim, a maior parte dos fitosteróis captados pelos enterócitos volta para a luz intestinal por meio de proteínas transportadoras ABCG5/8, expressas na membrana apical dos enterócitos. Somente uma parcela limitada de fitosteróis é incorporada aos quilomícrons e chega à circulação, sendo eventualmente captada pelo fígado. Na circulação, os níveis plasmáticos dos fitosteróis são cerca de 500 a 1.000 vezes menores que os do colesterol. Os fitosteróis livres também podem ser mobilizados por meio do transportador ABCA1, localizado na membrana basolateral dos enterócitos e incorporados em lipoproteínas de alta densidade (HDL). Uma vez que atingem o fígado, podem ser devolvidos ao intestino pelos transportadores ABCG5/8 na interface hepatobiliar.[20]

No fígado, os fitosteróis estimulam a expressão do receptor de lipoproteínas de baixa densidade (LDLR)[17] e regulam a atividade de enzimas-chave da síntese e metabolismo do colesterol. Os fitosteróis promovem a expressão do fator de transcrição *liver X receptor alfa* (LXRα) e do colesterol 7 alfa-hidroxilase (CYP7A1), aumentando o conteúdo de ácidos biliares nas fezes, sugerindo um mecanismo hipocolesterolemiante por meio da produção de ácidos biliares.[21] Em ratos Sprague-Dawley foi demonstrado que fitosteróis podem regular positivamente a expressão da enzima hidroximetilglutaril coenzima A redutase (HMG-CoA redutase) e do fator de transcrição *Sterol Receptor Element Binding Protein-2* (SREBP-2) no fígado. Esses efeitos sugerem um aumento na síntese endógena de colesterol para compensar a redução da disponibilidade de colesterol induzida pela ingestão de fitosteróis.[22] Apesar disso, o balanço entre o aumento da síntese de colesterol e o aumento da sua excreção, combinado à menor captação, culmina em efeito hipocolesterolemiante.

Os efeitos hipocolesterolemiantes são relatados após o consumo de 1,5 a 2 g de fitosteróis por dia, o que tem despertado o interesse no desenvolvimento de produtos alimentícios funcionais.[23] Nessas doses, existe inibição da absorção intestinal do colesterol e aumento da expressão de LDLR, reduzindo a concentração de colesterol LDL na circulação. Assim, a concentração de LDL e colesterol total no plasma é diminuída, sem afetar a concentração de colesterol nas HDL.[19,24]

Atividade antioxidante, anti-inflamatória e antidiabética dos fitosteróis

Além do conhecido efeito hipocolesterolemiante, são atribuídas aos fitosteróis atividades anti-inflamatória e antioxidante. A redução na peroxidação lipídica em membranas de plaquetas foi demonstrada em modelo *in vitro*, destacando a capacidade dos fitosteróis de sequestrar radicais livres e estabilizar as membranas celulares.[25] Em um estudo *in vivo* em ratos com hepatotoxicidade induzida, a administração de fucosterol ocasionou aumento da atividade de enzimas do sistema antioxidante, como a superóxido dismutase, catalase e glutationa peroxidase.[26] Efeitos antioxidantes e anti-inflamatórios também foram reportados em um modelo animal de colite, no qual a suplementação com fitosteróis reduziu a oxidação do colesterol e a concentração plasmática e intestinal de fatores pró-inflamatórios.[27] Essas ações apontam o potencial nutracêutico dos fitosteróis no tratamento e prevenção de doenças inflamatórias intestinais. A suplementação de β-sitosterol a ratos diabéticos induziu diminuição da glicemia e o aumento da expressão do fator de transcrição *Peroxisome Proliferator Activated Receptor-gamma* (PPARγ) e do transportador de glicose-4 (GluT4) em tecidos periféricos.[28] O β-sitosterol também aumentou a captação de glicose por meio da translocação de GluT4 para a membrana plasmática em uma linhagem de miócitos.[29]

Efeitos adversos dos fitosteróis

O consumo de fitosteróis tem se demonstrado seguro, ao ponto de a Food and Drug Administration (FDA) nos Estados Unidos reconhecer ésteres de fitosteróis como *GRAS* (*generally recognized as safe*), e o Comitê Científico de Alimentos da União Europeia declará-los seguros para consumo humano.

Pessoas com fitosterolemia, um distúrbio lipídico hereditário que ocasiona a absorção exacerbada de fitosteróis, podem apresentar diminuição dos níveis plasmáticos de alguns nutrientes.[30] Alguns estudos têm relacionado o consumo de fitosteróis com complicações como diarreia, náuseas, indigestão e flatulência.[2]

Também foi observado que os óxidos de β-sitosterol apresentam citotoxicidade, mas o conhecimento sobre os efeitos biológicos dos produtos de oxidação de fitosteróis é ainda muito limitado, assim como os dados sobre sua presença em alimentos.[31]

EVIDÊNCIAS DERIVADAS DE ESTUDOS CLÍNICOS DAS PROPRIEDADES HIPOCOLESTEROLÊMICAS DOS FITOSTERÓIS

Desde que Peterson et al.[1] relacionaram menores concentrações plasmáticas de colesterol e menor incidência de aterosclerose à presença de fitosteróis na ração de frangos, os estudos pré-clínicos usando outros modelos animais e ensaios clínicos confirmaram essa propriedade. Os compostos mais utilizados nesses estudos e na produção de alimentos enriquecidos são β-sitosterol, estigmasterol e campesterol,[32] usados na elaboração de produtos como margarinas, iogurte e sucos, e extraídos, principalmente, de fontes como óleos vegetais, nozes, sementes, grãos e legumes.

Estudos independentes com indivíduos que consumiram margarinas enriquecidas com ésteres de fitosteróis, ingerindo doses que variaram de 0,8 a 4 g/dia, apontaram a redução da concentração de colesterol LDL no plasma. A relação dose-resposta é contínua até cerca de 2 g de esteróis ou estanóis por dia, e doses maiores não induziram maiores reduções nas concentrações plasmáticas de colesterol LDL. Em doses de 2 g/dia, as reduções foram de 14% (0,5 mmol/L) para participantes com idades entre 50 e 59 anos, 9% (0,4 mmol/L) em pessoas entre 40 e 49 anos e 11% (0,3 mmol/L) nas pessoas de 30 a 39 anos. Reduzir os níveis de colesterol LDL em cerca de 0,5 mmol/L pode diminuir o risco de doenças cardiovasculares em 25% em pessoas de 50 a 59 anos.[33,34] Resultados semelhantes foram obtidos quando a suplementação de fitosteróis aconteceu por meio de uma bebida de soja e suco de laranja ofertados a indivíduos com hipercolesterolemia moderada.[35,36]

A incorporação de fitosteróis na terapia com estatinas tem um efeito adicional na redução do colesterol LDL, podendo ser uma alternativa mais saudável e econômica do que incrementar as doses de estatinas, que podem ocasionar efeitos colaterais em muitos pacientes.[37] O efeito hipocolesterolemiante dos fitosteróis associado à baixa toxicidade desses compostos encorajam o consumo de suas fontes dietéticas e o desenvolvimento de produtos funcionais, dirigidos a pacientes dislipidêmicos e com risco elevado para doenças cardiovasculares.

REFERÊNCIAS

1. Peterson D et al. Some relationships among dietary sterols, plasma and liver cholesterol levels and atherosclerosis in chicks. J Nutr. 1952;47:57-65.
2. Nattagh-Eshtivani E et al. Biological and pharmacological effects and nutritional impact of phytosterols: A comprehensive review. Phytotherapy Research. 2022;36:299-322.
3. Bradford PG, Awad AB. Phytosterols as anticancer compounds. Mol Nutr Food Res. 2007;51:161-170.
4. Engel R, Schubert H. Formulation of phytosterols in emulsions for increased dose response in functional foods. Innovative Food Science and Emerging Technologies. 2005;6:233-237.
5. Sexton JP, Lomas MW. Microalgal systematics. Microalgae in health and disease prevention. 2018;73-107.
6. Uddin MS et al. Techniques for the extraction of phytosterols and their benefits in human health: a review. Separation Science and Technology (Philadelphia). 2018;53:2206-2223.
7. Çağlar MY, Demirci M, Bayrambaş K, Çakır B, Gülseren İ. Nanoencapsulation of enzymes, bioactive peptides, and biological molecules. In: Nanoencapsulation of food bioactive ingredients: principles and applications. Elsevier; 2017. p.297-332.
8. Gupta AK, Savopoulos CG, Ahuja J, Hatzitolios AI. Role of phytosterols in lipid-lowering: current perspectives. QJM: An International Journal of Medicine. 2011;104:301-308.
9. Normén L et al. The phytosterol content of some cereal foods commonly consumed in Sweden and in the Netherlands. Journal of Food Composition and Analysis. 2002;15:693-704.
10. Phillips KM, Ruggio DM, Ashraf-Khorassani M. Phytosterol composition of nuts and seeds commonly consumed in the United States. J Agric Food Chem. 2005;53:9436-9445.
11. Han JH, Yang YX, Feng MY. Contents of phytosterols in vegetables and fruits commonly consumed in China. Biomedical and Environmental Sciences. 2008;21:449-453.
12. Lin Y, Knol D, Trautwein EA. Phytosterol oxidation products (POP) in foods with added phytosterols and estimation of their daily intake: A literature review. European Journal of Lipid Science and Technology. 2016;118:1423-1438.
13. Zampouni K et al. Crystalline microstructure and physicochemical properties of olive oil oleogels formulated with monoglycerides and phytosterols. LWT. 2022;154:112815.
14. Korshunov AO, Markin AV, Kushnir SR, Lazarev MA, Radbil' AB. Thermophysical properties of phytosterols. J Therm Anal Calorim. 2022;147:14175-14182.
15. Shinwari KJ. Emerging technologies for the recovery of bioactive compounds from saffron species. In: Saffron. Elsevier; 2021. p.143-182.
16. Khatoon S, Rajan RGR, Krishna AGG. Physicochemical characteristics and composition of indian soybean oil deodorizer distillate and the recovery of phytosterols. J Am Oil Chem Soc. 2010;87:321-326.
17. Li X et al. The bioavailability and biological activities of phytosterols as modulators of cholesterol metabolism. Molecules. 2022;27:1-15.
18. Salehi B et al. Phytosterols: From preclinical evidence to potential clinical applications. Front Pharmacol. 2021;11.
19. Palou Oliver A. El libro blanco de los esteroles vegetales en alimentación. Instituto Flora; 2005.
20. Scolaro B, de Andrade LFS, Castro IA. Cardiovascular disease prevention: The earlier the better? a review of plant sterol metabolism and implications of childhood supplementation. International Journal of Molecular Sciences. 2020;21.
21. He WS et al. Role of plant stanol derivatives in the modulation of cholesterol metabolism and liver gene expression in mice. Food Chem. 2013;140:9-16.
22. He WS, Li L, Wang H, Rui J, Cui D. Synthesis and cholesterol-reducing potential of water-soluble phytosterol derivative. J Funct Foods. 2019;60.

23. Piironen V, Lampi A. Phytosterols as functional food components and nutraceuticals. In: Dutta PC (ed.). Phytosterols as functional foods components and nutraceuticals. New York; 2004. p.1-32.
24. Klingberg S et al. Inverse relation between dietary intake of naturally occurring plant sterols and serum cholesterol in northern Sweden 1-3. Am J Clin Nutr. 2008;87:993-1001.
25. van Rensburg SJ, Daniels WMU, van Zyl JM, Taljaard JJF. A comparative study of the effects of cholesterol, beta-sitosterol, beta-sitosterol glucoside, dehydroepiandrosterone sulphate and melatonin on In vitro lipid peroxidation. Metab Brain Dis. 2000;15:257-265.
26. Lee S, Lee YS, Jung SH, Kang SS, Shin KH. Anti-oxidant activities of fucosterol from the marine algaePelvetia siliquosa. Arch Pharm Res. 2003;26:719-722.
27. López-García G, Cilla A, Barberá R, Alegría A, Recio MC. Effect of a milk-based fruit beverage enriched with plant sterols and/or galactooligosaccharides in a murine chronic colitis model. Foods. 2019;8.
28. Ramalingam S et al. Effect of β-sitosterol on glucose homeostasis by sensitization of insulin resistance via enhanced protein expression of PPRγ and glucose transporter 4 in high fat diet and streptozotocin-induced diabetic rats. Cytotechnology. 2020;72:357-366.
29. Hwang SL et al. Beneficial effects of β-sitosterol on glucose and lipid metabolism in L6 myotube cells are mediated by AMP-activated protein kinase. Biochem Biophys Res Commun. 2008;377:1253-1258.
30. Ogbe RJ, Ochalefu DO, Mafulul SG, Olaniru OB. A Review of dietary phytosterols: Their occurences, metabolism and health benefits. Asian Journal of Plant Science and Research. 2015;5:10-21.
31. Ryan E, Chopra J, McCarthy F, Maguire AR, O'Brien NM. Qualitative and quantitative comparison of the cytotoxic and apoptotic potential of phytosterol oxidation products with their corresponding cholesterol oxidation products. British Journal of Nutrition. 2005;94:443-451.
32. Cedó L, Farràs M, Lee-Rueckert M, Escolà-Gil JC. Molecular insights into the mechanisms underlying the cholesterol – lowering effects of phytosterols. Curr Med Chem. 2019;26:6704-6723.
33. Law M. Plant sterol and stanol margarines and health. BMJ. 2000;320:861-864 .
34. Demonty I et al. Continuous dose-response relationship of the LDL-cholesterol-lowering effect of phytosterol intake. Journal of Nutrition. 2009;139:271-284.
35. Weidner C, Krempf M, Bard M., Cazaubiel M, Bell D. Cholesterol lowering effect of a soy drink enriched with plant sterols in a French population with moderate hypercholesterolemia. Lipids Health Dis. 2008;7:1-8.
36. Devaraj S, Autret BC, Jialal I. Reduced-calorie orange juice beverage with plant sterols lowersC--reactive protein concentrations and improves the lipid profile inhuman volunteers. Am J Clin Nutr. 2006;84:756-761.
37. Abumweis SS, Jones PJH. Cholesterol-lowering effect of plant sterols. Current Atherosclerosis Reports. 2008;10:467-472.

3

Terpenos não voláteis: saponinas e heterosídeos cardiotônicos

Lorena Carneiro Albernaz
João Paulo Barreto Sousa
Laís da Silva Morais
Mariana Laundry de Mesquita

As saponinas e heterosídeos cardiotônicos pertencem à maior classe de metabólitos secundários: os terpenos. São classificados como terpenoides, pois são classes modificadas de terpenos com diferentes grupos funcionais na sua estrutura. Podem ser isolados principalmente de plantas, mas também podem ser encontrados em animais, microrganismos e organismos marinhos.

Ambos possuem diversas atividades biológicas, no entanto seus principais empregos são como medicamentos para insuficiência cardíaca congestiva (heterosídeos cardiotônicos) e matéria-prima para síntese de hormônios e imunoadjuvantes em vacinas (saponinas). Este capítulo fornecerá informações sobre os heterosídeos cardiotônicos e saponinas usados como bioativos isolados atualmente de diferentes fontes naturais, as principais plantas que os contêm, estudos clínicos, propriedades biológicas e seus empregos nas indústrias farmacêutica e/ou cosmética, além de seu uso na alimentação.

SAPONINAS

Introdução

As saponinas vêm sendo relacionadas principalmente com o sistema de defesa de plantas superiores. Esses compostos fazem parte de um grupo heterogêneo de glicosídeos amplamente distribuídos em vegetais superiores, mas também podem ocorrer em organismos marinhos e em microrganismos, como fungos endofíticos.[1,2] O nome saponina deriva do latim, *sapo* = sabão, e isso se deve às características detergentes atribuídas a essa classe de compostos, que formam espumas persistentes quando em água sob agitação, além de possuírem ação hemolítica e sabor amargo.

As saponinas são compostos constituídos por uma aglicona, denominada sapogenina, ligada a um ou mais monossacarídeos. Em virtude dessa estrutura anfifílica, apresentam propriedades tensoativas, sendo, portanto, classificadas como surfactantes naturais e uma alternativa mais biodegradável e verde para derivados do petróleo.[3] A aglicona é classificada de acordo com seu esqueleto: esteroide ou triterpênica[4] (Figura 1).

As saponinas esteroidais possuem esqueleto com 27 átomos de carbono na aglicona e podem ser divididas em esqueleto do tipo espirostano ou furostano. Essas saponinas são encontradas principalmente em monocotiledôneas, nas famílias Smilacaceae, Dioscoreaceae e Asparagaceae, sendo os gêneros *Smilax*, *Dioscorea*, *Agave* e *Yucca* ricos nesses metabólitos secundários.[5] As saponinas esteroidais são usadas como matéria-prima na síntese de esteroides pelas indústrias químicas e farmacêuticas. A diosgenina (obtida pela hidrólise da dioscina), abundante no tubérculo de *Dioscorea villosa* L. (Dioscoreaceae), conhecida popularmente como inhame selvagem, é a precursora para a síntese comercial de cortisona, progesterona e pregnenolona.[6]

Já as saponinas triterpênicas possuem aglicona com esqueleto de 30 carbonos e podem ser dos tipos: damarano, tirucalano, lupano, hopano, oleanano, taraxasterano, ursano, cicloartano, lanostano e cucurbitano. As derivadas do oleanano são as mais encontradas no reino vegetal.[7] As saponinas triterpênicas encontram-se predominantemente nas angiospermas no grupo das eudicotiledôneas, principalmente nas famílias Sapindaceae, Hippocastanaceae, Sapotaceae, Polygalaceae, Caryophyllaceae, Primulaceae e Araliaceae.[5]

A concentração e os tipos de saponinas encontradas no metabolismo secundário de vegetais superiores são influenciados por fatores bióticos e abióticos como idade, umidade, nutrientes, luz, temperatura e localização geográfica.[8,9] A distribuição desses compostos entre os órgãos vegetais, onde são encontrados, também varia consideravelmente. O uso de reguladores de crescimento, como o etefon, em *Dioscorea floribunda* M. Martens & Galeotti tem aumentado em até 72 vezes a produção de diosgenina em culturas celulares da espécie.[10] Outros exemplos são o uso de fatores bióticos (p. ex.: ácido jasmônico, auxinas, extratos de leveduras, entre outros) e fatores abióticos (p. ex.: estresse osmótico, luz fluorescente, temperatura, íons de cobre) que exerceram efeitos positivos ou negativos na produção de saponina em culturas de células ou raízes de *Centella asiatica* (L.) Urb. (Apiaceae) ou *Panax ginseng* C.A. Mey. (Araliaceae).[11]

Como consolidado na literatura, as saponinas são constituintes químicos de muitas drogas vegetais, algumas dessas descritas na Farmacopeia Brasileira, 6ª edição, e também estão presentes em plantas medicinais e medicamentos fitoterápicos. Por isso existe grande interesse na caracterização química e na investigação das suas propriedades farmacológicas e biológicas. Porém, o uso irracional de produtos contendo plantas com grandes teores de saponinas pode causar danos à saúde. Um exemplo de problema sanitário que enfrentamos há pouco tempo foi devido ao grande número de produtos sem registro contendo *Tribulus terrestris* L. (Zygophyllaceae), com indicação para aumento de testosterona e massa muscular. A Agência Nacional de Vigilância Sanitária (Anvisa) chegou a proibir o uso, comércio e distribuição de produtos contendo *T. terrestris* que não tivessem registro de medicamento fitoterápico na agência (RE 484/2021), porém agora voltou a reconhecer a manipulação de preparações contendo essa espécie.

Propriedades físico-químicas

As saponinas possuem estruturas químicas que contêm unidades de açúcares ligados a uma porção orgânica denominada aglicona ou sapogenina (Figura 1), como citado anteriormente. Os açúcares na forma de furanose ou piranose incluem a presença de arabinose, glicose, galactose, ácidos glicurônico ou galacturônico, xilose e ramnose.[12] Esses açúcares ou gliconas estão conectados às sapogeninas por uma ligação glicosídica, a qual pode ser estabelecida em configurações *alfa* (α) ou *beta* (β). A aglicona ou sapogenina deve ser um triterpeno ou um esteroide, caracterizando-as como saponinas triterpênicas ou saponinas esteroides (Figura 1).[12] As saponinas podem apresentar estruturas neutras ou que

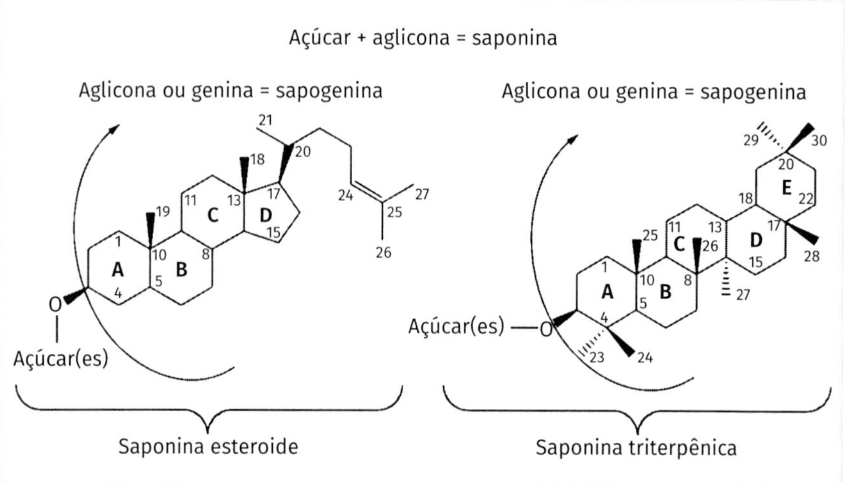

FIGURA 1 Perfil estrutural de saponinas.
Fonte: elaboração dos autores.

possuem acidez ou basicidade.[4,12] As características básicas estão associadas com a presença de nitrogênio, denotando-se como aminas secundárias ou terciárias.[4] Em distintas literaturas, as saponinas esteroides nitrogenadas são consideradas como parte da classe dos alcaloides. Para as características ácidas levam-se em conta a presença de grupos carboxílicos na sapogenina ou na cadeia de açúcares, especialmente envolvendo os ácidos glicurônico e/ou galacturônico. As saponinas e sapogeninas podem ser analisadas e/ou caracterizadas utilizando-se diferentes metodologias.[13] Alguns desses métodos incluem a cromatografia em camada delgada comparativa (CCDC) e de alto desempenho (CCDAD), cromatografia em fase gasosa (CG) e cromatografia em fase líquida de alta eficiência (CLAE). As saponinas derivadas dos núcleos espirostanol e furostanol apresentam cor amarela quando analisados por CCDC seguida por revelação com a mistura de 1% de anisaldeído e 10% de ácido sulfúrico em metanol. Por outro lado, a porção furostanol desenvolve cor vermelha quando revelada com 1% de dimetilaminobenzaldeído com ácido clorídrico a 10% em etanol, enquanto nas mesmas condições a porção espirostanol é incolor.[14] Um método por CCDAD foi desenvolvido para a determinação de hecogenina.[15] A fase móvel utilizada para essa análise foi a composição de tolueno/acetato de etila/metanol na proporção de 6:1:0,8 *v/v*. A revelação do analito foi realizada com anisaldeído-ácido sulfúrico seguido de aquecimento da placa de CCDAD por 3 minutos a 100°C. A faixa amarela correspondente à hecogenina é quantificada por densitometria a 430 nm. Esse método simples, sensível e preciso pode ser usado rotineiramente para o controle de qualidade da hecogenina.[15]

Os compostos pertencentes a essa classe podem ser identificados e/ou elucidados adequadamente por um conjunto de técnicas analíticas[13,16] que incluem espectroscopia na região do infravermelho, espectrometria de massas de alta resolução e espectroscopia por ressonância magnética nuclear uni e bidimensionais (^{1}H, ^{13}C, HSQC, HMBC, DEPT, COSY e NOESY). Por exemplo, o núcleo espirocetal das sapogeninas e saponinas do tipo espirostanol pode ser caracterizado prontamente por absorções na região do infravermelho[17] com bandas características em 980, 915, 898 e 862 cm^{-1}. A banda em 898 cm^{-1} mais intensa, em comparação com a banda em 915 cm^{-1}, pode indicar configuração absoluta *R* do grupo metila na posição 25.[17] A banda de absorção próxima a 1.700 cm^{-1} indica a presença da carbonila, e os grupos hidroxilas apresentam absorções próximas de 3.420 e 1.046 cm^{-1}. Por meio da espectrometria de massas de alta resolução[18] não somente há a possibilidade de estudar a maioria dos íons significativos a partir das sapogeninas, mas também é possível decifrar a identidade dos açúcares presentes nas saponinas. As perdas de monossacarídeos de uma molécula de saponina geram íons característicos. A perda de um núcleo pentose resulta em um fragmento com massa [M-132] unidades. Da mesma forma, a perda de 146 e 162 unidades de massa retrata clivagem de desoxi-hexose (ramnose) e hexose (glicose ou galactose), respectivamente. Na avaliação experimental por RMN, avaliar a fusão entre os ciclos é importante, pois assim é possível determinar a orientação dos substituintes nas respectivas junções. As sapogeninas/saponinas esteroides apresentam uma fusão *trans* entre os ciclos B/C e C/D, e uma fusão *cis* entre os ciclos D/E, quando se forma o ciclo E. Os ciclos A/B podem ter uma fusão *cis* ou *trans* e, portanto, a elucidação da estrutura de sapogeninas/saponinas requer a determinação da junção do anel A/B. As fusões *trans* e *cis*-A/B conduzem à α e β-orientação para o hidrogênio na posição 5, respectivamente. Assim, os deslocamentos químicos de RMN ^{1}H e ^{13}C nas posições 3, 5, 9 e 19 podem ser significativamente influenciados pelo tipo de fusão do ciclo.[19]

O teor total de saponinas pode ser medido por espectrofotometria UV-Vis.[20] A amostra é transferida para tubo contendo a mistura de reagentes ácido acético glacial/ácido sulfúrico 1:1 *v/v*. O tubo com amostra e reagentes é agitado vigorosamente por 30 segundos e aquecido a 60°C por 30 minutos. Em seguida, a mistura é resfriada em água gelada, desenvolvendo-se uma cor púrpura caso a amostra possua saponinas. A absorbância com lambda (λ) máxima em 527 nm pode ser adquirida por espectrômetro UV-Vis. Os teores totais de saponina podem ser calculados comparando-se com uma curva analítica do padrão de ácido oleanólico.

A quantificação de sapogenina triterpênica pode ser obtida por cromatografia gasosa acoplada à espectrometria de massa CG-EM.[21] Nesse contexto, haverá necessidade de etapa de derivatização com o uso, por exemplo, de piridina anidra, de bis(trimetilsilil)trifluoroacetamida (BSTFA) e de decanoato de colesterol, utilizado como padrão interno. Esses reagentes são adicionados ao extrato seco, seguido de aquecimento a 70°C por 1 hora, obtendo-se por tais procedimentos amostras prontas para as devidas quantificações por CG-EM.

Métodos de extração e caracterização

As alternativas para obtenção de saponinas presentes em amostras naturais podem ser classificadas em duas grandes categorias:[22] (*i*) técnicas convencionais e (*ii*) técnicas extrativas verdes. Embora algumas vezes seja auxiliada com aquecimento ou agitação mecânica, a extração convencional depende mais especificamente da solubilidade da amostra de interesse em solventes. Por isso, muitas vezes utilizam-se quantidades relevantes desses solventes para extrair tais amostras. Por outro lado, as extrações verdes envolvem menos processos químicos, utilizam-se agentes quimicamente mais seguros, buscando eficiência energética, bem como o uso de produtos renováveis.[23] A partir de matérias-primas naturais, as técnicas convencionais para obter saponinas incluem maceração, o uso de aparelho de Soxhlet, metodologias de extração por refluxo e extrações combinadas Soxhlet/refluxo ou maceração/percolação, para as quais podem ser utilizados metanol e/ou etanol como solventes de primeira escolha e, de forma auxiliar, hexano, clorofórmio e acetato de etila. As técnicas verdes são ultrassom assistido por solventes, micro-ondas-assistido, extração acelerada por solventes, para as quais utilizam-se, especialmente, etanol ou a combinação de etanol-água como solventes extratores.[22] A importância das saponinas na indústria de alimentos, bem como as relevantes propriedades farmacológicas, em especial no combate ao câncer, têm direcionado o desenvolvimento de novas metodologias de extrações nas designações verdes. Contudo, a grande maioria dos relatos disponíveis na literatura refere-se às técnicas convencionais, uma relação de 70% de técnicas convencionais e 30% de técnicas verdes (Figura 2).[24]

Uma abordagem clássica para a obtenção de sapogeninas envolve hidrólise ácida do material vegetal pulverizado ou de extratos brutos. Nesse procedimento, o hidrolisado é então neutralizado e extraído com solventes orgânicos. As frações orgânicas podem ser submetidas a distintas modalidades cromatográficas para alcançar compostos purificados. Essa abordagem também envolve a conversão de saponinas (glicosídeos) em sapogeninas (agliconas).[17,25] Contudo, é possível que os produtos resultantes da hidrólise não sejam sapogeninas naturais, mas sim

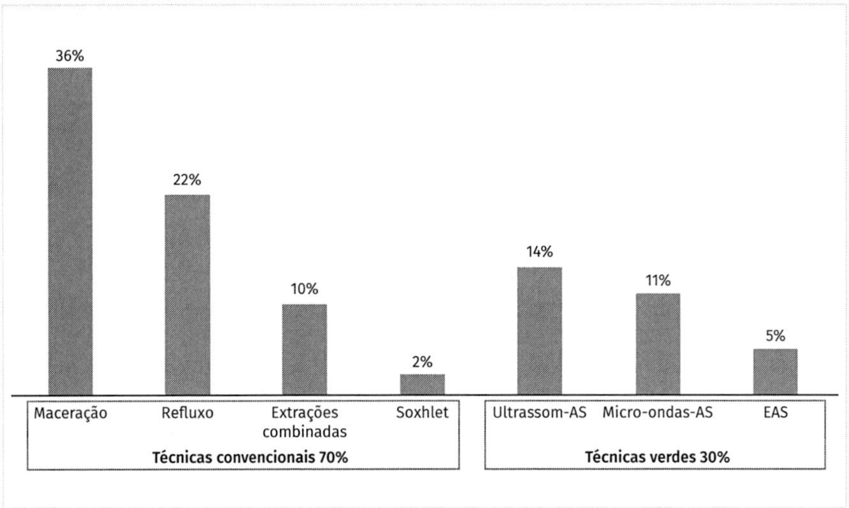

FIGURA 2 Uso de técnicas extrativas convencionais e verdes para obtenção de saponinas a partir de amostras naturais.

AS: assistida por solventes; EAS: extração acelerada por solventes.

Fonte: Cheok et al.[24]

artefatos. Esses artefatos podem mudar dependendo das saponinas em questão, bem como das condições reacionais de hidrólise, incluindo temperatura, tempo e solventes utilizados.[26] Um exemplo desse tipo de abordagem está relacionado à obtenção da hecogenina (Figura 3), uma sapogenina de relevância econômica bem divulgada na literatura e importante precursora na síntese química de hormônios esteroides.[27] Essa sapogenina foi obtida a partir de resíduos de sisal (*Agave sisalana* Perrine ex Engelm), espécie da família Asparagaceae, em seis passos relativamente simples. 1 – Os resíduos de sisal passaram pelo processo de refluxo a 100ºC com água destilada por 3 horas para obtenção do extrato bruto; 2 – esse extrato foi suspenso em etanol-água (8:2 *v/v*) e os polissacarídeos foram então precipitados e removidos; 3 – o extrato enriquecido com a sapogenina em questão foi concentrado e particionado com acetato de etila; 4 – a fase orgânica foi concentrada e posteriormente hidrolisada com uso de ácido clorídrico/etanol; 5 – a mistura reacional hidrolisada foi neutralizada usando-se hidróxido de sódio e novamente extraída com acetato de etila; 6 – a fase em acetato de etila foi seca para obter-se hecogenina pura com um rendimento de 460 mg/kg de resíduo de sisal.[28]

O fracionamento de extratos brutos pode envolver diferentes estratégias para a obtenção de frações ricas em saponinas.[29] Essas amostras podem ser particionadas com hexano, clorofórmio, acetato de etila e *n*-butanol, sequencialmente, para produzir frações de polaridades distintas. As sapogeninas e saponinas são geralmente concentradas nas frações em acetato de etila e *n*-butanol, respectivamente.[29] Em alguns casos, as saponinas podem ser precipitadas a partir de extrato bruto pela adição de um excesso de acetona.[30] O enriquecimento de saponinas pode ser alcan-

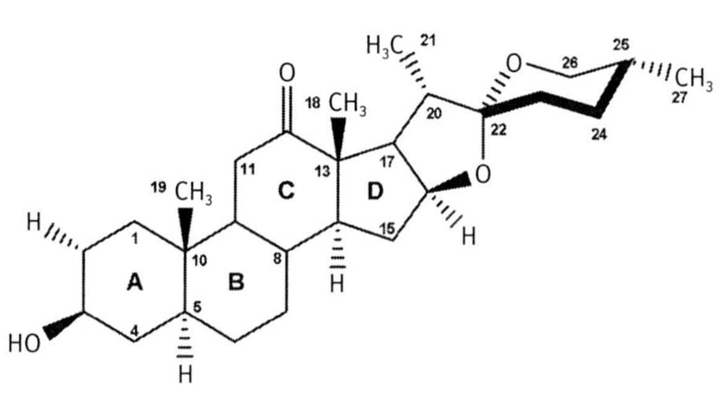

FIGURA 3 Estrutura química da hecogenina, uma sapogenina precursora de hormônios esteroides.
Fonte: elaboração dos autores.

çado com o uso de cromatografia líquida à pressão reduzida com uso de sílica gel de fase normal,[31] ou por meio de cromatografias em colunas, utilizando-se como fases estacionárias resina macroporosa ou polímero Sephadex LH-20.[32] Normalmente, a purificação final das saponinas pode ser atingida por cromatografia em coluna preenchida com sílica gel de fases normal ou reversa,[30] cromatografia em contracorrente[33] e cromatografia líquida de alta eficiência no modo semipreparativo.[31] Adicionalmente, a cromatografia em camada delgada semipreparativa também pode ser usada para a purificação de sapogeninas em escala analítica.[17]

Propriedades farmacológicas

A capacidade surfactante das saponinas confere a essa classe uma vasta possibilidade de possuir diferentes atividades farmacológicas. Na literatura, atividade hemolítica, anti-inflamatória, antifúngica, antimicrobiana, antiparasitária, antitumoral e antiviral têm sido avaliadas tanto em testes *in vitro* como em testes *in vivo*.[6]

Os estudos acerca de sua atividade anti-inflamatória apontam diversas sugestões de seu mecanismo de ação, atuando principalmente na via NF-KB, reduzindo a produção de citocinas que são responsáveis pelos principais sintomas clínicos de doenças inflamatórias crônicas e autoimunes. A similaridade da diosgenina com glicocorticoides naturalmente produzidos, por exemplo, motivou pesquisadores a estudar a interferência de saponinas nessa via.[34]

Outras propriedades de algumas saponinas, principalmente os ginsenoides derivados do *P. ginseng*, são as atividades contra diabetes, hipertensão e hiperlipidemia, sendo indicado como suplementação em pacientes com essas doenças.[35] Por suas similaridades com grupamentos esteroides e sua capacidade de penetrar na membrana celular de bactérias e fungos, acredita-se que esses compostos impedem a formação e a manutenção da estrutura celular desses indivíduos. Cepas de bactérias Gram-negativas apresentam LPS (lipopolissacarídeo – A) em sua superfície, e as saponinas podem promover a interação com o LPS, facilitando o carreamento de antibióticos para dentro da célula, inclusive em microrganismos resistentes. Sua atividade contra vírus já havia sido demonstrada em diferentes alvos virais.[36]

Recentemente, com a emergência do SARS-CoV-2, as saponinas foram alvo de estudo como adjuvante de vacinas. Em estudos *in vitro* ligados à replicação viral, demonstrou-se a capacidade do esculentosídeo A de inibir a ligação entre o vírus e as células hospedeiras; além disso, estudos de *docking* molecular mostraram que a saponina estudada apresentava alta afinidade pela proteína utilizada pelo vírus para sua ligação, mostrando que, possivelmente, esse era o mecanismo de inibição de replicação viral.[37]

Atualmente, a indústria farmacêutica tem investido no estudo de saponinas em virtude do seu comportamento anfifílico, capaz de atuar como adjuvante em sistemas de *Drug Delivery System*, aumentando a solubilidade, a permeação celular, além de atuar sinergicamente em razão das suas propriedades farmacológicas. Alguns estudos ainda mostram que a presença de receptores de ácido glicirrízico na superfície do fígado motivou estudos para tratamento direcionado de células cancerígenas nesse órgão.[38]

Estudos clínicos

Com o embasamento e eficácia de estudos pré-clínicos acerca de suas atividades farmacológicas, diferentes níveis e tipos de estudos clínicos vêm sendo realizados com saponinas. Como citado anteriormente, ginseng e suas saponinas já foram testados em estudos clínicos para controle de glicemia de jejum, diabetes tipo 2, sobrepeso e obesidade, hiperlipidemia, síndrome metabólica e sintomas pós-menopausa.[35]

Os estudos clínicos mais recorrentes, incluindo saponinas na literatura, são os de seu uso como adjuvantes em vacinas. Diferentes testes são realizados, utilizando somente saponina, saponina com otimizações ou demais adjuvantes. Os estudos mostram que o uso da saponina Q-21 e de sua otimização não apresenta problemas no perfil de segurança.[39] Além de suas propriedades claras ligadas à capacidade de melhorar a aplicação de imunizantes, existe ainda a capacidade de produzir resposta imune celular via produção de Th-1, agindo como um adjuvante com função farmacológica.[40]

No geral, os estudos clínicos incluindo saponinas são limitados em decorrência da dificuldade de isolamento em quantidade e pureza adequadas; além disso, sua capacidade hemolítica limita algumas formas de administração, como a intravenosa. Apesar de inúmeros estudos pré-clínicos acerca de sua atividade cancerígena, essas limitações fazem com que o número de ensaios clínicos para essa atividade não seja muito descrito. Até o presente momento, não consta registrado nenhum medicamento à base de saponina para o tratamento de câncer na FDA (Food and Drug Administration).[41]

Plantas medicinais

Muitas plantas usadas pela população no mundo contêm saponinas, e são elas as responsáveis pelas atividades farmacológicas relacionadas a essas espécies vegetais. Talvez a mais conhecida seja a *Quillaja saponaria* Molina, uma árvore perene de 30 a 40 m de altura, que apresenta mais de 10% do peso da casca em quantidade de saponinas. No Chile, a palavra *quillaja* é derivada de "quillean" que significa lavar, já que a decocção das cascas dessa planta forma uma espuma que é usada para lavar roupas. Um adjuvante de vacinas produzido à base de saponina, altamente purificado e concentrado, foi obtido a partir do extrato das cascas da *Q. saponaria.*[42] No Sul do Brasil, podemos encontrar outra espécie do mesmo gênero, a *Q. brasiliensis* (A.St.-Hil. & Tul.) Mart, considerada uma potencial substituta no uso como imunoadjuvante em vacinas.[42]

A *Saponaria officinalis* L. se destaca por sua raiz apresentar um teor de saponina que chega até 21% de rendimento. Essa espécie é usada popularmente como tônico, diaforético, além de um remédio valioso para reumatismo ou problemas cutâneos resultantes de qualquer forma de sífilis. Também possui atividade esternutatória, muito comum nas saponinas.[43]

A *Polygala senega* L., segundo a Farmacopeia Brasileira, 6ª edição, deve possuir no mínimo 6% de saponinas expressos em derivados do ácido oleanólico nas raízes. A raiz dessa espécie tem sido usada pelos nativos norte-americanos como medicamento para tosse e tratamento de picadas de cascavel.[44] No Brasil, existem medicamentos fitoterápicos compostos que apresentam, além de outras espécies, raízes de *P. senega* em sua composição.

Várias espécies herbáceas perenes do gênero *Glycyrrhiza* sp. são conhecidas por suas atividades biológicas devidas às saponinas triterpênicas do tipo oleanano, e propriedades de sabor atraentes, sendo a mais usada e conhecida a *Glycyrrhiza glabra* L. Em virtude da sensação de doce e "licorice" de suas raízes, estas são usadas na indústria alimentícia e cosmética, bem como para aromatizar cigarros.[45] A droga vegetal, de acordo com a FB 6ED, deve conter no mínimo 2,5% de ácido glicirrizínico. O alcaçuz tem uma longa história como droga vegetal que remonta a pelo menos 2100 a.C. e, durante séculos, tem sido usado na China para tratar doenças respiratórias (asma), gastrintestinais (gastrite crônica), urogenital (infecção da bexiga) e doenças de pele (dermatite atópica).[46]

O ginseng tornou-se um nome popular que engloba mais de 10 espécies de plantas perenes pertencentes ao gênero *Panax*: *P. ginseng*, *P. japonicus*, *Panax notoginseng*, *Panax quinquefolius* e *Panax vietnamensis*. Espécies de ginseng cultivadas geralmente requerem de 5 a 7 anos para se tornarem adultas a partir da semente. O *P. ginseng* é o mais usado, e existem relatos de seu uso há muito tempo na medicina tradicional chinesa.[47] As saponinas encontradas no ginseng são seus principais compostos ativos e demonstraram possuir extensas propriedades farmacológicas, como atividades antitumorais, antienvelhecimento, anti-inflamatórias e antifadiga.[48-50]

Além dessas plantas medicinais já descritas, outras que também são muito estudadas e usadas pela indústria como medicamentos, cosméticos e/ou alimentos e cujas atividades relacionadas são devidas às saponinas: *Hedera helix* L., *Centella asiatica*, *Aesculus hippocastanum* L. O Quadro 1 traz um resumo

QUADRO 1 Principais espécies vegetais como fontes de saponinas para a indústria

Família	Espécie	Nome popular	Origem	Droga vegetal	FB 6
Quillajaceae	*Quillaja saponaria* Molina	Quilaia, timboúva	Região Central do Chile	Casca do caule	Não
	Q. brasiliensis (A.St.-Hil. & Tul.) Mart.	Saboneteira	Sul do Brasil	Folha	Não
Caryophyllaceae	*Saponaria officinalis* L.	Saponária	Europa e Ásia	Raiz	Não
Polygalaceae	*Polygala senega* L.	Sêneca, raiz de cascavel	América do Norte	Raiz	Sim
Fabaceae	*Glycyrrhiza glabra* L.	Alcaçuz	Europa, Ásia, América do Norte e do Sul e Austrália	Raiz e estolho	Sim
Araliaceae	*P. ginseng* C.A. Mey.	Ginseng coreano, japonês ou chinês	Ásia	Raiz	Não
	P. quinquefolius L.	Ginseng americano	América do Norte	Raiz	Não
	Hedera helix L.	Hera, hera europeia	Europa e sudoeste da Ásia	Folha	Não
Apiaceae	*Centella asiatica* (L.) Urb.	Centela	Ásia	Folha	Sim
Sapindaceae	*Aesculus hippocastanum* L.	Castanheiro-da-índia	Europa	Semente	Sim

FB 6: Farmacopeia Brasileira, 6ª edição.
Fonte: elaboração dos autores.

das principais informações sobre as espécies vegetais usadas como fontes de obtenção de saponinas pela indústria farmacêutica, cosmética ou de alimentos.

Alimentos

Saponinas do tipo triterpênicas e esteroidais têm sido encontradas em alimentos utilizados no dia a dia da alimentação humana. Saponinas esteroidais são encontradas em aveia, pimentas, berinjela, semente de tomate, aspargos, inhame, feno-grego e ginseng.[51] Essas saponinas são comumente identificadas nas sementes de plantas conhecidas popularmente como leguminosas, pertencentes à família Fabaceae, que são parte da dieta humana em todo o mundo. As leguminosas são usadas para extração de óleo, por exemplo, amendoim e soja, ou ainda para alimentação, ervilhas, grão-de-bico e feijão.[52] Esses alimentos são reconhecidos como ricos em nutrientes como proteínas, carboidratos, fibras, vitaminas e minerais.[53]

As saponinas são tóxicas quando em grandes concentrações, mas pequenas quantidades podem trazer benefícios para a saúde; estudos demonstraram propriedades anticancerígenas e redutoras de colesterol *in vitro* e *in vivo*.[54,55] Pequenas quantidades de saponinas foram aprovadas como aditivos alimentares, sendo as duas principais fontes comerciais *Quillaja saponaria* (saponina triterpenoide) e *Yucca schidigera* Ortgies (Asparagaceae) (saponina esteroide). Os extratos ricos em saponinas dessas plantas são usados nos EUA, Japão e Europa para produção de bebidas gaseificadas, redução de gorduras e colesterol dos alimentos e molhos. Nas últimas décadas, a indústria de alimentos tem demonstrado um interesse crescente em entender as propriedades anfifílicas das saponinas de outras fontes menos exploradas.[56]

HETEROSÍDEOS CARDIOTÔNICOS

Introdução

Os glicosídeos cardíacos, também denominados glicosídeos cardiotônicos, esteroides cardiotônicos ou heterosídeos cardiotônicos, são substâncias bem conhecidas utilizadas pelo seu potente efeito cardiotônico.[57] Compreendem uma classe de compostos de origem natural que por muitos anos têm sido usados para o tratamento da insuficiência cardíaca e arritmias. Apesar de possuírem uma janela terapêutica estreita e haver uma grande diversidade de medicamentos inotrópicos sintéticos disponíveis, os heterosídeos cardiotônicos de origem vegetal ainda são utilizados em determinados estágios da insuficiência cardíaca congestiva (ICC).[58]

Apresentam uma considerável diversidade estrutural, mas todos os membros compartilham do mesmo núcleo de base tetracíclico de origem esteroide responsável pela atividade farmacológica dessas substâncias.[59] A estrutura molecular compreende uma aglicona (porção esteroide com anel lactônico) e uma glicona (porção açúcar, geralmente oligosídica). O grupo lactônico da aglicona é que define se o heterosídeo cardiotônico é do tipo cardenólido ou bufadienólido.

Ambos possuem um anel lactônico insaturado, tendo os cardenólidos cinco carbonos, enquanto os bufadienólidos possuem seis, localizados em C-17.[60]

Com relação à distribuição, são substâncias amplamente encontradas na natureza, e produzidas por diferentes espécies de plantas (Quadro 2), anfíbios (Bufonidae), insetos (Lampyridae e Chrysomelidae) e mamíferos.[61] Os mais conhecidos oriundos de plantas são: digoxina, digitoxina, ouabaína, oleandrina; e de anfíbios: aerobufagenina, bufalina, marinobufagenina e telocinobufagina.[62]

QUADRO 2 Nomenclatura botânica das principais espécies produtoras de glicosídeos cardiotônicos, nomes comuns, família e principais glicosídeos cardiotônicos

Espécie	Nome comum	Família	Glicosídeo cardiotônico	Classe
Antiaris toxicaria Lesch.	Antiaris, falso iroko	Moraceae	Antiaritoxiosídeo	Cardenólido
Calotropis sp.R.Br	Bombardeira, algodoeiro de seda, flor-de--seda	Apocynaceae	Calotropina	Cardenólido
Convallaria majalis L.	Lírio-do-brejo	Asparagaceae	Convalosídeo	Bufadienólido
Digitalis purpurea L.	Dedaleira	Plantaginaceae	Digitoxina, gitoxina, digitonina	Cardenólido
Kalanchoe daigremontiana Raym.-Hamet & H.Perrier	Aranto	Crassulaceae	Kalanchosídeo, lancetoxina A e B	Bufadienólido
Nerium oleander L.	Espirradeira, oleandro	Apocynaceae	Oleandrina, neriosídeo	Cardenólido
Thevetia peruviana (Pers.) K.Schum.	Chapéu-de--napoleão, noz-de-cobra, acaimirim	Apocynaceae	Oleandrina	Cardenólido
Strophanthus sp. DC.	Estrofanto	Apocynaceae	Estrofantidina, periplogenina	Cardenólido

Fonte: adaptação de Patel;[63] Botelho et al.[62]

Propriedades físico-químicas

Os glicosídeos cardiotônicos podem ser reconhecidos por duas características estruturais distintas: a presença de açúcar, que muitas vezes é nomeado como glicona; e a região eventualmente reconhecida como não açúcar, que consiste em esteroides e anéis lactônicos, denominados porções de aglicona.[64] Conforme pode ser observado na Figura 4, existe um grupo **R** localizado na posição 17 do esteroide que define a classe dos glicosídeos cardiotônicos.[65]

Os cardenolídeos são esteroides com 23 átomos de carbonos contendo em **R** um anel γ-lactona α, β-insaturado; e os bufadienólidos são homólogos de cardenolídeos com 24 átomos de carbonos contendo em **R** um anel δ-lactona com um sistema dieno conjugado.[59] Vários tipos de açúcares, incluindo glicose, galactose, manose, ramnose e digitalose, são comumente ligados à aglicona por meio de uma ligação glicosídica (Figura 4). Todos os açúcares, exceto a glicose, são desoxi-hexoses e éteres metílicos; a ligação glicosídica para um D-açúcar caracteriza-se como uma configuração beta (β) e para um L-açúcar estabelece-se como uma configuração alfa (α).[59] Embora a porção de açúcar por si só não possua atividade biológica, a presença dessa porção na posição 3 no anel esteroide influencia a atividade farmacocinética desses glicosídeos. Isso ocorre porque a glicona é mais solúvel em água do que a aglicona. Assim, a ligação da

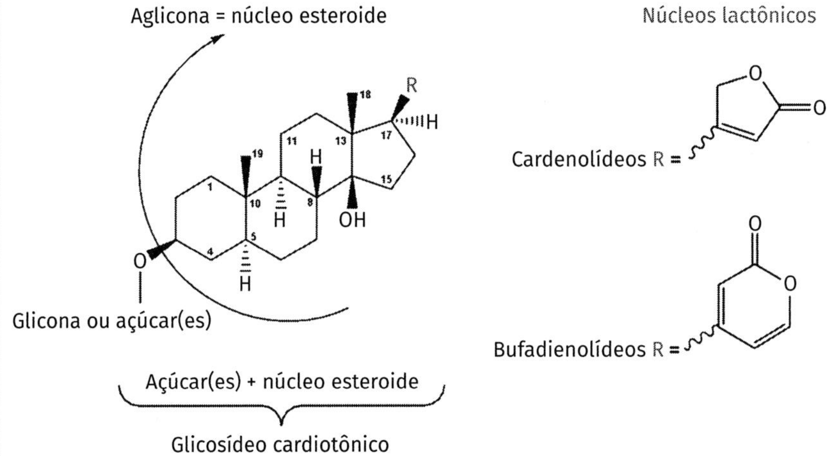

FIGURA 4 Perfil estrutural de glicosídeos cardiotônicos.
Fonte: elaboração dos autores.

glicona à aglicona, como na estrutura do fármaco digoxina (Figura 5), aumenta a hidrofilicidade, que melhora a absorção, distribuição e estabilidade de ligação desses compostos.[66]

Os métodos analíticos para a detecção e caracterização de glicosídeos cardiotônicos podem ser clássicos ou sensíveis.[67,68] Os métodos clássicos muitas vezes requerem purificação preliminar, abrangem a detecção na faixa de microgramas e incluem, especialmente, a fotometria e a cromatografia clássica. Esses métodos possuem importância nas farmacopeias e são amplamente utilizados em laboratórios de controle de qualidade para determinação quantitativa do conteúdo e pureza de glicosídeos. Os métodos sensíveis com detecção no intervalo de nanogramas incluem investigações que requerem CG/EM e CLAE com diferentes detectores como UV-Vis, *ELSD* e de fluorescência, bem como acoplada à espectrometria de massas. Esses métodos oferecem medições bastante confiáveis e vêm sendo usados como ferramentas analíticas nas diferentes áreas da farmácia, pesquisa e desenvolvimento.

Nos métodos clássicos, a medição direta por UV levou à absorção máxima de cardenolídeos a $\lambda_{máx.}$ 217 nm e εmol = 16,6 e para bufadienolídeos a $\lambda_{máx}$ 300 nm e εmol = 5.250, em que εmol é a absortividade molar.[69] Em geral, na determinação qualitativa e quantitativa, os glicosídeos cardiotônicos devem ser convertidos em derivados coloridos por reações químicas com derivados polinitroaromáticos em solução alcalina, pela realização do teste de Keller-Kiliani,

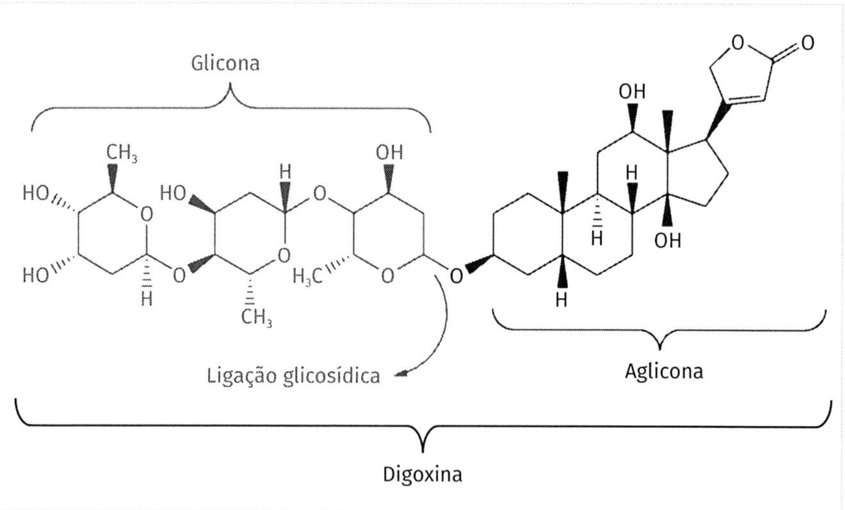

FIGURA 5 Estrutura química da digoxina, um fármaco cardiotônico.
Fonte: elaboração dos autores.

por meio ácido com uso de xantidrol[5] ou por tratamento com ácidos fortes. Tais resultados podem ser medidos por fotômetros convencionais ou fluorímetro.[70,71] A reação envolvendo cardenolídeos com derivados polinitroaromáticos em solução alcalina[72-75] está relacionada ao acoplamento C=C insaturado presente no anel lactônico para produzir complexos coloridos que podem ser analisados fotometricamente. Tal reagente também pode ser usado como revelador para visualizar glicosídeos cardiotônicos em análise por CCDC. Outros reagentes que merecem destaque nas análises de cardenolídeos e bufadienolídeos são os reagentes de Baljet (ácido pícrico)[72], de Kedde (ácido 3,5-dinitrobenzoico)[74] e de Rabitzsch (tetranitrobifenil) .[75] No entanto, a especificidade do reagente Baljet é considerada baixa, uma vez que outros componentes, por exemplo, os derivados de cetonas, também reagem com ácido pícrico e álcalis, resultando em cores intensas.[67]

A análise de glicosídeos cardiotônicos por cromatografia em fase gasosa requer procedimento de derivatização. A digoxigenina, digoxigenina mono-digitoxósido, digoxigenina bis-digitoxósido e digoxina foram convertidas em seus respectivos éteres com o uso de trimetilsilil.[76] As agliconas foram determinadas quantitativamente hidrolisando os glicosídeos em solução diluída de ácido clorídrico-dioxano, seguida por cromatografia em fase gasosa dos derivados éteres-trimetilsilil dos esteroides resultantes.[76] A cromatografia líquida de alta eficiência com detector UV-DAD, funcionando em 225 nm, pode ser utilizada para identificação e quantificação de glicosídeos cardiotônicos.[77] Essa cromatografia líquida também pode estar acoplada à espectrometria de massa de alta resolução – CLAE/EMAR para a caracterização estrutural de cardenolídeos e bufadienolídeos. Utilizando-se o espectrômetro de massas de alta resolução, estudos podem conduzir a determinação, por exemplo, de fórmulas moleculares de glicosídeos desconhecidos dentro de uma faixa de erro de 5 ppm em relação às suas massas exatas.[78] A dissociação induzida por colisão, subsequente, fornece fragmentos contendo informações estruturais dos glicosídeos-alvo. Por exemplo, os cardenolídeos perdem sequencialmente unidades de açúcar por meio da fragmentação de ligações glicosídicas e as diferentes agliconas podem ser distinguidas por padrões de desidratação gradual.[78] Adicionalmente, dezessete cardenolídeos em extratos vegetais puderam ser identificados com informações estruturais, tanto para as agliconas quanto para os açúcares, com o uso da espectrometria de massas de alta resolução.[79]

No passado, determinar a estrutura química de glicosídeos cardiotônicos dependia do uso de ácidos e/ou hidrólises enzimáticas. As metodologias consumiam maior quantidade de glicosídeo e, consequentemente, só eram adequadas para a determinação de majoritários. O grande desenvolvimento nos instrumentos espectroscópicos e na análise dos dados produzidos foi acompanhado por um grande salto nos estudos das estruturas e comportamentos estereoquímicos dos glicosídeos cardiotônicos. Atualmente, não há nenhuma dúvida de que a ressonância magnética nuclear (RMN) é a ferramenta mais poderosa para a determinação estrutural desses glicosídeos. As vantagens da transformada de Fourier pulsada e da RMN bidimensional, incluindo os experimentos *HSQC, HMBC, DEPT, COSY* e *NOESY*, resultam em informações relacionadas aos esqueletos carbônicos desses compostos, bem como contribuem na definição de ambientes químicos de cada hidrogênio e carbono na estrutura. Utilizando-se as análises RMN de ^{1}H e ^{13}C foi possível estabelecer os parâmetros estereoquímicos dos compostos calactina, uscharidina, calotoxina, uscharina e voruscharina.[80] Nessas análises foi observado que o deslocamento químico do carbono na posição 19 fornece informações sobre a estereoquímica de ambos os cardenolídeos e bufadienolídeos. Na série 5β, o C-19 apresenta sinal em cerca de δ 22 ppm, enquanto na série 5α seu sinal é próximo de δ 12 ppm. O número de porções de açúcar foi determinado pelo número de carbonos anoméricos na região entre δ 95 e 103 ppm. Os açúcares α e β puderam ser distinguidos medindo-se a constante de acoplamento J dos hidrogênios anoméricos na região de δ 4 a 5 ppm. O hidrogênio anomérico do α-açúcar é acoplado ao hidrogênio adjacente com J entre 2 e 3 Hz, enquanto o β-açúcar é acoplado com J entre 7 e 8 Hz.[80]

Métodos de extração e caracterização

Na literatura podem ser verificadas algumas metodologias para obter amostras ricas em glicosídeos cardiotônicos. A matéria-prima vegetal pode ser extraída com a mistura de etanol-H_2O (3:1, *v/v*, × 3) sob refluxo.[57] O solvente pode ser concentrado sob pressão reduzida para remover o etanol. A H_2O restante pode ser particionada sequencialmente com EtOAc (éter acético) e *n*-BuOH (álcool *n*-butílico). Normalmente, a fração em *n*-BuOH pode ser submetida a cromatografia em coluna de resina macroporosa para produzir frações ou glicosídeos purificados de interesse.[57] A extração de cardenolídeos com misturas de isopropanol-clorofórmio pode ser substituída usando colunas de extração EXtrelut®.[77] Ambos os métodos levam a resultados semelhantes. Uma desvantagem da extração com solventes é a perda de até 10% de cardenolídeos, e uma desvantagem da coluna de extração EXtrelut® é uma decomposição parcial de glicosídeos.[77] Existe a possibilidade de remover a fase oleosa, fazer o "desengorduramento" de amostras naturais utilizando-se éter de petróleo seguido de digestão com água abaixo de 5°C para extrair polissacarídeos e enzimas hidrolíticas.[81]

Muito comumente a extração de glicosídeos cardiotônicos a partir de matérias-primas naturais envolve a maceração,[69] por exemplo, com tolueno ou solventes similares, visando proteger a amostra de certas degradações e evitando a hidrólise enzimática. Em seguida há a exaustiva extração/partição com mistura água-álcool. O extrato aquoso pode ser evaporado sob pressão reduzida a 50°C ou liofilizado. As fases oleosas/gorduras podem ser removidas por extração com éter de petróleo, e a fração aquosa de glicosídeos deve ser diluída com igual volume de água. O ácido tânico e outros produtos polifenólicos podem ser precipitados com hidróxido de chumbo recém-preparado, e a mistura pode ser filtrada através de sistema preenchido com celite. O filtrado é ajustado para pH 6, concentrado sob pressão reduzida e submetido a extração fracionada: primeiro com éter, depois clorofórmio e, finalmente, com clorofórmio-álcool, 2:1 *v/v* e 3:2 *v/v*. Para isolamento de glicosídeos de alta solubilidade em água, a fase aquosa residual é saturada com sulfato de sódio e depois extraída com álcool-clorofórmio. As frações menos polares são separadas por cromatografia clássica sob alumina neutra. As frações mais polares são geralmente cromatografadas após acetilação ou benzoilação, e os glicosídeos livres são recuperados por hidrólise com bicarbonato.[69]

O emprego de cromatografia em fase líquida de alta eficiência, especialmente na escala semipreparativa, já conduziu ao isolamento e purificação de muitos glicosídeos cardiotônicos.[82] A cromatografia em coluna de fase reversa é bastante aceita para purificação desses glicosídeos com colunas *RP*-8 ou *RP*-18 como fase estacionária, acetonitrila/água ou metanol/água como fase móvel, com detector UV funcionando em 220 nm.[82] Outras fases estacionárias, tanto por separações clássicas como com o uso de cromatógrafo, também já puderam ser utilizadas nessas purificações, tais como sílica gel, poliamida e Sephadex LH-20 sob variados sistemas de solventes, incluindo o uso de hexano, éter, acetato de etila, clorofórmio e metanol.[83] A técnica de cromatografia de contracorrente (CCC) foi usada para isolar glicosídeos com sistemas de solventes combinados por misturas de $CHCl_3$-MeOH-H_2O (5:6:4 *v/v*) e CH_2Cl_2-MeOH-H2O (5:6:4 *v/v*).[84]

Propriedades farmacológicas

Os heterosídeos cardiotônicos possuem forte ação sobre o músculo cardíaco, e sua principal aplicação farmacológica está no uso para pacientes com ICC. A contração, que não ocorre corretamente em pacientes com ICC, é corrigida em virtude de sua ação nos canais iônicos das células musculares à baixa concentração. Digoxina é o tratamento de primeira escolha para pacientes que possuem essa doença; em 2012 sua venda global chegou a 142 milhões de dólares, destacando o impacto e a importância dos produtos naturais até mesmo nos dias atuais. Além de sua principal atividade sobre o músculo cardíaco, existem estudos que apontam atividade anticancerígena em diferentes linhagens de células e também atividade antiofídica quando presente em extrato bruto, sendo capaz de neutralizar 100% do efeito hemolítico do veneno da espécie *Naja naja*.[85-87]

Em razão do impacto dos carcinomas no cenário atual, estudos sobre a atividade anticâncer dos glicosídeos cardiotônicos mostraram sua atividade envolvida no mecanismo de apoptose celular, redução de resposta inflamatória e crescimento tumoral.[87]

Estudos mais aprofundados a respeito dessa classe de compostos amplamente utilizada permitem a busca de novas atividades farmacológicas, por exemplo, anti-hipertensiva. A possibilidade de produção desses compostos por fungos endofíticos e de produção em cultura celular abre também a possibilidade de novas propriedades farmacológicas.[85]

Estudos clínicos

Considerando sua atividade consolidada para insuficiência cardíaca, os estudos clínicos atuais acerca dos heterosídeos cardiotônicos testam, principalmente, sua atividade anticâncer. A digitoxina foi testada com relação à sua atividade citostática, sendo capaz de gerar apoptose celular em câncer de pâncreas. Os compostos ouabaína, digoxina e digitoxigenina registrados no FDA (*Food and Drug Administration*), inibiram a proliferação do câncer de esôfago. Digoxina e lanotosídeo C foram as primeiras drogas registradas no FDA a apresentar atividade contra células humanas indiferenciadas.[85]

Estudos utilizando infusão de *Nerium oleander*, que contém oleandrina como principal componente citotóxico, está sendo testado em estudo clínico de fase 1 nos Estados Unidos em pacientes com câncer recidivo. Digitoxigenina, digoxina e outros compostos semissintéticos também passaram por estudos clínicos com relação à sua atividade anticancerígena. Apesar de resultados promissores, a estreita janela terapêutica desses compostos limitam consideravelmente os estudos clínicos; assim, formas alternativas para a confirmação de suas atividades devem ser estruturadas com o intuito de investir nessa classe de compostos como fonte de novos compostos antitumorais.[87]

Emprego das plantas medicinais

Os heterosídeos cardiotônicos são substâncias com um grande potencial tóxico quando ingeridos, sendo vários deles até mortais se utilizados sem orientação médica.[60] As plantas que contêm glicosídeos cardioativos podem causar toxicidade para humanos e animais; assim, o seu uso popular *in natura* é totalmente desaconselhado.[88] Dessa forma, aquelas que as contêm são utilizadas estritamente para a indústria extrativa e obtenção dos princípios ativos para a produção dos medicamentos aprovados pelas agências reguladoras.[89] No Brasil, atualmente, temos medicamentos registrados pela Agência Nacional de Vigilância Sanitária (Anvisa) à base de dois glicosídeos cardiotônicos, obtidos das folhas de *Digitalis lanata*: a digoxina (seis registros) e o deslanosídeo (um registro). Os medicamentos têm registros com vigência máxima até 09/28 para a digoxina e 11/27 para o deslanosídeo.[90]

Alimentos

As plantas contendo heterosídeos cardiotônicos não são de interesse da indústria alimentícia, tendo em vista a sua propriedade de inibir a bomba de Na/K ATPase e, consequentemente, aumentar o tônus muscular cardíaco,[91] podendo gerar quadros de intoxicação.[92] Alguns alimentos utilizados pela população com a finalidade de emagrecer, como as sementes da noz-da-índia (*Aleurites moluccanus*) e chapéu-de-napoleão (*Thevetia peruviana*), tiveram o uso, a venda, a distribuição e a importação proibidos pela Anvisa, em 2017, por serem consideradas tóxicas e terem alguns casos relatados de mortes possivelmente relacionadas ao seu uso.[93]

REFERÊNCIAS

1. Van Dyck S et al. Localization of secondary metabolites in marine invertebrates: contribution of MALDI MSI for the study of saponins in cuvierian tubules of H. forskali. PloS One. 5. 2010:e13923.
2. Yan H et al. Production of rare ginsenosides Rg3 and Rh2 by endophytic bacteria from Panax ginseng. J Agric Food Chem. 2019;67:8493-8499.
3. Nitschke M, Pastore GM. Biosurfactants: properties and applications. Quím Nova [online]. 2002;25:772-776.
4. Augustin JM et al. Molecular activities, biosynthesis and evolution of triterpenoid saponins. Phytochemistry. 2011;72:435-457.
5. Sparg SG et al. Biological activities and distribution of plant saponins. J Ethnopharmacol. 2004;94:219-243.
6. Patel K et al. A review on pharmacological and analytical aspects of diosgenin: a concise report. Nat Prod Bioprospect. 2012;30:46-52.
7. Vincken JP et al. Saponins, classification and occurrence in the plant kingdom. Phytochemistry. 2007;68(3):275-297.
8. Costa F et al. Accumulation of a bioactive triterpene saponin fraction of Quillaja brasiliensis leaves is associated with abiotic and biotic stresses. Plant Physiology and Biochemistry. 2013;66:56-62.
9. Szakiel A et al. Influence of environmental abiotic factors on the content of saponins in plants. Phytochem Rev. 2011;10:471-491.
10. De D, De B. Elicitation of diosgenin production in Dioscorea floribunda by ethylene-generating agent. Fitoterapia. 2005;76:153-156.
11. Yendo ACA et al. Production of plant bioactive triterpenoid saponins: elicitation strategies and target genes to improve yields. Mol Biotechnol. 2010;46:94-104.

12. Hostettmann K, Marston A. Chemistry and pharmacology of natural products – saponins. Cambridge: Cambridge University Press; 1995.
13. Sidana J et al. Saponins of agave: chemistry and bioactivity. Phytochemistry. 2016;130:22-46.
14. Kiyosawa S et al. Detection of prototype compounds of diosgenin and other spirostanol glycosides. Chem Pharm Bull. 1968;16:1162-1164.
15. Ghoghari AM, Rajani M. Densitometric determination of hecogenin from Agave americana leaf using HPTLC. Chromatographia. 2006;64:113-116.
16. Plock A et al. Application of MS and NMR to the structure elucidation of complex sugar moieties of natural products: exemplified by the steroidal saponin from Yucca filamentosa L. Phytochemistry. 2001;57:489-496.
17. Blunden G et al. Ruizgenin, a new steroidal sapogenin diol from Agave lecheguilla. Steroids. 1980;35:503-510.
18. Perez AJ et al. Phytotoxic steroidal saponins from Agave offoyana leaves. Phytochemistry. 2014;105:92-100.
19. Agrawal PK. 25R/25S stereochemistry of spirostane-type steroidal sapogenins and steroidal saponins via chemical shift of geminal protons of ring F. Magn Reson Chem. 2003;41:965-968.
20. Elias Penafiel CC, Diaz Villar L. Determinacion espectrofotometrica de acido oleanolico y saponinas de quinua (Chenopodium quinoa Willd, variedad Kancolla). Arch latinoam Nutr. 1988;38:113-31.
21. Medina-Meza IG et al. GC-MS profiling of triterpenoid saponins from 28 Quinoa varieties (Chenopodium quinoa Willd.) grown in Washington State. J Agric Food Chem. 2016;45:8583-8591.
22. Heng MY et al. Emerging green technologies for the chemical standardization of botanicals and herbal preparations. Trends Anal Chemistry. 2013;50:1-10.
23. Azmir J et al. Techniques for extraction of bioactive compounds from plant materials: A review. J Food Eng. 2013;117:426-436.
24. Cheok CY et al. Extraction and quantification of saponins: A review. Food Res Inter. 2014;59:16-40.
25. Indrayanto G et al. Isolation and quantitation of manogenin and kammogenin from callus cultures of Agave amaniensis. Phytochem Anal. 1994;5:24-26.
26. Olezek WA. Chromatographic determination of plant saponins. J Chromatogr A. 2002;967:147-162.
27. Quintans JSS et al. Evidence for the involvement of spinal cord-inhibitory and cytokines modulatory mechanisms in the anti-hyperalgesic effect of hecogenin acetate, a steroidal sapogenin-acetylated, in mice. Molecules. 2014;19:8303-8316.
28. Santos JDG, Branco A. GC-MS characterization of sapogenins from sisal waste and a method to isolate pure hecogenin. Bioresources. 2014;9:1325-1333.
29. Chen PY et al. Cytotoxic steroidal saponins from Agave sisalana. Planta Med. 2011;77:929-933.
30. Eskander J et al. Steroidal saponins from the leaves of Agave macroacantha. Fitoterapia. 2010;81:371-374.
31. Perez AJ et al. Phytotoxic steroidal saponins from Agave offoyana leaves. Phytochemistry. 2014;105:92-100.
32. Yu HS et al. Two new steroidal saponins from the fresh leaves of Agave sisalana. Helv Chim Acta. 2011;94:1351-1358.
33. Jain C. Gitogenin-3-O-b-D-laminaribioside from the aerial part of Agave cantala. Phytochemistry. 1987;26:1789-1790.
34. Passos FRS et al. Anti-inflammatory and modulatory effects of steroidal saponins and sapogenins on cytokines: A review of pre-clinical research. Phytomedicine. 2022;96:153842.
35. Park SH et al. Effects of Panax ginseng on hyperglycemia, hypertension, and hyperlipidemia: A systematic review and meta-analysis. J Ginseng Res. 2022;46:188-205.

36. Sharma P et al. Saponins: Extraction, bio-medicinal properties and way forward to anti-viral representatives. Food Chem Toxicol. 2021;150:112075.
37. Zeng MS et al. A potential antiviral activity of Esculentoside A against binding interactions of SARS-COV-2 spike protein and angiotensin converting enzyme 2 (ACE2). Int J Biol Macromol. 2021;183:2248-2261.
38. Liao Y et al. Saponin surfactants used in drug delivery systems: A new application for natural medicine components. Int J Pharm. 2021;603:120709.
39. Bigaeva E et al. Meta-analysis on randomized controlled trials of vaccines with QS-21 or ISCOMATRIX adjuvant: safety and tolerability. PloS One. 2016;11:e0154757.
40. Sharma R et al. Exploring the possible use of saponin adjuvants in COVID-19 vaccine. Hum Vaccines Immunother. 2020;16:2944-2953.
41. Elekofehinti OO et al. Saponins in cancer treatment: current progress and future prospects. Pathophysiology. 2021;28:250-272.
42. Kauffmann C et al. Constituents from leaves of Quillaja brasiliensis. Nat Prod Res. 2004;18:153-157.
43. Bisset NG. Herbal drugs and phytopharmaceuticals. Stuttgart, Germany: Medpharm Scientific; 1994. p.453-454.
44. Catling PM, Small E. Poorly known economic plants of Canada – 1. Seneca snakeroot (Polygala senega L.). Bull Can Bot Assoc. 1994;27:10-11.
45. Schmid C et al. Saponins from european licorice roots (Glycyrrhiza glabra). J Nat Prod. 2018;81:1734-1744.
46. Asl MN, Hosseinzadeh H. Review of pharmacological effects of Glycyrrhiza sp. and its bioactive compounds. Phytother Res. 2008;22:709-724.
47. Chen W et al. Review of ginseng anti-diabetic studies. Molecules. 2019;24:4501.
48. Sengupta S et al. Modulating angiogenesis: the yin and the yang in ginseng. Circulation. 2004;110:1219-1225.
49. Wang Z et al. Ginsenoside Rh2 enhances antitumour activity and decreases genotoxic effect of cyclophosphamide. Basic Clin Pharmacol Toxicol. 2006;98:411-415.
50. Park JD et al. Biological activities and chemistry of saponins from Panax ginseng C. A. Meyer. Phytochem Rev. 2005;4:159-175.
51. Francis G et al. The biological action of saponins in animal systems: a review. Br J Nutr. 2002;88:587-605.
52. Singh B et al. Saponins in pulses and their health promoting activities: a review. Food Chemistry. 2017;233:540-549.
53. Philippi ST. Tabela Brasileira de Composição de Alimentos (TACO). 1.ed. Campinas: Nepa – Unicamp; 2004.
54. Marrelli M et al. Effects of saponins on lipid metabolism: a review of potential health benefits in the treatment of obesity. Molecules. 2016;20:1404.
55. Vinarova L et al. Lowering of cholesterol bioaccessibility and serum concentrations by saponins: in vitro and in vivo studies. Food Funct. 2015;6:501-512.
56. Güçlü-Üstündağ O, Mazza G. Saponins: properties, applications and processing. Critical Reviews in Food Science and Nutrition. 2007;47:231-258.
57. Mohammed RMO et al. Cytotoxic cardiac glycosides from the root of Streblus asper. Phytochemistry. 2022;200:113239.
58. Comitê Coordenador da Diretriz de Insuficiência Cardíaca. Diretriz Brasileira de Insuficiência Cardíaca Crônica e Aguda. Arq Bras Cardiol. 2018;111:436-539.
59. Prassas I, Diamandis EP. Novel therapeutic applications of cardiac glycosides. Nat Rev Drug Discov. 2008;7:926-35.

60. Salim SM et. Cardiotonic effects of cardiac glycosides from plants of Apocynaceae Family. Chula Med J. 2020;64:459-466.
61. Agrawal AA et al. Toxic cardenolides: chemical ecology and coevolution of specialized plant–herbivore interactions. New Phytologist. 2012;194:28-45.
62. Botelho AFM et al. A review of cardiac glycosides: Structure, toxicokinetics, clinical signs, diagnosis and antineoplastic potential. Toxicon. 2019;158:63-68.
63. Patel S. Plant-derived cardiac glycosides: Role in heart ailments and câncer management. Biomedicine & Pharmacotherapy. 2016;84:1036-1041.
64. Kokate CK et al. Drugs containing glycosides. In: Kokate CK. 40.ed. Pharmacognosy. India: Nirali Prakashan; 2008.
65. Mijatovic T et al. Cardiotonic steroids on the road to anti-cancer therapy. Biochim Biophys Acta. 2007;1776:32-57.
66. Křen V, Martínková L. Glycosides in medicine: the role of glycosidic residue in biological activity. Curr Med Chem. 2001;8:1303-1328.
67. Clarke CJ, Cobb PH. Two-dimensional TLC of digitalis cardenolides using a continuous development technique. J Chromatogr. 1979;168:541-549.
68. Grade K, Förster W. An improved method for the isolation of heart glycosides from tissues by using Sephadex G 200. Biochem Pharmacol. 1967;16:1299-1303.
69. Nagy M. Cardiac glycosides in medicinal plants. In: Aromatic and medicinal plants - Back to nature. March 15 2017. 298p.
70. Neuwald F. The photometric assay of digitoxin by the Baljet reaction. J American Pharmacists Association. 1950;39:172-174.
71. Rowson JM, Dyer FJ. Studies in the genus Digitalis: Part II. A comparison of the colorimetric and biological methods for the evaluation of Digitalis purpurea. J Pharmacy Pharmacol. 1952;4:831-843.
72. Baljet H. Glycosides with digitalis effects. A new identity reaction. Pharmaceutisch weekblad. 1918;55:457-463.
73. Anderson RC, Chen KK. The colorimetric assay of digitoxin by the modified raymond method. J Pharmaceut Sci. 1946;13:353-355.
74. Kedde DL. Contribution to the chemical analysis of Digitalis preparations. Pharmaceutisch weekblad. 1947;82:741-757.
75. Rabitzsch G, Tambor U. Method for quantitative determination of cardiac glycosides and genins of cardenolide type with 2,4,2′,4′-tetranitrodiphenyl. Pharmazie. 1969;24:262-269.
76. Wilson WE et al. Gas chromatographic analysis of cardiac glycosides and related compounds. Anal Chem. 1967;39:40-44.
77. Wiegrebe H, Wichtl M. High-performance liquid chromatographic determination of cardenolides in Digitalis leaves after solid-phase extraction. J Chromatogr. 1993;630:402-407.
78. Allwood JW, Goodacre R. An introduction to liquid chromatography-mass spectrometry instrumentation applied in plant metabolomic analyses. Phytochem Anal. 2010;21:33-47.
79. Ravi BG. Profiling and structural analysis of cardenolides in two species of Digitalis using liquid chromatography coupled with high-resolution mass spectrometry. J Chromatogr A. 202;1618.
80. Koch V et al. Towards the synthesis of calotropin and related cardenolides from 3-epiandrosterone: A-ring related modifications. Org Chem Front. 2020;7:2670-2681.
81. Reichstein T, Weiss E. The sugars of the cardiac glycosides. Advances in Carbohydrate Chemistry. 1962;17:65-120.
82. Castle MC. Isolation and quantitation of picomole quantities of digoxin, digitoxin and their metabolites by high-pressure liquid chromatography. J Chromatogr. 1975;115:437-445.
83. Abdel-Azim NS et al. Re-investigation of the cardenolide glycosides from Gomphocarpus sinaicus. Phytochemistry. 1996;42:523-529.

84. Krüger D et al. New cardiac glycosides from Digitalis lanata. Planta Med. 1983;49:74-78.
85. El-Seedi HR et al. Cardenolides: Insights from chemical structure and pharmacological utility. Pharmacol Res. 2019;141:123-175.
86. Gopi K et al. Inhibition of Naja naja venom enzymes by the methanolic extract of Leucas aspera and its chemical profile by GC–MS. Toxicol Rep. 2014;1:667-673.
87. Ayogu JI, Odoh AS. Prospects and therapeutic applications of cardiac glycosides in cancer remediation. ACS Comb Sci. 2020;22:543-553.
88. Simões CMO et al. Farmacognosia: do produto natural ao medicamento. Porto Alegre: Artmed; 2017. 486p.
89. Bruneton J. Pharmacognosie. Phytochimie. Plantes médicinales. 3.ed. Paris: Lavoisier; 1999.
90. Agência Nacional de Vigilância Sanitária, Anvisa (2022). Consultas a medicamentos registrados. Disponível em: https://consultas.anvisa.gov.br/#/medicamentos/q/?classeTerapeutica=0301019. Acesso em: 11 jun. 2023.
91. Olubunmi IP et al. Phytochemical composition and in vitro antioxidant activity of golden melon (Cucumis melo L.) seeds for functional food application. International Journal of Biochemistry Research & Review. 2019;25:1-13.
92. Eddleston M et al. Acute yellow oleander (Thevetia peruviana) poisoning: cardiac arrhythmias, electrolyte disturbances, and serum cardiac glycoside concentrations on presentation to hospital. Heart (British Cardiac Society). 2000;83:301-306.
93. Agência Nacional de Vigilância Sanitária, Anvisa (2017). Últimas notícias. Disponível em: https://antigo.anvisa.gov.br/informacoes-tecnicas13?p_p_id=101_INSTANCE_R6VaZWsQDDzS&p_p_col_id=column-1&p_p_col_pos=1&p_p_col_count=2&_101_INSTANCE_R6VaZWsQDDzS_groupId=219201&_101_INSTANCE_R6VaZWsQDDzS_urlTitle=noz-da-india-esta-proibida-no-brasil&_101_INSTANCE_R6VaZWsQDDzS_struts_action=%2Fasset_publisher%2Fview_content&_101_INSTANCE_R6VaZWsQDDzS_assetEntryId=3216349&_101_INSTANCE_R6VaZWsQDDzS_type=content. Acesso em: 2 out. 2023.

4

Carotenoides

Rute Bianchini Pontuschka
Marilene de Vuono Camargo Penteado

INTRODUÇÃO

A cor é um dos principais fatores de influência na aceitabilidade dos alimentos, exercendo um papel preponderante logo no primeiro contato do consumidor com o produto alimentício. Em virtude disso, corantes artificiais são intensamente empregados em alimentos industrializados com apelo atrativo. Entretanto, a preferência do consumidor pela aquisição de produtos saudáveis provocou uma discreta substituição dos corantes artificiais pelos naturais, ainda que aqueles apresentem menores custos e maior estabilidade.

Longe de apenas colorir, os corantes naturais possuem características funcionais, atuando como antioxidantes, anti-inflamatórios e até mesmo quimiopreventivos.[1] Entre os pigmentos naturais com essas propriedades estão os carotenoides, uma classe de compostos com aproximadamente 700 variantes estruturais, apresentando cores desde o amarelo até o vermelho, com exceção do fitoeno e do fitoflueno, incolores.[2] Associados às proteínas, podem gerar maior variação de cores.[3]

Os carotenoides são ubiquitários, sendo sintetizados por plantas, fungos e bactérias.[2,4] Desde 2010, porém, sabe-se que artrópodes, como o pulgão-da-ervilha (*Acyrthosiphon pisum*, L), podem biossintetizá-los.[5] O genoma do inseto em questão possui uma cascata enzimática da síntese *de novo* de carotenoides,[6,7] tendo sido identificados nessa síntese o neurosporeno, o beta-zeacaroteno, o gama-caroteno, o licopeno, o tolureno, o betacaroteno.[8]

Mais do que pigmentos naturais, os carotenoides são considerados fitoquímicos que, por definição, são compostos sintetizados por plantas e que apresentam funções benéficas ao organismo humano.[9,10]

PROPRIEDADES FÍSICO-QUÍMICAS DOS CAROTENOIDES

Quimicamente, os carotenoides pertencem ao grupo dos terpenos e terpenoides. Os terpenos são hidrocarbonetos formados por unidades fundamentais denominadas isoprenos. Já os terpenoides contêm átomos de oxigênio em sua estrutura.[11] Assim, os carotenoides hidrocarbonetos são conhecidos como carotenos, e os oxigenados, como xantofilas (Figura 1).

As moléculas dos carotenoides são hidrofóbicas e, portanto, solúveis em solventes orgânicos.[11] Segundo Britton,[11] a geometria é outro aspecto molecular relevante, pois a forma todo-*trans* é mais estável que a forma *cis*, possuindo moléculas rígidas e lineares.

A maioria das moléculas dos carotenoides contém 40 átomos de carbono, não obstante, há alguns com 50 unidades desse átomo, como a decaprenoxantina.[12] Os carotenoides com menos de 40 átomos de carbono são divididos em apocarotenoides e norcarotenoides. O primeiro grupo surge em virtude da perda de carbonos terminais da molécula, enquanto o segundo é resultante da eliminação de carbonos internos.[11]

MÉTODOS DE EXTRAÇÃO E CARACTERIZAÇÃO DOS CAROTENOIDES

Na extração dos carotenoides de produtos frescos são empregados solventes orgânicos miscíveis em água, como a acetona ou o álcool etílico,[13] embora a mistura de solventes com polaridades opostas também seja adotada.[14]

A saponificação com hidróxido de potássio desesterifica os pigmentos, sendo um procedimento importante nas amostras gordurosas, bem como nas clorofiladas.[15]

a) Caroteno – betacaroteno

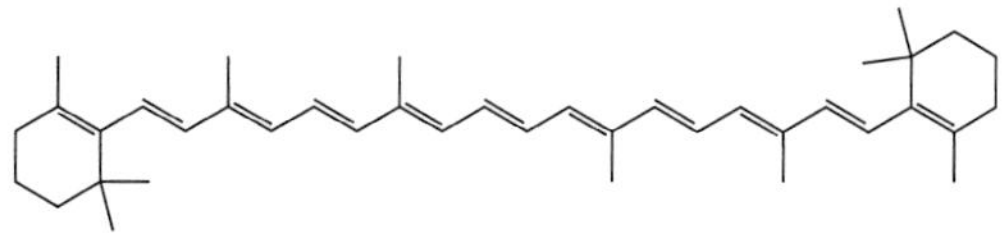

b) Xantofila – luteína

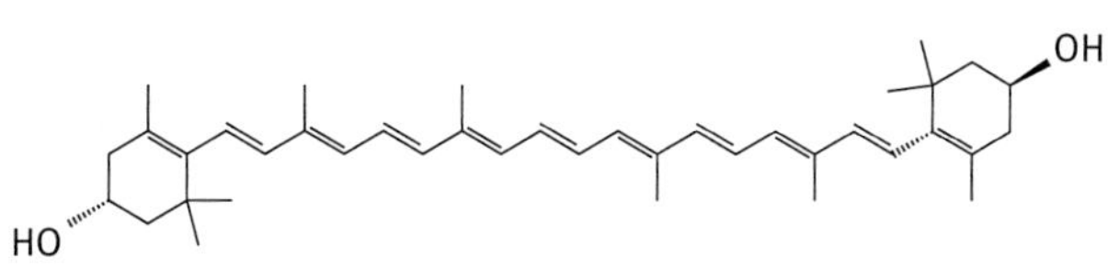

FIGURA 1 Estruturas químicas de um caroteno (a) e de uma xantofila (b).
Fonte: elaboração dos autores.

A partir do extrato obtido, as etapas seguintes são de isolamento e identificação. A cromatografia em coluna aberta permite a separação e a obtenção dos pigmentos individualmente. O recheio da coluna e o gradiente de solventes variam conforme a polaridade dos compostos.[16,17]

Os carotenoides isolados podem ser identificados pelos valores de Rf (fator de retenção) na cromatografia em camada delgada, bem como por reações químicas, como as utilizadas para detectar a presença de grupos oxigenados.[15] Técnicas como RMN (ressonância magnética nuclear) e espectrometria de massa podem ser requeridas, como em trabalhos com batata-doce (*Ipomoea batatas*, L.), cujo principal pigmento identificado foi o luteocromo,[18,19] tendo sido este seu primeiro reconhecimento como um carotenoide de ocorrência natural.

A aplicação da cromatografia líquida de alta eficiência (CLAE) nessas análises é muito ampla, pois admite o emprego de pouca quantidade de amostra e separação simultânea de vários pigmentos em uma única corrida.[20,21]

ATIVIDADE PROVITAMÍNICA A E PROPRIEDADES FARMACOLÓGICAS

Na década de 1930, a formação da vitamina A a partir do betacaroteno, *in vivo*, foi observada por Thomas Moore.[22] A comprovação dessa ocorrência veio por meio dos experimentos *in vitro* de Goodman e Huang,[23] que demonstraram a formação do retinal desde o betacaroteno em células do intestino e do fígado, validando as observações de Thomas Moore.

A atividade provitamínica A é exercida por 50 a 60 carotenoides.[9,24] Em termos estruturais, a condição para que o pigmento exerça esse papel é conter a cadeia lateral poliênica com no mínimo 11 carbonos e, ao menos, um anel beta-ionona não substituído.[25,26] O betacaroteno possui dois anéis beta-ionona não substituídos, apresentando a maior biopotência para essa função.[25,27] Comparativamente ao betacaroteno, há carotenoides que expressam em torno de 50% dessa atividade, como o gama-caroteno, o alfa-caroteno e a beta-criptoxantina.[28]

Em mamíferos, o betacaroteno é convertido em retinol pela enzima 15-15'-β-caroteno dioxigenase localizada em células da mucosa intestinal.[29,30] Em vertebrados, a ação enzimática pode ocorrer nas posições 12', 10' e 8', formando apocarotenóis que podem ser revertidos a retinal.[24,30]

Os atuais fatores de conversão dos carotenoides precursores de vitamina A indicam que a ingestão de fontes vegetais para atingir a recomendação diária desse nutriente precisa ser maior do que se pensava.[31]

Em relação às funções não nutricionais dos carotenoides, várias podem ser listadas, por isso a presença deles em um alimento pode adjetivá-lo como funcional.[32,33]

Alimento funcional é um conceito usual desde a década de 1980, cuja concepção surgiu no Japão,[34] tratando-se de todo alimento que, além da atribuição nutricional, produz no organismo efeitos metabólicos e/ou fisiológicos benéficos à saúde.[35,36] Entre as características que um alimento funcional deve abrigar está a presença de fitoquímicos, estando os terpenoides entre os mais significativos, incluindo os carotenoides.[34,37]

A capacidade antioxidante dos carotenoides se deve à sua cadeia poliênica, capaz de capturar o oxigênio *singlet* e radicais livres. Narita et al.[38] avaliaram o potencial antioxidante de farinhas da amêndoa, polpa e casca do fruto pequi, ricas em alfa-caroteno, betacaroteno e licopeno. A farinha da casca do pequi manifestou elevada eficiência antioxidante em face do radical orgânico DPPH (2,2-difenil-1-picril-hidrazil). Esse radical foi sequestrado pelo betacaroteno e pelo licopeno, desta vez em extratos vegetais de folhas nativas do Cerrado brasileiro.[39] O licopeno foi perscrutado[40] em um sistema oxidante juntamente com a luteína, a cantaxantina e o luteocromo. Este último foi o mais resistente à oxidação lipídica.

A bixina e a norbixina (Figura 2), apocarotenoides do urucum (*Bixa orellana*, L.), são antioxidantes, e sua aplicabilidade em produtos cárneos com essa função foi revisada,[41] tendo se mostrado eficientes.

A atividade bactericida de carotenoides totais extraídos de cepas da levedura carotenogênica *Rhodotorula* sp. foi comprovada.[4,42] Verificou-se efetividade contra *Staphylococcus aureus*; *Bacillus subtilis*; *Bacillus cereus; Salmonella enteritidis* e *Escherichia coli*.

Em se tratando do organismo humano, sabe-se que radicais livres são gerados em reações fisiológicas e, em excesso, ocasionam injúria oxidativa, contribuindo com o aparecimento das doenças crônicas não transmissíveis (DCNT). A revisão

a) Bixina

b) Norbixina

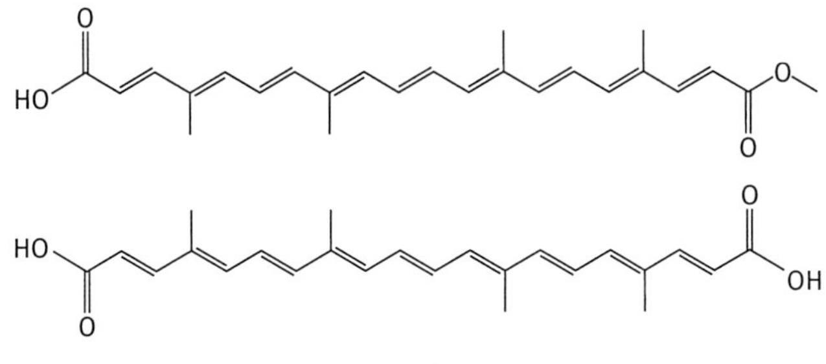

FIGURA 2 Estruturas químicas da bixina (a) e da norbixina (b).
Fonte: elaboração dos autores.

de Prevedello e Comachio[43] registra estudos que reforçam a importância da ingestão de pelo menos cinco porções de frutas e vegetais para reduzir o risco de infarto em 31%. Antioxidantes alimentares, como os carotenoides, proveriam esse efeito protetor.

Um estudo relevante indica a criptocapsina, a criptocapsina-5,6-epóxito e a zeaxantina como antiamiloidogênicas, ou seja, previnem o mal de Alzheimer. Dois mecanismos foram sugeridos: o impedimento da formação da fibrila e a interrupção da agregação do peptídeo beta-amiloide (Aβ).[44]

Um papel promissor que tem despontado é o de antiobesidade. A fucoxantina, xantofila isolada de algas marinhas marrons, tem sido reconhecida por essa atuação, com indicação de que opera na termogênese e na lipólise.[45] Também a crocina, um apocarotenoide presente no açafrão (*Curcuma longa*, L.), foi experimentado em ratos expostos a ração com alto teor lipídico. Houve redução do ganho de peso dos animais.[46] Ademais, a crocina parece prevenir a ocorrência da síndrome metabólica.[47]

Finalmente, os carotenoides podem proporcionar um impacto benéfico na redução da carcinogênese, embora estudos adicionais sejam requeridos para determinar as relações causais entre carotenoides individuais e a incidência e progressão do câncer. Os primeiros estudos nesse campo não são recentes. Na década de 1990, Moreno et al.[48] mostraram que o betacaroteno administrado a ratos com lesões pré-neoplásicas induzidas no fígado apresentou efeito quimiopreventivo. Todavia, discussões quanto aos possíveis mecanismos envolvidos se perpetuam atualmente.[49] Segundo Lim e Wang,[50] uma das ações que pode explicar a atividade anticarcinogênica da beta-criptoxantina e do licopeno, por exemplo, é a restauração da atividade da sirtuína 1 (SIRT1), uma enzima antienvelhecimento.

ABSORÇÃO E BIODISPONIBILIDADE

A absorção dos carotenoides, assim como dos lipídeos, ocorre através das células da mucosa do intestino delgado por difusão passiva e depende da ação dos ácidos biliares. Após a absorção, o transporte ocorre até o fígado por meio do sistema linfático e circulatório.[51,52] Em virtude de sua natureza lipídica, a absorção na presença de óleo é otimizada. Podem-se elencar fatores que interferem na absorção: estrutura do pigmento, quantidade ingerida, matriz alimentícia, presença de fatores inibidores ou facilitadores da absorção, estado nutricional do indivíduo.[53]

Nessa conjuntura, estudos abordam também a biodisponibilidade dos carotenoides. Esse parâmetro mede a velocidade e a extensão com as quais um composto atinge a circulação sistêmica e supre as necessidades fisiológicas em tecidos-alvo.[54,55] Nogueira et al.[52] registraram condições que interferem na biodisponibilidade desses compostos, como o cozimento e o tamanho das partículas dos alimentos. Igualmente, influenciam fatores ligados à pessoa, como deficiência proteica, baixa capacidade de absorção dos lipídios, integridade da mucosa intestinal, infecções microbianas, infestações parasitárias, inflamação, hábitos de vida, idade ou variações genéticas.[56]

Moritz e Tramonte[57] revisaram, particularmente, sobre o aproveitamento do licopeno pelo organismo. Além dos interferentes citados, a forma isomérica também afeta sua biodisponibilidade, sendo a forma *cis* mais bem aproveitada, talvez por ser preferencialmente incorporada aos quilomícrons.

PRESENÇA EM ALIMENTOS

O teor de carotenoides em fontes vegetais depende de fatores como: variedade genética, estádio de maturação, exposição solar durante o cultivo. O betacaroteno, importante pelo seu papel provitamínico A, está presente com teores relevantes em folhas verde-escuras, como levantado por Campos e Rosados.[53] Nesses alimentos encontra-se também o alfa-caroteno, porém com menor frequência e com menores teores. Em hortaliças como cenoura e moranga,[53] esses dois carotenoides foram quantificados com teores consideráveis. Nas frutas, o destaque ficou para o buriti, com elevada concentração de betacaroteno, seguido do alfa-caroteno. Nas frutas, ao contrário dos outros dois grupos de alimentos, a beta-criptoxantina contribuiu com a atividade provitamínica A, particularmente no cajá, em duas variedades de mamão (Tailândia e Solo) e na pitanga. Em uma outra compilação,[26] o betacaroteno, mais uma vez, sobressaiu em termos de quantidade e frequência nos diversos produtos de origem animal e vegetal. Nesse levantamento, a luteína e a zeaxantina também foram contempladas e surgem de forma proeminente em espinafre, brócolis e alface.

Concluindo, o consumo de alimentos ricos em carotenoides é conveniente para a manutenção da saúde e prevenção de enfermidades, haja vista seu leque de funções. O fato de estarem amplamente difundidos em diversas fontes alimentares oportuniza seu consumo por meio de uma dieta variada e rica, principalmente em verduras e hortaliças.

REFERÊNCIAS

1. Rossi PHS et al. Utilização tecnológica de corantes naturais em alimentos: uma revisão. RECIMA21. 2021;2:1-7.
2. Arscott SA. Food sources of carotenoids. In: Tanumihardjo S (eds.). Carotenoids and human health. Nutrition and Health. Totowa, NJ: Humana Press; 2013.

3. Ogawa M, Maia EL. Manual da pesca: ciência e tecnologia do pescado. v.I. São Paulo: Varela; 1999. 430p.
4. Dyaa A et al. Optimization of carotenoids production from Rhodotorula sp. strain ATL72 for enhancing its biotechnological applications. J. Fungi. 2022;8:160.
5. Moran NA, Jarvik T. Lateral transfer of genes from fungi underlies carotenoid production in aphids. Science. 2010;328:624-627.
6. Misawa N et al. Carotenoid biosynthesis in animals: case of arthropods. In: Misawa, N (eds.). Carotenoids: biosynthetic and biofunctional approaches. Advances in Experimental Medicine and Biology. v. 1261. Singapore: Springer; 2021.
7. Ding BY et al. Characterization of carotenoid biosynthetic pathway genes in the pea aphid (Acyrthosiphon pisum) revealed by heterologous complementation and RNA interference assays. Insect Science. 2022;29:645-656.
8. Takemura M et al. Elucidation of the whole carotenoid biosynthetic pathway of aphids at the gene level and arthropodal food chain involving aphids and the red dragonfly. BMC Zoology. 2021;6:2-13.
9. Meléndez-Martínez AJ. An overview of carotenoids, apocarotenoids, and vitamin a in agro-food, nutrition, health, and disease. Mol Nutr Food Res. 2019;63:1-11.
10. Gomes FS. Carotenoides: uma possível proteção contra o desenvolvimento de câncer. Rev Nutr. 2007;5:537-548.
11. Britton G. Structures and properties of carotenoids in relations to function. FASEB J. 1995;9:1551-8.
12. Mesquita SS et al. Carotenoides: propriedades, aplicações e mercado. Rev Virtual Quim. 2017;9:672-688.
13. Almeida-Muradian LB, Penteado MVC. Carotenoides. In: Penteado MDV. Vitaminas – aspectos nutricionais, bioquímicos, clínicos e analíticos. Barueri: Manole; 2003. p.3-44.
14. Seabra LMJ et al. Carotenoides totais em resíduos do camarão Litopenaeus vannamei. Rev Ceres. 2014;61:130-133.
15. Davies BH. Carotenoids. In: Chemistry and biochemistry of plant pigments. 2.ed. Goodwin TW. (ed.). vol.2. London-New York-San Francisco: Academic Press; 1976. p.38-165, Analytical Methods.
16. Costa TSA et al. Composição de carotenoides em canistel (Pouteria campechiana (Kunth) Baehni). Rev Bras Frutic. 2010;32:903-906.
17. Bianchini R, Penteado MDVC. Carotenoides de pimentões amarelos (Capsicum annuum, L.). Caracterização e verificação de mudanças com o cozimento. Ciênc Tecnol Alim. 1998;18:283-288.
18. Almeida-Muradian LB et al. Isolation and absolute configuration of beta-beta-carotene diepoxide. Helv Chim Acta. 1988;71:31-32.
19. Almeida-Muradian LB et al. Isolation and characterization of (5R,6S,5'R,8'R) and (5R,6S,5'R,8'S) luteochrome from Brazilian sweet potatoes (Ipomoea batatas Lam.). Helv Chim Acta. 1986;69:1554-1558.
20. Paes MCD et al. Metodologia científica: determinação de carotenoides em milho por cromatografia líquida de alta eficiência. Sete Lagoas: Embrapa Milho e Sorgo; 2019. 13p. Disponível em: https://ainfo.cnptia.embrapa.br/digital/bitstream/item/205807/1/Cot-240.pdf. Acesso em: 28 ago. 2022.
21. Kobori CN et al. Teores de carotenoides em produtos de tomate. Rev Inst Adolfo Lutz. 2010;69:78-83. https://doi.org/10.53393/rial.2010.v69.32678
22. Moore T. Vitamin A and carotene VI. The conversion of carotene to vitamin A in vivo. Biochem J. 1930;24:692.
23. Goodman DS, Huang HS. Biosynthesis of vitamin A with rat intestinal enzymes. Science. 1965;149:879-880.

24. Eroglu A et al. The eccentric cleavage product of b-carotene, b-apo-13-carotenone, functions as an antagonist of RXRa. Arch Bioch Bioph. 2010;504:11-16.
25. Eggersdorfer M, Wyss A. Carotenoids in human nutrition and health. Arch Bioch Biophys. 2018;652:18-26.
26. Haskell MJ. Provitamin A carotenoids as a dietary source of vitamin A. In: Tanumihardjo S (eds.). Carotenoids and human health. Nutrition and Health. New York: Humana Press; 2013. 331p.
27. Bauernfeind JC. Carotenoid vitamin A precursors and analogs in foods and feeds. J Agric Food Chem. 1972;20456-73.
28. Lakshman MR. Alpha and omega of carotenoid cleavage. J Nutr. 2004;134:241S-245S.
29. Olson JA. Carotenoids and human health. Arch Latinoam Nutr. 1999;49:7-11.
30. Kiefer C et al. Identification and characterization of a mammalian enzyme catalyzing the asymmetric oxidative cleavage of provitamin A. J Biol Chem. 2001;276:14110-16.
31. Trumbo P et al. Academy of Sciences. Dietary Reference intakes for vitamin A, vitamin K, arsenic, boron, chromium, copper, iodine, iron, manganese, molybdenum, nickel, silicon, vanadium, and zinc. J Am Diet Assoc. 2001;101:294-301.
32. Martini D et al. What is the current direction of the research on carotenoids and human health? An overview of registered clinical trials. Nutrients. 2022;14:1191. https://doi.org/10.3390/nu14061191.
33. Passoto JA et al. Atividade antioxidante do beta-caroteno e da vitamina A. Estudo comparativo com antioxidante sintético. Cienc Tecnol Aliment. 1998;18:68-72.
34. Anjo DLC. Alimentos funcionais em angiologia e cirurgia vascular. J Vasc Bras. 2004;3:145-154.
35. Pimentel CVMB et al. Alimentos funcionais e compostos bioativos. Barueri: Manole; 2019. 963p.
36. Moraes FP, Colla LM. Alimentos funcionais e nutracêuticos: definições, legislação e benefícios à saúde. Rev Eletron Farm. 2006;3:109-122.
37. Roberfroid M. Functional food concept and its application to prebiotics. Dig Liver Dis. 2002;34:105-10.
38. Narita IMP et al. Bioacessibilidade in vitro de carotenoides e compostos fenólicos e capacidade antioxidante de farinhas do fruto pequi (Caryocar brasiliense Camb.). Braz J Food Technol. 2022;25:1-12. https://doi.org/10.1590/1981-6723.06821
39. Menezes-Filho ACP et al. Atividade antioxidante, conteúdo de fenólicos totais, carotenoides e provitamina A em extratos vegetais do Cerrado goiano. Uniciências. 2018;22:28-32.
40. Passoto JA et al. Oxidative resistence and antioxidative activity of some carotenoids in food. Boll Chim Farmaceutico. 1995;134:3016-311.
41. Garcia CER et al. Carotenoides bixina e norbixina extraídos do urucum (Bixa orellana L.) como antioxidantes em produtos cárneos. Cienc Rural. 2012;42:1510-1517.
42. Keceli TM et al. Antioxidant and antibacterial effects of carotenoids extracted from rhodotorula glutinis strains. Asian J Chem. 2013;25:42-46.
43. Prevedello MT, Comachio G. Antioxidantes e sua relação com os radicais livres e doenças crônicas não transmissíveis: uma revisão de literatura. Braz J Develop. 2021;7:55244-55285.
44. Lakey-Beitia J et al. Anti-amyloid aggregation activity of novel carotenoids: implications for Alzheimer's drug Discovery. Clin Interv Aging. 2017;12:815-822.
45. Gammone MA, D'orazio N. Anti-obesity activity of the marine carotenoid fucoxanthin. Mar Drugs. 2015;13:2196-2214.
46. Algandaby MM. Crocin attenuates metabolic syndrome-induced osteoporosis in rats. J Food Biochem. 2019;43:1-8.
47. Lobato JM et al. Carotenoides na prevenção e no tratamento da síndrome metabólica. Braz J Hea Rev 3. 2020:15594-15605.
48. Moreno FS et al. Inhibitory effects of beta-carotene on preneoplastic lesions induced in wistar rats by the resistant hepatocyte model. Carcinogenesis. 1991;12:1817-1822.

49. Rowles JL, Erdman Jr JW. Carotenoids and their role in cancer prevention. Biochim Biophys Acta Mol Cell Biol Lipids. 2020;1865(11):158613.
50. Lim JY, Wang XD. Mechanistic understanding of β-cryptoxanthin and lycopene in cancer prevention in animal models. Biochim Biophys Acta Mol Cell Biol Lipids. 2020;1865:158652.
51. Ambrósio CLB et al. Carotenoides como alternativa contra a hipovitaminose A. Rev Nutr. 2006;19:233-243.
52. Nogueira TBB et al. Acessibilidade, biodisponibilidade e consumo de alimentos fontes de carotenoides e vitamina A em crianças de até 5 anos. SEMEAR. 2019;1:1-13.
53. Campos FM, Rosados GP. Novos fatores de conversão de carotenoides provitamínicos A. Ciênc Tecnol Aliment. 2005;25:571-578.
54. Cozzolino SMF. Biodisponibilidade de nutrientes. 4.ed. Barueri: Manole; 2012. 1368p.
55. Noël F. Biodisponibilidade e absorção. In: Brazilian Congress of Pharmacology and Experimental Therapeutics 47, 2015, Águas de Lindoia. Anais [...], Águas de Lindoia: SBFTE; 2015.
56. Desmarchelier C, Borel P. Overview of carotenoid bioavailability determinants: From dietary factors to host genetic variations. Trends Food Sci Technol. 2017;69:270-280.
57. Moritz B, Tramonte VLC. Biodisponibilidade do licopeno. Rev Nutr. 2006;19:265-273.

5

Canabinoides

Raisa Ludmila Calil
Artur Caminero Gomes Soares
Vanessa de Jesus R. de Paula
Gustavo Henrique Goulart Trossini

INTRODUÇÃO

A *Cannabis sativa L.*, também conhecida como maconha, é uma das plantas mais antigas cultivadas pela humanidade. Estudos paleobotânicos sugerem que seu cultivo começou na Ásia Central em torno de 4000 a.C., na China.[1] Inicialmente, a planta era cultivada pelas suas fibras, conhecidas como cânhamo, que eram usadas para produzir cordas e tecidos.[2] O cultivo foi reduzido com a crescente popularidade das fibras sintéticas nos últimos dois séculos, mas o cânhamo vem sendo redescoberto nos últimos anos em virtude do seu valor nutricional e econômico.[3] Embora pouco conhecidos no Brasil, a semente e o óleo de cânhamo são historicamente usados como alimentos.[3]

O uso da cannabis para fins medicinais tem um histórico de pelo menos 5 mil anos, sendo registrada na *Pen-Ts'ao Ching*, a farmacopeia mais antiga do mundo, que descreve a planta como um tratamento eficaz para diversas condições, incluindo reumatismo, constipação intestinal, distúrbios do sistema reprodutor feminino e malária, entre outras.[1,4,5] Diversas culturas, como os chineses, assírios, egípcios, indianos, persas, gregos e romanos, fizeram uso medicinal da planta ao longo da história.[6] Além disso, a cannabis também foi utilizada de forma recreativa, principalmente na Índia, por volta de 1000 a.C., onde era considerada uma fonte sagrada de felicidade.[4,7] É importante considerar os diferentes usos da planta ao longo do tempo para entender completamente sua importância histórica e cultural.

A *Cannabis sativa L.* é uma planta herbácea pertencente à família *Cannabaceae.*[1,8] Ela é dioica, ou seja, possui flores masculinas e femininas em espécimes diferentes, e raramente é encontrada como hermafrodita. Floresce sob um fotoperíodo curto (abaixo de 12 horas de luz por dia) e continua crescendo vegetativamente durante os dias de fotoperíodo mais longos. Essa planta pode crescer até 5 m de altura, com folhas serrilhadas que apresentam um padrão de nervuras distinto que se estende até as pontas.[9]

A letra "L" de *Cannabis sativa L.* é uma homenagem às contribuições científicas do taxonomista Carolus Linnaeus, quem primeiro nomeou a espécie como *Cannabis sativa.*[5] O número de espécies do gênero Cannabis tem sido objeto de um longo debate entre os taxonomistas, sendo caracterizada com base em sua natureza politípica. Pode ser dividida em três espécies: *Cannabis sativa*, *Cannabis indica* e *Cannabis ruderalis.*[10] Em contrapartida, outros taxonomistas consideram as espécies como variedades de *C. sativa L.* (var. *sativa*, var. *indica* e var. *ruderalis*, respectivamente).[11]

As classificações para diferentes espécies de cannabis continuam a ser um tópico altamente debatido entre taxonomistas e botânicos,[12] e nenhum dos sistemas de nomenclatura reflete com precisão a diversidade e a complexidade das plantas que os compõem.[13] O cultivo global das plantas dessa espécie, ao longo de centenas de anos, permitiu-lhes exibir fenótipos quase indistinguíveis com genótipos sobrepostos, portanto, as variedades de *Cannabis sativa L.* são identificadas, com mais precisão por seus quimiotipos, ou seja, pela concentração de compostos químicos característicos.[8,13] Apesar disso, a planta é uma espécie quimicamente complexa, em decorrência dos seus numerosos constituintes, sendo os canabinoides uma classe química específica encontrada na *Cannabis spp.*[13]

COMPONENTES QUÍMICOS

A *Cannabis spp.* é uma espécie quimicamente complexa em razão do grande número de constituintes e possíveis interações entre eles. A abrangência dessa constituição engloba muitas classes químicas, por exemplo, mono – e sesquiterpenos, açúcares, hidrocarbonetos, esteroides, flavonoides, compostos nitrogenados, aminoácidos, entre outros. Até o momento, mais de 700 compostos foram identificados na planta.[14,15]

Os canabinoides são compostos terpenofenoicos que possuem um esqueleto químico comum de 21 ou 22 átomos de carbono e recebem destaque na composição da *Cannabis.* Esses compostos são subdivididos em fitocanabinoides, que são derivados da *Cannabis sativa L.*, canabinoides sintéticos, que são produzidos em laboratório, e endocanabinoides, que são compostos do organismo humano que agem nos receptores canabinoides.[15]

Fitocanabinoides

Durante a década de 1940, os esforços para compreender as substâncias bioativas responsáveis pelos efeitos psicoativos da cannabis levaram ao isolamento de seu primeiro composto, o canabinol, cuja estrutura só foi elucidada em 1963.[16,17] No ano seguinte, a estrutura do principal fitocanabinoide psicoativo, o Δ9-trans-tetraidrocanabinol, foi determinada em Israel por Mechoulam e Gaoni em 1964.[16,18,19] Sobrevivente do holocausto, Raphael Mechoulam nasceu na Bulgária, mas emigrou para Israel, onde trabalhou no Instituto Weizmann. Ele conseguiu obter da polícia 5 kg de maconha apreendida, separou vários compostos em uma coluna e identificou um desses compostos como psicoativo ao testá-lo em macacos.[16,18,19] Posteriormente, ele caracterizou, de forma mais robusta, esse composto quando adicionado a uma massa de bolo para voluntários saudáveis. Assim, ele observou uma variedade de reações psicológicas (risos, ataques de pânico, abertura à discussão) de acordo com as personalidades dos sujeitos.

Atualmente, mais de 100 canabinoides foram isolados da cannabis, sendo divididos em 11 classes: Δ9-trans-tetraidrocanabinol (Δ9-THC), Δ8-trans-tetraidrocanabinol (Δ8-THC), canabigerol (CBG), canabicromeno (CBC), canabidiol (CBD), canabinodiol (CBND), canabielsoína (CBE), canabiciclol (CBL), canabinol (CBN), canabitriol (CBT) e tipos miscelâneos,[14,20] como pode ser visto na Figura 1.

Os fitocanabinoides existem naturalmente como ácidos (p. ex., THCA-A, CBD-A), apresentando-se em sua forma farmacologicamente inativa. Após a colheita da planta, no processo de secagem e/ou com aplicação de calor,[21] ocorre a descarboxilação não enzimática das moléculas, quando são formadas suas formas neutras correspondentes (p. ex., Δ9-THC, CBD)[19,21,22] que possuem atividade farmacológica. Estudos farmacocinéticos de canabinoides têm se concentrado na ação do THC,[23] que é hidroxilado ao psicoativo metabólito 11-hidroxi-Δ9-THC e então oxidado para o não psicoativo Δ9-THC-11-oico ácido.[23,24] O Δ9-THC e seus metabólitos permanecem retidos nas membranas celulares e tecidos adiposos e são liberados lentamente, razão pela qual o uso de cannabis pode ser detectado na urina muito tempo após o uso.[21,25,26]

As diferentes espécies se caracterizam pela concentração de fitocanabinoides. A exemplo disso, a *Cannabis sativa* (*C. sativa*), do tipo cânhamo, exibe uma alta proporção de canabidiol (CBD) e menor de Δ9-THC. Por outro lado, a *C. indica* apresenta um teor superior de Δ9-THC, cerca de 1%. Já a *C. ruderalis* contém os níveis mais baixos de Δ9-THC e CBD.[5,27] Entusiastas e colaboradores hibridizaram, retrocruzaram e propagaram essas subespécies buscando características desejáveis, totalizando mais de 2.300 cepas diferentes ou "chemovares".[28] Com isso, alguns pesquisadores agora classificam as cepas de cannabis de acordo com suas concentrações relativas de canabinoides ou "quimiótipos" para Δ9-THC, CBD e CBG, com implicações para a eficácia em diferentes aplicações.[29,30]

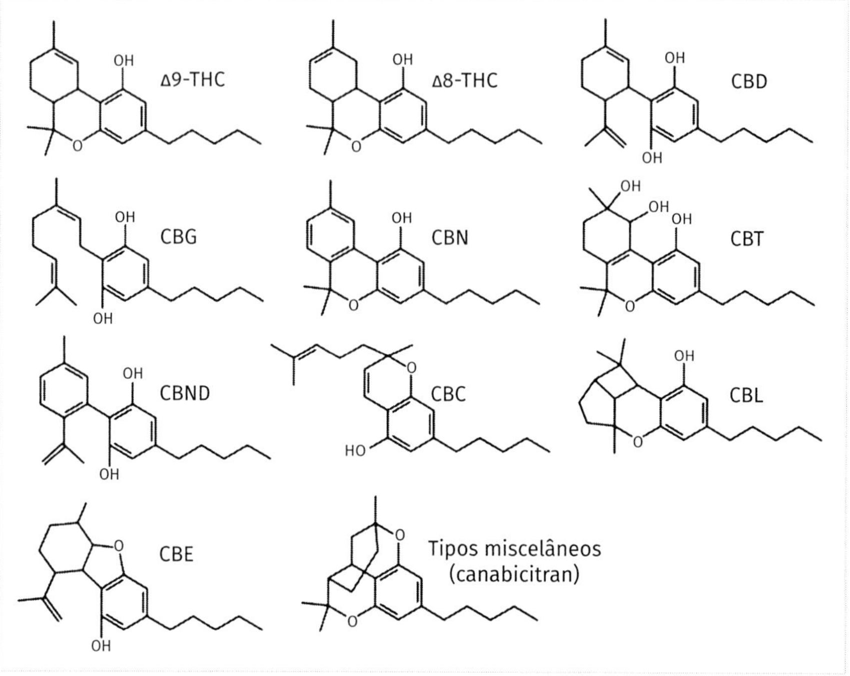

FIGURA 1 Estrutura química do composto representante de cada classe de fitocanabinoides. Para a classe de tipos miscelâneos, foi utilizado o composto canabicitran como exemplo.

Δ8-THC: Δ8-tetraidrocanabinol; Δ9-THC: Δ9-tetraidrocanabinol; CBC: canabicromeno; CBD: canabidiol; CBE: canabielsoína; CBG: canabigerol; CBL: canabiciclol; CBN: canabinol; CBND: canabinodiol; CBT: canabitriol; GOT: olivetolato geranil transferase.

Fonte: elaboração dos autores.

Biossíntese dos fitocanabinoides

Os fitocanabinoides e terpenos na *Cannabis sativa L.* são sintetizados e armazenados nos tricomas glandulares, que estão presentes em maior densidade nas flores femininas da planta.[31,32] A síntese dos canabinoides envolve duas vias localizadas em diferentes partes do tricoma glandular. Na primeira via, o ácido olivetólico (OA, do inglês, *olivetolic acid*) é produzido no citosol das células das glândulas, a partir do ácido hexanoico. Na segunda, o geranil difosfato (GPP, do inglês, *geranyl diphosphate*) é gerado nas organelas plastidiais através da via do isoprenoide mevalonato-dependente (MEP, do inglês, *mevalonate-dependent isoprenoid*). O ácido canabigerólico (CBGA), o precursor dos fitocanabinoides que contém uma cadeia lateral pentil, é sintetizado a partir da prenilação GPP do ácido olivetólico em uma reação catalisada pela olivetolato geranil transferase (GOT, do inglês, *olivetolate geranyltransferase*) (Figura 2). A síntese do ácido tetraidrocanabinólico (THCA), ácido canabidioloico (CBDA) e ácido canabicromênico (CBCA) é o produto através das oxidoclasses apropriadas, THCA-sintase, CBDA-sintase e CBCA-sintase, respectivamente (Figura 2).

Conforme descrito a seguir, os fitocanabinoides neutros são derivados das formas ácidas por meio da descarboxilação não enzimática durante a exposição ao calor ou à luz. O ácido canabigerovarínico (CBGVA), precursor dos canabinoides variantes (com propril na cadeia lateral), é sintetizado a partir do ácido divarinólico através da geranil transferase.[32]

Terpenos e terpenoides

Terpenos e terpenoides são hidrocarbonetos formados por subunidades de isoprenos, sendo o primeiro constituído somente de carbono e hidrogênio, enquanto o segundo também possui oxigênio. Já foram descobertos mais de 100 terpenos e 120 terpenoides na cannabis.[33,34] Esses compostos são responsáveis pelo aroma característico da planta e possuem diversas propriedades biológicas e farmacológicas, tais como antifúngicas, antivirais, anticancerígenas, anti-inflamatórias, antiparasitárias, antioxidantes e antimicrobianas.[33]

O efeito comitiva (*entourage*) ocorre quando um composto ativo tem a sua atividade aumentada pela presença de um composto não ativo.[35] Na cannabis, acredita-se que há ocorrência do efeito de *entourage* e que preparações com todos os componentes da planta têm maior efeito terapêutico do que extratos de fitocanabinoides com atividade confirmada. No entanto, a existência desse efeito ainda não foi comprovada e requer mais estudos para ser mais bem compreendido.[33,35]

SISTEMA ENDOCANABINOIDE

Ao estudar o mecanismo de interação entre os compostos fitocanabinoides e o corpo humano, foi descoberto o sistema endocanabinoide, que desempenha papel fundamental no desenvolvimento do sistema nervoso, bem como na regularização de funções como memória, apetite, homeostase e reprodução.[36] Além disso, o sistema endocanabinoide está envolvido na regulação do metabolismo energético e das respostas imunológicas, reprodutivas e cardiovasculares.[37-39]

O sistema endocanabinoide é composto por canabinoides endógenos, conhecidos como endocanabinoides (eCB), receptores canabinoides e proteínas que sintetizam, transportam e degradam os eCB.[17] Os dois principais eCB são a anandamida, também conhecida como N-araquidonoiletanolamina (AEA),

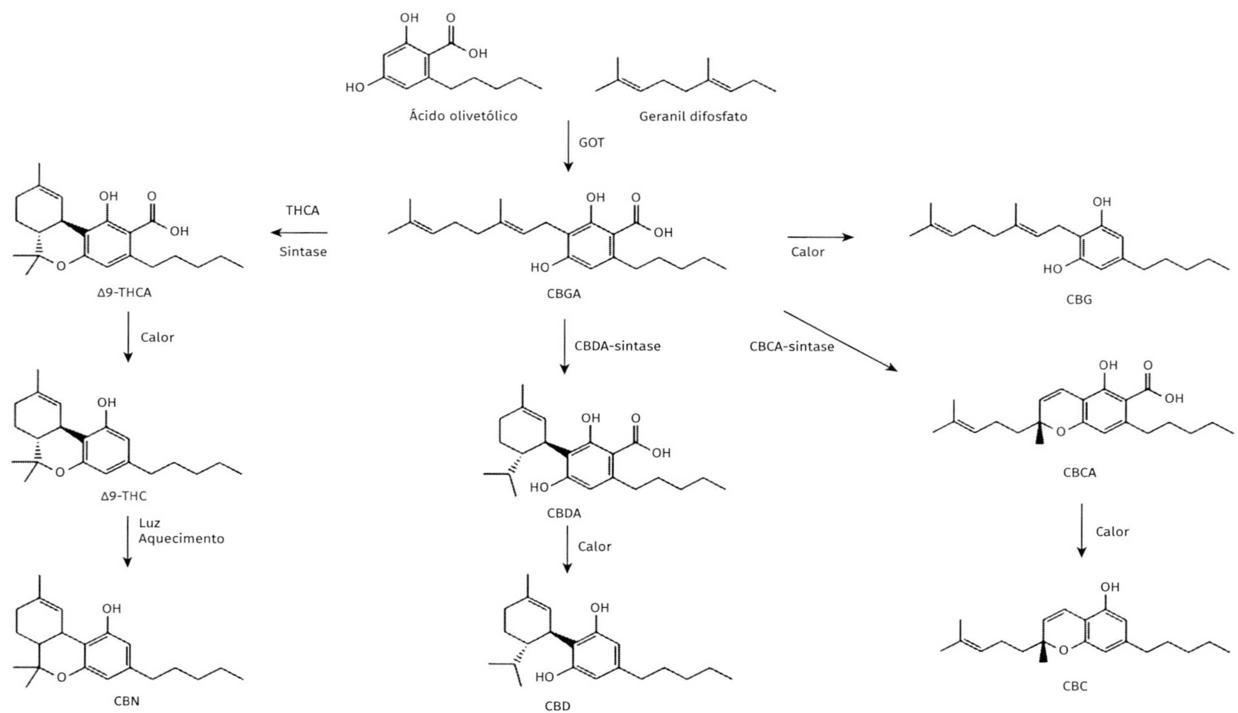

FIGURA 2 Vias de biossíntese de fitocanabinoides.

Δ9-THC: Δ9-tetraidrocanabinol; Δ9-THCA: ácido Δ9-tetraidrocanabinólico; CBC: canabicromeno; CBCA: ácido canabicromênico; CBD: canabidiol; CBDA: ácido canabidioloico; CBG: canabigerol; CBGA: ácido canabigerólico; CBN: canabinol; GOT: olivetolato geranil transferase; THCA: tetraidrocanabinólico

Fonte: elaboração dos autores.

descoberta em 1992,[40] e o araquidonilglicerol (2-AG),[40] descoberto em 1995,[41] representados na Figura 3. AEA é conhecida como anandamida em referência à palavra sânscrita *ānanda*, que significa bem-aventurança, felicidade ou prazer, e é uma descrição precisa das sensações relatadas pelos usuários de cannabis após a inalação da fumaça. Os endocanabinoides são produzidos por quase todos os organismos do reino Animalia[42] e são lipídios endógenos que interagem com receptores canabinoides, afetando diversas funções fisiológicas, principalmente no cérebro.[43]

O sistema endocanabinoide possui dois receptores, o receptor canabinoide 1 (CB1) e o receptor canabinoide 2 (CB2), ambos pertencentes à família dos receptores acoplados à proteína G (GPCR) de classe A.[44] O receptor CB1, descoberto em 1990,[45] é presente principalmente no sistema nervoso central (SNC), mas também em outros órgãos, como fígado, tecido adiposo e pele.[46] Por outro lado, o receptor CB2, descoberto em 1993,[47] é expresso principalmente em células imunes,[47,48] incluindo a micróglia,[49,50] mas também pode ser expresso em neurônios.[51] A presença do receptor CB2 tem função anti-inflamatória.[52,53]

Um aspecto importante do sistema endocanabinoide é a sinalização retrógrada, que começa nos neurônios pós-sinápticos e atua nos terminais pré-sinápticos.[54] Os endocanabinoides AEA e 2-AG são produzidos no neurônio pós-sináptico e liberados no espaço sináptico. Eles viajam em direção retrógrada ao terminal pré-sináptico para interagir com o receptor, levando a uma diminuição na liberação do neurotransmissor pelo neurônio pré-sináptico.[55,56] A elucidação do sistema endocanabinoide explana sobre o fascínio humano pela cannabis, que parece ser a única planta que produz um potente fitocanabinoide ativador do CB1R.[19,55,56]

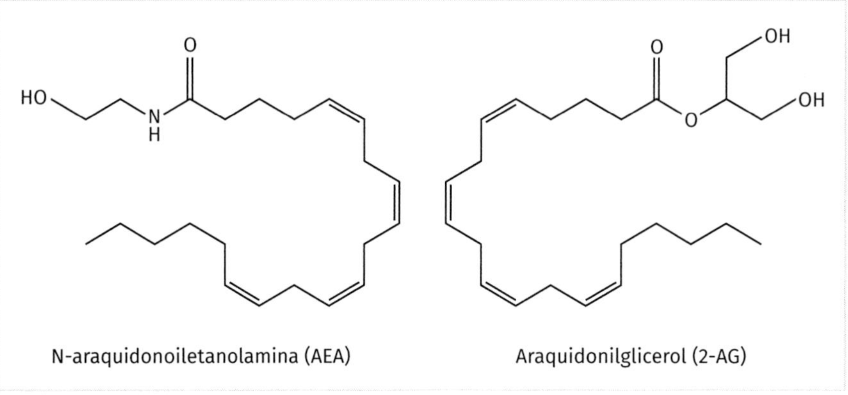

FIGURA 3 Estrutura dos compostos AEA e 2-AG.
Fonte: elaboração dos autores.

CANNABIS MEDICINAL

A rica variedade de relações estrutura-atividade dos canabinoides é essencial para explicar a diversidade dos efeitos biológicos dessas substâncias. Os principais fitocanabinoides terapêuticos incluem o Δ9-THC, CBD, CBG e CBN. Enquanto o Δ9-THC é psicoativo,[57,58] o CBD é usado principalmente para alívio da dor,[17,40] ao passo que o CBG demonstrou propriedades antibacterianas[41] e o CBN é o principal produto da degradação do Δ9-THC. É importante notar que as concentrações de CBN aumentam após a colheita, durante o armazenamento, extração de metabólitos secundários e exposição das plantas à luz e ao ar.

O Δ9-THC é um agonista dos receptores CB1 e CB2,[59] e é conhecido por suas propriedades psicoativas, o que inicialmente atraiu a maior parte do interesse científico. Ele apresenta diversos efeitos benéficos à saúde, demonstrando possível uso no tratamento de anorexia, glaucoma, enjoo causado por quimioterapia, diversos tipos de cânceres, entre outros.[36,60-66] Por conta disso, a agência reguladora de medicamentos e alimentos nos Estados Unidos da América (FDA, do inglês Food and Drug Administration), aprovou o Δ9-THC (referido como dronabinol) para tratar náuseas e vômitos associados à quimioterapia do câncer, bem como a caquexia relacionada à AIDS e como estimulante do apetite.[67] Seus efeitos psicotrópicos, porém, dificultam o uso medicinal.

O CBD, por muito tempo, foi negligenciado por não ser um composto psicoativo. No entanto, recentemente, tem recebido bastante atenção em virtude do seu grande potencial terapêutico no tratamento de diversas doenças, tais como ansiedade, diversos tipos de cânceres, enjoo causado por quimioterapia, epilepsia, depressão, lesões oxidativas, esquizofrenia, doenças neurodegenerativas, diabetes tipo 1, entre outros.[67-70] A FDA aprovou recentemente CBD para tratar formas graves de epilepsia pediátrica.[67,71]

O CBD possui afinidade limitada a CB1 e CB2, atuando independentemente desses receptores. Em contrapartida, mais de 65 alvos para o CBD foram identificados, incluindo receptores ativados por proliferadores de peroxissoma (PPAR), canal potencial do receptor transiente, membro 1 da subfamília 5 (TRPV1), receptor órfão acoplado à proteína G 55 (GPR55)[54,72] e canais e receptores de serotonina (5-HT1A),[56] sendo pelo menos parcialmente responsáveis pelos efeitos farmacodinâmicos do CBD.[73,74] Apesar disso, os mecanismos exatos pelos quais o CBD interage com o corpo humano ainda não estão completamente elucidados e necessitam de mais estudos.

Além disso, as interações medicamentosas podem resultar em alterações nos efeitos farmacocinéticos de CBD e outras drogas.[56,67,69,75,76] Ele atua como inibidor ou indutor de várias isoformas do citocromo P450, incluindo 3A4, 2C19, 2C8, 2C9, 2D6, 1A2 e 2B6, e tem atividade menor em vários outros.[77,78]

Como as enzimas CYP450 estão envolvidas no metabolismo da maioria das farmacoterapias, o CBD tem o potencial de causar efeitos de interação com muitos produtos de venda livre e medicamentos prescritos.

Alguns estudos clínicos foram descritos no Quadro 1, mostrando os efeitos terapêuticos da Cannabis medicinal ou de seus compostos.

QUADRO 1 Perspectivas terapêuticas da cannabis medicinal

Patologia	Canabinoide	Estudo	Comentário
Dor lombar	CBD	Ensaio clínico[80]	O canabidiol não reduz a dor ou o tempo de permanência hospitalar para pessoas que procuram ajuda em um pronto-socorro para dor lombar aguda
Síndrome de Dravet	CBD	Teste controlado e randomizado[79]	Este estudo fornece evidências de classe I de que, para crianças com síndrome de Dravet, o CBD resultou em mais efeitos adversos do que placebo, mas geralmente foi bem tolerado
Dor relacionada ao câncer	CBD THC	Multicêntrico, duplo-cego, randomizado, placebo controlado[81]	Este estudo mostra que o extrato de THC:CBD é eficaz para o alívio da dor em pacientes com dor de câncer avançado não totalmente aliviada por opioides fortes
Ansiedade resistente	CBD	Estudo *Open Label*[82]	O CBD pode reduzir a gravidade da ansiedade e tem um perfil de segurança adequado em jovens com transtornos de ansiedade resistentes ao tratamento
Transtorno por uso de cocaína	CBD	Randomizado controlado[83]	CBD é mais eficaz do que placebo de modo a melhorar os resultados cognitivos
Fibromialgia	CBD THC	Estudo randomizado, duplo-cego, controlado por placebo[84]	Terapia bem tolerada para reduzir os sintomas e aumentar a qualidade de vida dos pacientes com fibromialgia

(continua)

QUADRO 1 Perspectivas terapêuticas da cannabis medicinal (*continuação*)

Patologia	Canabinoide	Estudo	Comentário
Doença do neurônio motor	CBD THC	Duplo-cego, randomizado, controlado por placebo, fase 2[85]	Efeito positivo nos sintomas de espasticidade em pacientes com doença do neurônio motor e tiveram um perfil aceitável de segurança e tolerabilidade
Controle muscular na esclerose múltipla	CBD THC	Ensaio clínico randomizado[86]	THC: CBD spray oral (nabiximols) alivia consistentemente a espasticidade resistente em subgrupos definidos pela pontuação EDSS inicial, pontuação NRS de gravidade e duração da espasticidade

CBD: canabidiol; THC: tetraidrocanabinol.
Fonte: elaboração dos autores.

REFERÊNCIAS

1. Li H-L. An archaeological and historical account of cannabis in China. Econ Bot. 1974;28:437-448.
2. Cherney JH, Small E. Industrial hemp in North America: Production, politics and potential. Agronomy. 2016;6.
3. Farinon B, Molinari R, Costantini L, Merendino N. The seed of industrial hemp (Cannabis sativa l.): Nutritional quality and potential functionality for human health and nutrition. Nutrients. 2020;12.
4. Touw M. The religious and medicinal uses of Cannabis in China, India and Tibet. J. Psychoactive Drugs. 1981;13:23-34.
5. Small E. Evolution and classification of Cannabis sativa (Marijuana, Hemp) in relation to human utilization. Bot Rev. 2015;81.
6. Leghissa A, Hildenbrand ZL, Schug KA. A review of methods for the chemical characterization of cannabis natural products. J Sep Sci. 2018;41.
7. Piluzza G, Sulas L, Bullitta S. Tannins in forage plants and their role in animal husbandry and environmental sustainability: A review. Grass Forage Sci. 2014;69.
8. Sarma ND et al. Cannabis inflorescence for medical purposes: USP considerations for quality attributes. J Nat Prod. 2020;83.
9. Groom Q, Clarke RC, Merlin MD. Cannabis: evolution and ethnobotany. Plant Ecol Evol. 2014;147:149.
10. Bonini SA et al. Cannabis sativa: A comprehensive ethnopharmacological review of a medicinal plant with a long history. J Ethnopharmacol. 2018;227:300-315.
11. ElSohly MA et al. Changes in cannabis potency over the last 2 decades (1995-2014): Analysis of current data in the United States. Biol Psychiatry. 2016;79.
12. Sawler J et al. The genetic structure of marijuana and hemp. PLoS One. 2015;10.
13. Ortiz-Medina MB et al. Cannabis consumption and psychosis or schizophrenia development. Int J Soc Psychiatry. 2018;64.

14. ElSohly MA, Radwan MM, Gul W, Chandra S, Galal A. Phytochemistry of Cannabis sativa L. Prog Chem Org Nat Prod. 2017;103:1-36.
15. Pisanti S, Bifulco M. Medical Cannabis: A plurimillennial history of an evergreen. J Cell Physiol. 2019;234:8342-8351.
16. Mechoulam R, Shvo Y. Hashish-I. The structure of Cannabidiol. Tetrahedron. 1963;19(12):2073-8.
17. Burstein S. Cannabidiol (CBD) and its analogs: a review of their effects on inflammation. Bioorg Med Chem. 2015;23:1377-1385.
18. Pertwee RG. Cannabinoid pharmacology: The first 66 years. Br J Pharmacol. 2006;147.
19. Gertsch J, Pertwee RG, Di Marzo,V. Phytocannabinoids beyond the Cannabis plant – do they exist? Br J Pharmacol. 2010;160:523-529.
20. Wang M et al. Decarboxylation study of acidic cannabinoids: a novel approach using ultra-high--performance supercritical fluid chromatography/photodiode array-mass spectrometry. Cannabis Cannabinoid Res. 2016;1.
21. Flores-Sanchez IJ, Verpoorte R. Secondary metabolism in cannabis. Phytochemistry Reviews. 2008;7:615-39.
22. Turner CE, Elsohly MA, Boeren EG. Constituents of Cannabis sativa L. XVII. A review of the natural constituents. J Nat Prod. 1980;43:169-234.
23. Tagen M, Klumpers LE. Review of delta-8-tetrahydrocannabinol (Δ8-THC): Comparative pharmacology with Δ9-THC. Br J Pharmacol. 2022;179:3915-3933.
24. Englund A et al. Cannabidiol inhibits THC-elicited paranoid symptoms and hippocampal-dependent memory impairment. J Psychopharmacol Oxf Engl. 2013;27:19-27.
25. Mauri MC et al. Clinical pharmacokinetics of atypical antipsychotics: a critical review of the relationship between plasma concentrations and clinical response. Clin Pharmacokinet. 2007;46:359-388.
26. Russo EB. Taming THC: potential cannabis synergy and phytocannabinoid-terpenoid entourage effects. Br J Pharmacol. 2011;163:1344-1364.
27. Eichhorn Bilodeau S, Wu BS, Rufyikiri AS, MacPherson S, Lefsrud M. An update on plant photobiology and implications for cannabis production. Front Plant Sci. 2019;10.
28. Salentijn EMJ, Zhang Q, Amaducci S, Yang M, Trindade LM. New developments in fiber hemp (Cannabis sativa L.) breeding. Ind Crops Prod. 2015;68.
29. Aizpurua-Olaizola O et al. Evolution of the cannabinoid and terpene content during the growth of cannabis sativa plants from different chemotypes. J Nat Prod. 2016;79.
30. Fournier G, Richez-Dumanois C, Duvezin J, Mathieu JP, Paris M. Identification of a new chemotype in Cannabis sativa: Cannabigerol-dominant plants, biogenetic and agronomic prospects. Planta Med. 1987;53.
31. Gülck T, Møller BL. Phytocannabinoids: origins and biosynthesis. Trends Plant Sci. 2020;25:985-1004.
32. Hanuš LO, Meyer SM, Muñoz E, Taglialatela-Scafati O, Appendino G. Phytocannabinoids: a unified critical inventory. Nat Prod Rep. 2016;33:1357-1392.
33. Hanuš LO, Hod Y. Terpenes/terpenoids in cannabis: Are they important? Med Cannabis Cannabinoids. 2020;3:25-60.
34. Desaulniers Brousseau V, Wu BS, MacPherson S, Morello V, Lefsrud M. Cannabinoids and terpenes: How production of photo-protectants can be manipulated to enhance Cannabis sativa L. Phytochemistry. Front Plant Sci. 2021;12.
35. Ferber SG et al. The "entourage effect": terpenes coupled with cannabinoids for the treatment of mood disorders and anxiety disorders. Curr Neuropharmacol. 2019;18.
36. Salami SA et al. It is our turn to get cannabis high: put cannabinoids in food and health baskets. Molecules. 2020;25.

37. Joseph J, Niggemann B, Zaenker KS, Entschladen F. Anandamide is an endogenous inhibitor for the migration of tumor cells and T lymphocytes. Cancer Immunol Immunother. 2004;53:723-728.
38. Macintyre J et al. Cannabinoid and lipid-mediated vasorelaxation in retinal microvasculature. Eur J Pharmacol. 2014;735:105-114.
39. Katona I, Freund TF. Endocannabinoid signaling as a synaptic circuit breaker in neurological disease. Nat Med. 2008;14:923-930.
40. Whiting PF et al. Cannabinoids for medical use: A systematic review and meta-analysis. JAMA. 2015;313.
41. Appendino G et al. Antibacterial cannabinoids from Cannabis sativa: A structure-activity study. J Nat Prod. 2008;71.
42. Fišar Z et al. Activities of mitochondrial respiratory chain complexes in platelets of patients with Alzheimer's disease and depressive disorder. Mitochondrion. 2019;48:67-77.
43. Maurya N, Velmurugan BK. Therapeutic applications of cannabinoids. Chem Biol Interact. 2018;293.
44. Weis WI, Kobilka BK. The molecular basis of g protein-coupled receptor activation. Annu Rev Biochem. 2018;87:897.
45. Matsuda LA, Lolait SJ, Brownstein MJ, Young AC, Bonner TI. Structure of a cannabinoid receptor and functional expression of the cloned cDNA. Nature. 1990;346:561-564.
46. Lu HC, Mackie K. Review of the endocannabinoid system. Biol Psychiatry Cogn Neurosci Neuroimaging. 2021;6:607-615.
47. Munro S, Thomas KL, Abu-Shaar M. Molecular characterization of a peripheral receptor for cannabinoids. Nat. 1993;365(6441):61-65.
48. Galiègue S et al. Expression of central and peripheral cannabinoid receptors in human immune tissues and leukocyte subpopulations. Eur J Biochem. 1995;232:54-61.
49. Stella N. Cannabinoid and cannabinoid-like receptors in microglia, astrocytes, and astrocytomas. Glia. 2010;58:1017-1030.
50. Cabral GA, Ferreira GA, Jamerson MJ. Endocannabinoids and the immune system in health and disease. In: Pertwee RG (ed.). Endocannabinoids. Springer International Publishing; 2015. p.185-211.
51. Spiller KJ et al. Cannabinoid CB1 and CB2 receptor mechanisms underlie cannabis reward and aversion in rats. Br J Pharmacol. 2019;176:1268-1281.
52. Zou S, Kumar U. Cannabinoid receptors and the endocannabinoid system: Signaling and function in the central nervous system. Int J Mol Sci. 2018;19.
53. Tanaka M, Sackett Zhang Y. Endocannabinoid modulation of microglial phenotypes in neuropathology. Front Neurol. 2020;11:87.
54. Lu D, Potter DE. Cannabinoids and the cannabinoid receptors: an overview. Handb Cannabis Relat Pathol Biol Pharmacol Diagn Treat. 2017:553-563.
55. Bisogno T et al. Molecular targets for cannabidiol and its synthetic analogues: effect on vanilloid VR1 receptors and on the cellular uptake and enzymatic hydrolysis of anandamide. Br J Pharmacol. 2001;134:845-852.
56. Ibeas Bih C et al. Molecular targets of cannabidiol in neurological disorders. Neurother. J Am Soc Exp Neurother. 2015;12:699-730.
57. Morrison PD et al. The acute effects of synthetic intravenous 9 – tetrahydrocannabinol on psychosis, mood and cognitive functioning. Psychol Med. 2009;39.
58. Wachtel S, ElSohly M, Ross S, Ambre J, De Wit H. Comparison of the subjective effects of Δ9-tetrahydrocannabinol and marijuana in humans. Psychopharmacology (Berl.). 2002;161.
59. Pacher P, Kogan NM, Mechoulam R. Beyond THC and endocannabinoids. Annu Rev Pharmacol Toxicol. 2020;60:637-659.

60. Rock EM, Parker LA. Cannabinoids as potential treatment for chemotherapy-induced nausea and vomiting. Front Pharmacol. 2016;7.
61. Colasanti BK, Powell SR, Craig CR. Intraocular pressure, ocular toxicity and neurotoxicity after administration of Δ9-Tetrahydrocannabinol or cannabichromene. Exp Eye Res. 1984;38:63-71.
62. Nabissi M et al. Cannabinoids synergize with carfilzomib, reducing multiple myeloma cells viability and migration. Oncotarget. 2016;7:77543-77557.
63. Salazar M et al. Cannabinoid action induces autophagy-mediated cell death through stimulation of ER stress in human glioma cells. J Clin Invest. 2009;119:1359-1372.
64. de la Ossa DHP et al. Preparation and characterization of Δ9-tetrahydrocannabinol-loaded biodegradable polymeric microparticles and their antitumoral efficacy on cancer cell lines. J Drug Target. 2013;21:710-718.
65. Kramer JL. Medical marijuana for cancer. CA Cancer J Clin. 2015;65:109-122.
66. Avraham Y, Latzer Y, Hasid D, Berry EM. The impact of Δ9-THC on the psychological symptoms of anorexia nervosa: a pilot study. Isr J Psychiatry. 2017;54:44-51.
67. FDA. FDA regulation of cannabis and cannabis-derived products, including cannabidiol (CBD). US Food Drug Adm. 2020.
68. Deiana S. Medical use of cannabis. Cannabidiol: A new light for schizophrenia? Drug Test Anal. 2013;5:46-51.
69. Britch SC, Babalonis S, Walsh SL. Cannabidiol: pharmacology and therapeutic targets. Psychopharmacology (Berl.). 2021;238.
70. Zuardi AW et al. Cannabidiol monotherapy for treatment-resistant schizophrenia. J Psychopharmacol Oxf Engl. 2006;20:683-686.
71. Ligresti A, De Petrocellis L, Di Marzo V. From phytocannabinoids to cannabinoid receptors and endocannabinoids: pleiotropic physiological and pathological roles through complex pharmacology. Physiol Rev. 2016;96:1593-1659.
72. Beaulieu J-M, Gainetdinov RR. The physiology, signaling, and pharmacology of dopamine receptors. Pharmacol Rev. 2011;63:182-217.
73. Soares VP et al. Intra-dorsal periaqueductal gray administration of cannabidiol blocks panic-like response by activating 5-HT1A receptors. Behav Brain Res. 2010;213:225-229.
74. Nichols JM, Kaplan BLF. Immune responses regulated by cannabidiol. Cannabis Cannabinoid Res. 2020;5:12-31.
75. Campos AC, Moreira FA, Gomes FV, del Bel EA, Guimarães FS. Multiple mechanisms involved in the large-spectrum therapeutic potential of cannabidiol in psychiatric disorders. Philos Trans R Soc B Biol Sci. 2012;367:3364.
76. Lowin T et al. Cannabidiol (CBD): a killer for inflammatory rheumatoid arthritis synovial fibroblasts. Cell Death Dis. 2020;11:1-11.
77. Beers JL, Fu D, Jackson KD. Cytochrome P450 – catalyzed metabolism of cannabidiol to the active metabolite 7-hydroxy-cannabidiol. Drug Metab Dispos. 2021;49.
78. Doohan PT Oldfield LD, Arnold JC, Anderson LL. Cannabinoid interactions with cytochrome P450 drug metabolism: a full-spectrum characterization. AAPS J. 2021;23.
79. Devinsky O et al. Randomized, dose-ranging safety trial of cannabidiol in Dravet syndrome. Neurology. 2018;90:e1204-e1211.
80. Bebee B et al. The CANBACK trial: a randomised, controlled clinical trial of oral cannabidiol for people presenting to the emergency department with acute low back pain. Med J Aust. 2021;214:370-375.
81. Johnson JR et al. Multicenter, double-blind, randomized, placebo-controlled, parallel-group study of the efficacy, safety, and tolerability of THC:CBD extract and THC extract in patients with intractable cancer-related pain. J Pain Symptom Manage. 2010;39.

82. Berger M et al. Cannabidiol for treatment-resistant anxiety disorders in young people: an open-label trial. J Clin Psychiatry. 2022;83:21m14130.
83. Rizkallah E et al. Cannabidiol effects on cognition in individuals with cocaine use disorder: Exploratory results from a randomized controlled trial. Pharmacol Biochem Behav. 2022;216:173376.
84. Chaves C, Bittencourt PCT, Pelegrini A. Ingestion of a THC-rich cannabis oil in people with fibromyalgia: a randomized, double-blind, placebo-controlled clinical trial. Pain Med U S. 2020;21.
85. Riva N et al. Safety and efficacy of nabiximols on spasticity symptoms in patients with motor neuron disease (CANALS): a multicentre, double-blind, randomised, placebo-controlled, phase 2 trial. Lancet Neurol. 2019;18:155-164.
86. Meuth SG, Henze T, Essner U, Trompke C, Vila Silván C. Tetrahydrocannabinol and cannabidiol oromucosal spray in resistant multiple sclerosis spasticity: consistency of response across subgroups from the SAVANT randomized clinical trial. Int J Neurosci. 2020;130:1199-1205.

6

Óleos essenciais

Amanda Domingos Vasconcelos
Stephany Gonçalves Duarte
Jarlei Fiamoncini

INTRODUÇÃO

Óleos essenciais (OE) são constituídos por produtos derivados do metabolismo secundário das plantas, incluindo compostos voláteis que participam da formação do aroma de frutas, flores e ervas. Esses compostos possuem propriedades de interesse para a indústria alimentícia, cosmética, química e farmacêutica.

Desde a pré-história a humanidade utiliza plantas aromáticas para diferentes fins e há registros do uso de OE pelos antigos egípcios (4500 a.C.) e na medicina tradicional chinesa e indiana entre 3000 e 2000 a.C. As primeiras investigações sistemáticas ocorreram no século XIX com o isolamento dos constituintes dos óleos essenciais por destilação fracionada e a descrição de compostos com fórmula molecular $C_{10}H_{16}$ em OE, tendo sido chamados de terpenos, pela sua ocorrência na terebintina.[1] A caracterização estrutural dos terpenos e outros compostos presentes em OE começou na primeira metade do século XX, e o advento da ressonância magnética nuclear e da espectrometria de massas deram impulso à elucidação das estruturas moleculares.

FONTES DE ÓLEOS ESSENCIAIS

Todas as plantas podem produzir compostos voláteis, porém somente aquelas que os produzem em quantidades apreciáveis para despertar interesse econômico são classificadas como produtoras de OE. Essas plantas produzem uma mistura de compostos de interesse, normalmente em estruturas anatômicas especializadas como células secretoras, cavidades, dutos e tricomas secretores. Nas plantas, os OE apresentam funções ecológicas importantes, como a defesa contra herbívoros e microrganismos patogênicos, a atração de animais polinizadores, além de atuarem como moléculas de sinalização.[2]

Apesar de a maioria dos compostos presentes nos OE ser classificada em 3 grupos (fenilpropanoides, benzenoides e terpenoides), existe enorme variedade de substâncias e variabilidade na composição dos OE entre diferentes espécies, indivíduos da mesma espécie e diferentes partes da mesma planta. Fatores como localização geográfica (solo, clima) e idade da estrutura da qual se extrai o OE também podem definir a composição do OE.

A produção de OE pode acontecer a partir de plantas cultivadas ou de materiais vegetais extraídos da natureza. Várias espécies de grande interesse foram domesticadas e são cultivadas para produção de OE. O cultivo de espécies de interesse tem a vantagem de garantir a homogeneidade genética, controlar a colheita e selecionar genótipos definidos. Por outro lado, certas espécies são difíceis de cultivar por demandarem condições microclimáticas específicas ou apresentarem crescimento lento.

A produção anual de alguns tipos de OE pode se aproximar de 40 mil toneladas, enquanto a de outros atinge apenas alguns quilos. Assim como a produção, o valor de mercado dessas substâncias varia amplamente. O óleo de laranja pode custar cerca de 18 dólares americanos/kg, enquanto o óleo de lírio florentino (*Iris germanica* ou *Iris pallida*) ultrapassa 50 mil dólares/kg. O Brasil, a Índia e os EUA são os principais produtores de OE.

Por definição, OE são extraídos por prensagem ou destilação, que pode ser hidrodestilação, destilação por vapor ou destilação seca.[3] A prensagem foi o primeiro método utilizado, mas atualmente sua aplicação é restrita à extração de OE de frutas cítricas. Esse método, realizado a frio, preserva compostos sensíveis à temperatura como os aldeídos, presentes nessas frutas. A hidrodestilação e a destilação a vapor são os métodos mais aplicados para a extração de OE. No primeiro caso, a massa vegetal é submersa em água fervente e o OE, uma vez liberado das estruturas que o contêm, evapora e é carregado pelo fluxo de vapor-d'água. No caso da destilação a vapor, o vapor-d'água passa através da massa vegetal, arrastando consigo o OE. Em ambos os casos, o fluxo de vapor passa por um condensador e a água e óleo condensados são coletados e naturalmente separados.

PROPRIEDADES FÍSICO-QUÍMICAS DOS ÓLEOS ESSENCIAIS

Como dito anteriormente, a maioria dos metabólitos secundários das plantas que formam os OE pode ser classificada em 3 grupos químicos: fenilpropanoides, benzenoides e terpenoides.

Derivados do ácido chiquímico — fenilpropanoides e benzenoides

O ácido chiquímico é um intermediário sintético muito importante em plantas e microrganismos, sintetizado a partir do fosfoenolpiruvato e eritrose-4-fosfato. A partir da eliminação das hidroxilas do anel do chiquimato e da reação com fosfoenolpiruvato, produz-se o ácido corísmico, precursor do ácido prefênico. Este último, ao ser descarboxilado e ter a hidroxila do anel eliminada, dá origem ao ácido fenilpirúvico, cuja amidação gera o aminoácido fenilalanina, precursor do ácido cinâmico. A hidroxilação do anel do cinamato leva à produção de ácido cafeico, precursor do ácido ferúlico[4] (Figura 1).

A aromatização do chiquimato, sem a adição do fosfoenolpiruvato, leva à produção do ácido benzoico e derivados como os ésteres de benzoato, benzil-álcool e benzaldeído, que ocorrem amplamente em OE. A hidroxilação ou aminação do ácido benzoico leva à produção de compostos de relevância na formação dos odores de OE, como o ácido antranílico e seu éster metílico[1] (Figura 2).

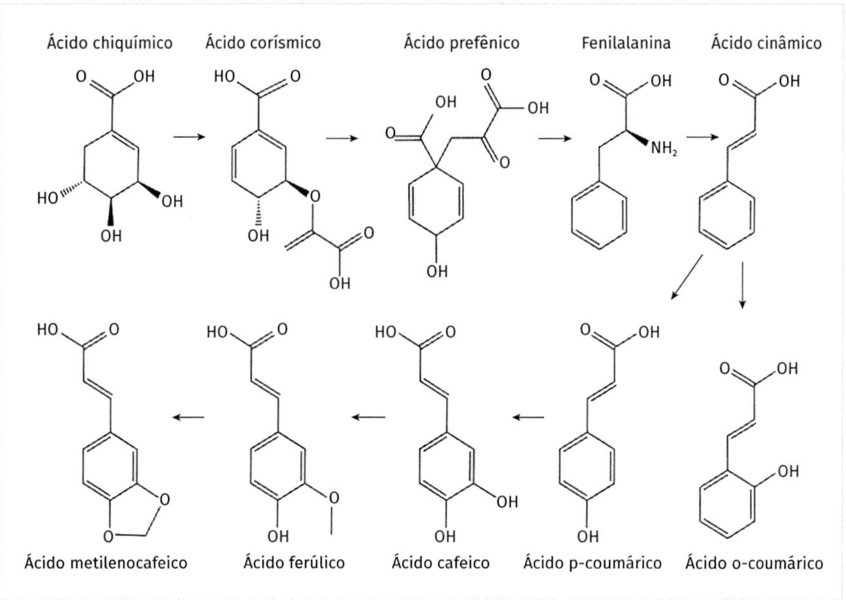

FIGURA 1 Exemplos de fenilpropanoides sintetizados a partir do chiquimato.
Fonte: elaboração dos autores.

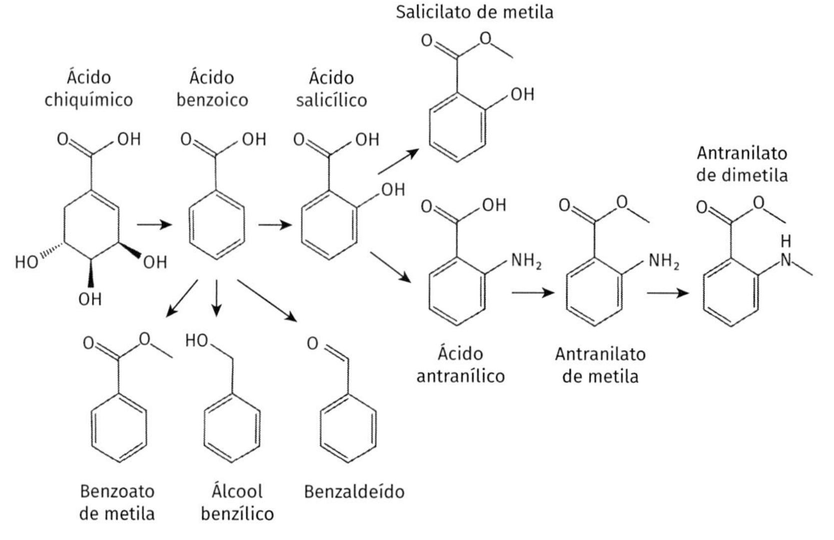

FIGURA 2 Exemplos de benzenoides sintetizados a partir do chiquimato.
Fonte: elaboração dos autores.

Derivados de isopreno – terpenoides

Os terpenoides constituem o grupo de compostos mais importantes nos OE em virtude de sua abundância. Essa grande classe de substâncias engloba compostos formados por unidades de isopreno, que possui 5 átomos de carbono em sua estrutura. As unidades de isopreno são quase sempre unidas unidirecionalmente, de modo que a cabeça de uma molécula (carbono próximo à ramificação) se une ao carbono da cauda de outra molécula de isopreno. As unidades de isopreno são formadas a partir do mevalonato, produzido pela condensação de moléculas de acetil-CoA. Como o isopreno é a unidade básica para a síntese dos terpenoides, as estruturas desses compostos são normalmente formadas por múltiplos de 5 carbonos. Assim, os terpenoides são classificados em hemiterpenos (formados por 5 átomos de carbono), monoterpenos (10 átomos de carbono), sesquiterpenos (15 carbonos), diterpenos (20 carbonos) e assim por diante. Terpenos com mais de 15 átomos de carbono não são voláteis e geralmente não participam da composição dos OE, mas é possível que produtos de degradação de terpenos maiores sejam encontrados nos OE.[5]

Monoterpenoides

O geranil pirofosfato, formado a partir da condensação de 2 unidades de isopreno, é o precursor dos monoterpenos. Esse composto é diretamente convertido a geraniol e outros monoterpenos acíclicos como o mirceno. Uma adição eletrofílica intramolecular dá origem aos monoterpenos monocíclicos como o limoneno, alfa-terpineol e *p*-cimeno. A partir deles, uma nova adição intramolecular gera os monoterpenos bicíclicos como o pineno, careno e cânfora (Figura 3).

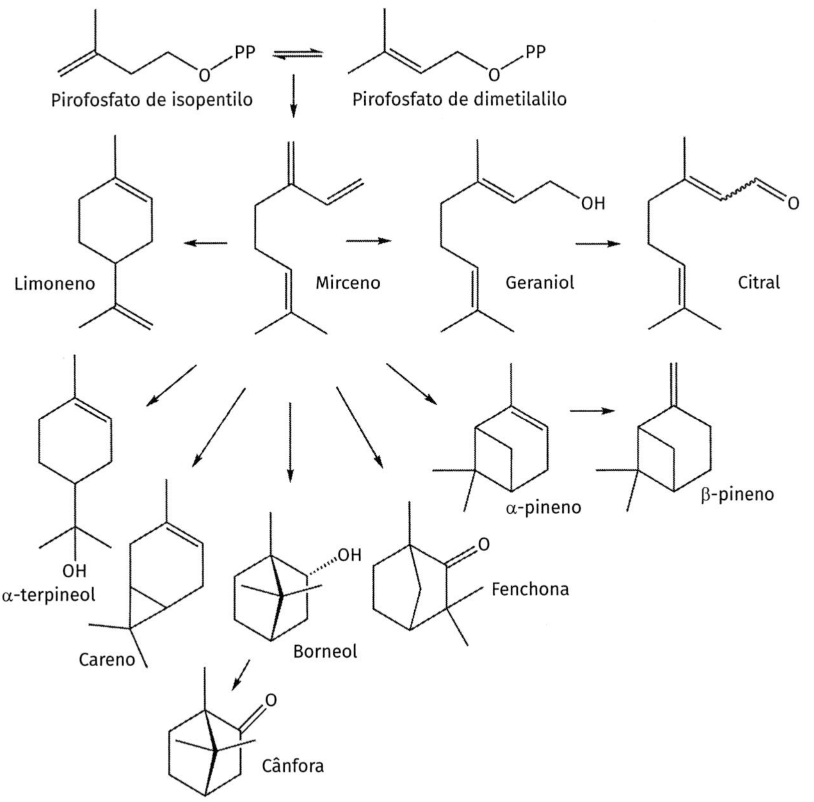

FIGURA 3 Monoterpenos abundantes encontrados em óleos essenciais e um esquema simplificado de sua síntese.

Fonte: elaboração dos autores.

Sesquiterpenoides

Menos voláteis que os monoterpenoides, esses compostos contribuem de forma menos expressiva para o odor dos OE. Assim como o geraniol é o precursor dos monoterpenoides, o farnesol (formado pela adição de uma unidade de isopreno ao geranil pirofosfato) é o precursor dos sesquiterpenoides. Em razão da presença de 3 duplas-ligações e 5 carbonos a mais na molécula dos sesquiterpenoides, as possibilidades de geração de estruturas cíclicas é maior que nos monoterpenoides. O alfa-bisabolol é o sesquiterpeno mais simples e pode ser encontrado na camomila, lavanda e alecrim. O santalol é um sesquiterpeno encontrado no óleo de sândalo, e o cedrol pode ser encontrado nos ciprestes.

MÉTODOS DE EXTRAÇÃO E CARACTERIZAÇÃO

Os OE são compostos basicamente por mono e sesquiterpenos, além de aldeídos, álcoois e ésteres. A extração e a análise dos OE são focadas nessas classes de compostos e se beneficiam das suas propriedades físico-químicas de alta volatilidade e hidrofobicidade.

Além dos métodos de destilação e prensagem já mencionados, que são a principal estratégia industrial para a extração de OE, a extração por solvente, por fluido supercrítico e por fluido pressurizado, extração e destilação simultâneas, extração por Soxhlet e a hidrodestilação assistida por micro-ondas são outras estratégias que podem ser utilizadas para a obtenção de OE.[6]

Métodos clássicos de análise de OE incluem a avaliação de suas propriedades físico-químicas e organolépticas. A avaliação da gravidade específica, rotação óptica, índice refrativo, análise de solubilidade, pontos de fusão e congelamento e resíduo de evaporação são técnicas clássicas utilizadas para avaliar identidade e pureza. Testes químicos também podem ser empregados para avaliar a presença de certos compostos ou grupos funcionais como ácidos, aldeídos, cetonas etc. Técnicas cromatográficas como a cromatografia em camada delgada (CCD) também foram amplamente utilizadas no passado para a análise da composição de OE.

Atualmente, com o salto no desenvolvimento das técnicas analíticas, a maioria dos métodos de análise de OE depende de técnicas cromatográficas, que permitem a separação dos componentes e a sua identificação em função do tempo de retenção nas colunas cromatográficas. A análise de OE por meio da cromatografia gasosa (CG) iniciou nos anos 1950. Desde então, os métodos foram modernizados e aperfeiçoados, de forma a aumentar a capacidade de separação das moléculas e a sua detecção. Atualmente, muitos laboratórios dispõem de sistemas de CG acoplados à espectrometria de massas (EM). Nesse caso, após a separação cromatográfica, os compostos presentes nos OE são ionizados e fragmentados, e cada composto apresenta um padrão de fragmentação, o que permite a sua identificação quando uma biblioteca espectral é consultada. Assim, a associação do espectro de massas de um composto ao seu índice de retenção cromatográfico permite a identificação do composto, mesmo nos casos de misturas de isômeros, muito comuns em amostras de OE que são ricas em terpenos. As CG rápida e ultrarrápida, que empregam colunas capilares com menor diâmetro e comprimento, resultam em corridas cromatográficas mais curtas e, assim, menores tempos de análise, que podem chegar a menos de 1 minuto.[7] A CG olfatométrica (CG-O) foi descrita pela primeira vez em 1964, com o objetivo de avaliar o odor dos compostos voláteis separados pela cromatografia.[8] Para esse fim, em vez de um detector convencional, após a coluna cromatográfica existe uma saída onde os componentes separados pela coluna podem ser inalados por um pesquisador treinado e capaz de distinguir os odores de interesse. Alternativamente, o efluxo da coluna pode ser dividido e dirigido a um detector convencional e a um técnico que fará a olfação dos componentes.[9] A CG-O é importante porque nem todos os compostos dos OE produzem aromas, e diferentes compostos apresentam diferentes limiares de aroma, sendo comum que certos compostos detectados em grande quantidade em uma amostra não contribuam proporcionalmente para a definição do aroma. Podemos citar ainda a CG multidimensional, que é realizada quando duas colunas cromatográficas são montadas em série e o efluente de uma coluna (compostos parcialmente separados) passa por uma segunda coluna, permitindo maior separação dos constituintes. Essa aplicação é especialmente importante quando há mistura de isômeros, como ocorre frequentemente em OE ricos em terpenos.[10] A cromatografia líquida também pode ser de interesse na análise de OE e complementar à análise por CG, uma vez que certas amostras apresentam compostos não voláteis, mais bem analisados pela cromatografia líquida.

PROPRIEDADES FARMACOLÓGICAS

Efeitos antitumorais

Nos anos 1990, propriedades anticâncer dos OE despertaram atenção, particularmente pelos efeitos atribuídos ao D-limoneno, constituinte mais abundante do OE de laranjas, e ao álcool perílico, seu principal metabólito.[11,12] Demonstrou-se que o álcool perílico pode inibir a farnesil transferase, com efeitos na farnesilação de proteínas, incluindo a oncoproteína Ras, que quando farnesilada migra para a membrana plasmática, onde apresenta sua atividade biológica.[13] A inibição da atividade da 3-hidroxi-3-metilglutaril-CoA redutase por monoterpenos também se mostrou como um alvo promissor para a inibição do crescimento tumoral.[14] Em camundongos, o álcool perílico diminuiu a incidência e o crescimento de tumores, apresentando potencial para sua utilização como agente quimioterápico. Outros monoterpenos também demonstraram resultados animadores com diferentes tumores, como os de cólon, duodeno, hepatoma e câncer de mama.

Efeitos antinociceptivos

Existem diversos estudos com OE extraídos de plantas como cominho-preto (*Nigella sativa*), capim-limão (*Cymbopogon citratus*), marmeleiro sabiá (*Croton nepetaefolius*), segurelha (*Satureja hortensis*), entre outras, em que o efeito de supressão da dor foi observado em diferentes modelos animais.[15-18] Monoterpenos isolados como o linalol, 1,8-cineol, metil-eugenol, entre outros, também apresentam atividade antinociceptiva atribuída à ativação de receptores opioides, colinérgicos e de adenosina e à interação com canais de potássio, à inibição da transmissão de glutamato e o bloqueio de receptores N-metil-D-aspartato (NMDA), sendo observados após administração oral ou intraperitoneal.[1] Recentemente, uma revisão sistemática avaliou mais de 16 mil artigos que descreveram efeitos antinociceptivos de monoterpenos e sesquiterpenos.[19] A análise selecionou artigos publicados entre 2005 e 2019 que empregaram estudos de *docking* para avaliar a interação das moléculas com alvos moleculares e investigar mecanismos de ação. Alfa-terpineol, beta-ciclodextrina complexada com citronelal, (-)-alfa-bisabolol, beta-ciclodextrina complexada com farnesol e p-cimeno estiveram entre os compostos avaliados em estudos de *docking*, revelando seu potencial antinociceptivo e potenciais mecanismos de ação.[19]

Atividade anti-inflamatória

A atividade anti-inflamatória dos OE é reconhecida há muito tempo e é a base para sua aplicação em diversos tratamentos. Apesar da existência de dados divergentes, estudos *in vitro* e em modelos animais confirmam os efeitos anti-inflamatórios dos OE e seus componentes isolados, particularmente os monoterpenos.[20] Esses efeitos incluem a diminuição da concentração de citocinas pró-inflamatórias e oxilipinas e a expressão de ciclo-oxigenase (COX) e sintase de óxido nítrico induzível (iNOS) ou da resposta a estímulos agudos, como injeção intraperitoneal de carragenana, lipopolissacarídeo bacteriano (LPS) ou edema de pata.[21,22]

Atividades antimicrobiana e antiviral

A inibição do crescimento de microrganismos é uma das propriedades biológicas de grande interesse nos OE, tendo sido sistematicamente estudada por meio de ensaios *in vitro* desde a segunda metade do século XIX. Desde então, inúmeros estudos avaliaram os efeitos de OE na inibição do crescimento de bactérias, fungos e leveduras mediante ensaios que utilizam métodos como o teste de difusão em ágar, o teste de diluição e o teste da fase de vapor para avaliar as propriedades antimicrobianas em face de um grande número de microrganismos.[23] Em razão da natureza hidrofóbica dos monoterpenos, essas moléculas conseguem desestabilizar as membranas celulares das bactérias, sendo esse um dos mecanismos que justificam sua atividade antimicrobiana.[24,25]

Os óleos extraídos da casca e folhas de canela, de cravo e de timo, com conteúdos elevados de aldeído cinâmico, eugenol e timol, são os OE que apresentam amplo espectro de ação antimicrobiana em testes *in vitro*.[26] Naturalmente, alguns compostos e OE são mais ativos contra determinados tipos de microrganismos, ou seus efeitos são mais evidentes em determinados tipos de testes.[27] Resultados divergentes são comuns e podem ser explicados pela variabilidade da composição dos OE em decorrência de fatores intrínsecos à planta ou às condições de produção e estocagem do OE, variabilidade da suscetibilidade dos microrganismos e diferenças nos parâmetros utilizados para avaliar os resultados dos testes.

Os OE também podem suprimir vírus, inibindo sua replicação dentro das células ou prevenindo sua dispersão de uma célula à outra. Efeitos antivirais já foram descritos contra os vírus Herpex simplex tipo 1 e 2, pseudorraiva, influenza A3, dengue, entre outros. Os efeitos já foram relatados para óleo de sândalo (*Santalum album*),[28] da Asteracea *Santolina insularis*,[29] óleo de eucalipto, hortelã-pimenta,[30] entre várias outras espécies de plantas.

PRESENÇA DE ÓLEOS ESSENCIAIS EM ALIMENTOS

Óleos essenciais podem ser encontrados em alimentos de origem vegetal; assim, diversas frutas e outros vegetais presentes na dieta humana apresentam alto conteúdo de monoterpenos, diterpenos e sesquiterpenos.[31,32] Os monoterpenos encontram-se em muitas frutas, mas especialmente em espécies cítricas como bergamota, laranja e limão, nas quais o limoneno é o monoterpeno mais abundante. Outros monoterpenos, como linalol e pineno, também são encontrados com frequência em frutas, enquanto o eucaliptol e o mentol são encontrados principalmente em ervas usadas em chás. Além disso, o mentol e o limoneno são amplamente utilizados como aromatizantes pela indústria de alimentos.[32]

De acordo com o IBGE, entre 2017 e 2018 a ingestão média de laranja pela população brasileira foi de 10,7 g/dia, sendo a segunda fruta mais consumida, após a banana.[33] Apesar da grande variabilidade nos dados da literatura, a laranja está entre as frutas habitualmente consumidas com o maior conteúdo de monoterpenos, e nela o limoneno corresponde a ~95% dos monoterpenos totais.[32] Considerando que o limoneno também está presente em grande quantidade em outras frutas e é utilizado em produtos alimentícios industrializados, fica evidente a importância da participação desse composto na dieta brasileira.[32] Informações quantitativas sobre a presença de monoterpenos em alimentos são muito raras e apresentam grande variabilidade. Dependendo da parte da fruta ou vegetal considerado, do cultivar e das condições de cultivo, bem como da estratégia analítica utilizada, o conteúdo de monoterpenos pode variar amplamente nos vegetais e produtos derivados. A Tabela 1 apresenta a concentração dos principais monoterpenos encontrados nos alimentos.

ÓLEOS ESSENCIAIS E FITOTERAPIA

O uso de OE ou componentes presentes nessas misturas no tratamento de diversas doenças é reconhecido, e existem muitos produtos comercializados e inúmeros estudos acerca do assunto. Reunimos a seguir evidências que justificam o uso de OE ou monoterpenos no tratamento de algumas patologias:

- ***Cálculos biliares:*** um estudo que empregou a infusão de limoneno na vesícula biliar demonstrou que o tratamento causou a eliminação dos cálculos biliares em 48% dos casos.[47] O Rowachol® é um produto comercializado há mais de 60 anos na forma de cápsulas com uma mistura de monoterpenos e efeitos demonstrados contra a colelitíase.[48,49]
- ***Refluxo gastresofágico:*** apesar de os mecanismos ainda não terem sido completamente esclarecidos, a administração de D-limoneno induziu a remissão dos sintomas em prazos muito curtos de tratamento.[50,51]
- ***Síndrome do intestino irritável:*** a administração de Mintoil®, que consiste em cápsulas contendo 225 mg de óleo de menta, levou à redução dos sintomas em 75% dos pacientes após um tratamento de 8 semanas, em comparação ao grupo placebo, no qual não houve alteração dos sintomas.[52,53]
- ***Doenças e sintomas do trato respiratório:*** em decorrência da alta volatilidade, monoterpenos conseguem agir de forma eficiente no trato respiratório quando inalados. Seu uso oral também merece destaque, podendo agir nos brônquios ao serem secretados no muco. Nas vias aéreas, o mentol ativa um termorreceptor que funciona como um canal de cálcio (TRPM8), levando a um aumento da concentração intracelular desse íon e ao início de um po-

TABELA 1 Conteúdo dos principais monoterpenos em alimentos

Compostos	Alimentos	Quantidades (µg/kg ou µg/L)	Referências
Carvona	Suco de laranja	4-116	34,35
Cimeno	Framboesa	0,1-0,3	36
	Tomate	2-89,5	37
	Suco de bergamota	19.397	38
Eucaliptol	Camomila (infusão)	138	39
	Melão	8,7-38,5	40
Eugenol	Banana	2,6	41
	Tomate-cereja	12,2	42
Geraniol	Damasco	5-39	43
	Framboesa	2,1-7,8	36
	Uva	7-48	44
Limoneno	Suco de laranja	10.700-520.000	34,35,38,45
	Suco de limão	111.070	38
	Tomate	41,1-1.677	37
Linalol	Damasco	5-226	43
	Melão	1,2-8,2	40
	Uva	8,3-596	36,44
Mentol	Hortelã (infusão)	302	46
Nerol	Uva	0,3-4,25	36
Pineno	Framboesa	0,05	36
	Tomate	8,1-45,6	37
Terpineol	Damasco	3-56	43
	Maçã	0,4-0,6	36
	Pêssego	15,4	42
Timol	Melão	0,6-4,6	40

Fonte: elaboração dos autores.

tencial de ação.[54] Esse mecanismo justifica a sensação de frio que a aplicação de mentol causa na pele e mucosas. Seja por esse ou outros mecanismos, o mentol ocasiona a redução da tosse e é usado para aliviar a congestão nasal, sendo esse último efeito apenas a sensação de alívio do sintoma, uma vez que não acontece aumento do fluxo de ar nas vias aéreas após aplicação do mentol.[55,56] O eucaliptol (1,8-cineol) também é amplamente utilizado para tratar afecções do trato respiratório. Na Alemanha, esse composto é comercializado como medicamento há mais de 30 anos com o nome de Soledum®, sendo indicado para sintomas como bronquite, resfriado e sinusite. O Gelomyrtol® é outro produto bastante popular, apresentado na forma de cápsulas contendo principalmente óleo de eucalipto e laranja. Efeitos antimicrobiano, antitussivo, broncodilatador, mucolítico e anti-inflamatório já foram atribuídos ao eucaliptol em diferentes estudos.[57] O VapoRub® é outro produto de grande popularidade em vários países, sendo usado há várias décadas para aliviar sintomas de resfriados e facilitar a respiração, em casos de congestão nasal e tosse. Esse produto contém uma mistura de monoterpenos como cânfora, óleo de eucalipto, mentol e outros OE.[58]

Apesar de existirem relatos de alívio de sintomas de outras doenças após o tratamento com monoterpenos, mais estudos clínicos padronizados e controlados por placebo são necessários para confirmar os efeitos reportados.

O uso de OE na fitoterapia não deve ser confundido com o conceito da aromaterapia, que consiste no uso de OE por meio de inalações e massagens, ou mesmo administração oral em baixas dosagens para tratar várias doenças. Embora se baseie em medicina tradicional praticada na Antiguidade, o termo aromaterapia foi originalmente utilizado nos anos 1930 e sua prática tem se tornado bastante popular nos últimos anos.[59] Apesar disso, faltam evidências sólidas de estudos clínicos que comprovem a eficácia da aromaterapia para justificar seu emprego em diversas patologias, que são ditas tratáveis por esse método.[60,61] Mesmo em baixas dosagens ou uso externo, os OE podem apresentar toxicidade, e seu uso deve ser realizado com moderação e acompanhamento de um especialista.

CONSIDERAÇÕES FINAIS

Óleos essenciais estão entre os produtos naturais utilizados desde a Antiguidade, com aplicações relacionadas às suas propriedades organolépticas e físico-químicas. Desde o uso de ervas na culinária, aplicações fitoterápicas e na indústria, esses compostos se mostram como matérias-primas versáteis e de grande potencial. A elucidação de atividades biológicas que permitem aplicações medicinais cria novas oportunidades para o uso desses compostos, reforçando a necessidade de pesquisas mais aprofundadas a fim de esclarecer os mecanismos de ação e garantir sua utilização de forma proveitosa e segura.

REFERÊNCIAS

1. Baser KHC, Buchbauer G. Handbook of essential oils — Science, technology and applications. Taylor and Francis Group; 2010.
2. Harrewijn P, van Oosten A, Piron P. Natural terpenoids as messengers. A multidisciplinary study of their production, biological functions and practical applications. Dordrecht: Kluwer Academic Publishers; 2001.

3. International Standard Organisation. ISO 9235:2021. Aromatic natural raw materials — Vocabulary. International Standard Organisation; 2021.
4. Vogt T. Phenylpropanoid biosynthesis. Molecular Plant. 2010;3:2-20.
5. Dewick PM. The biosynthesis of C5-C25 terpenoid compounds. Nat Prod Rep. 2002;19:181-222.
6. De Almeida-Couto JMF, Ressutte JB, Cardozo-Filho L, Cabral VF. Current extraction methods and potential use of essential oils for quality and safety assurance of foods. An Acad Bras Cienc. 2022;94.
7. Mondello L et al. Comparison of fast and conventional GC analysis for citrus essential oils. J Agric Food Chem. 2003;51:5602-5606.
8. Fuller GH, Steltenkamp R, Tisserand GA. The gas chromatograph with human sensor: perfumer model. Annals New York Academy of Sciences. 1964;116:711-724.
9. Nishimura O. Identification of the characteristic odorants in fresh rhizomes of ginger (zingiber officinale roscoe) using aroma extract dilution analysis and modified multidimensional gas chromatography-mass spectroscopy. Food Chem. 1995;43.
10. Mondello L, Catalfamo M, Proteggente AR, Bonaccorsi I, Dugo G. Multidimensional capillary GC-GC for the analysis of real complex samples. 3. Enantiomeric distribution of monoterpene hydrocarbons and monoterpene alcohols of mandarin oils. J Agric Food Chem. 1998;46:54-61.
11. Crowell PL, Gould MN. Chemoprevention and therapy of cancer by d-limonene. Critical Reviews in Oncogenesis. 1994;5.
12. Lantry LE et al. Chemopreventive effect of perillyl alcohol on 4-(methylnitrosamino)-1-(3-pyridyl)-1-butanone induced tumorigenesis in (C3H/HeJXA/J)F1 mouse lung. J Cell Biochem. 1997;27:20-25.
13. Stayrook KR, McKinzie JH, Barbhaiya LH, Crowell PL. Effects of the antitumor agent perillyl alcohol on H-Ras vs. K-Ras farnesylation and signal transduction in pancreatic cells. Anticancer Res. 1998;18:823-828.
14. Elson CE, Peffley DM, Hentosh P, Mo H. Isoprenoid-mediated inhibition of mevalonate synthesis: Potential application to cancer. Proceedings of the Society for Experimental Biology and Medicine. 1999;221:294-311.
15. Mohamed Abdel-Fattah A-F, Matsumoto K, Watanabe H. Antinociceptive effects of Nigella sativa oil and its major component, thymoquinone, in mice. European Journal of Pharmacology. 2000;400.
16. Viana GSB, Vale TG, Pinho RSN, Matos FJA. Antinociceptive effect of the essential oil from Cymbopogon citratus in mice. Journal of Ethnopharmacology. 2000;70.
17. Abdon APV, Leal-Cardoso JH, Coelho-De-Souza NA, Morais SM, Santos CF. Antinociceptive effects of the essential oil of Croton nepetaefolius on mice Correspondence. Brazilian Journal of Medical and Biological Research. 2002;35.
18. Hajhashemi V, Ghannadi A, Jafarabadi H. Black cumin seed essential oil, as a potent analgesic and antiinflammatory drug. Phytotherapy Research. 2004;18:195-199.
19. Assis DB et al. Antinociceptive activity of chemical components of essential oils that involves docking studies: A review. Frontiers in Pharmacology. 2020;11:1-19.
20. De Cássia da Silveira e Sá R, Andrade LN, De Sousa DP. A review on anti-inflammatory activity of monoterpenes. Molecules. 2013;18:1227-1254.
21. Bighetti EJB, Hiruma-Lima CA, Gracioso JS, Brito ARMS. Anti-inflammatory and antinociceptive effects in rodents of the essential oil of croton cajucara Benth. Journal of Pharmacy and Pharmacology. 2010;51:1447-1453.
22. Hart PH et al. Terpinen-4-o1, the main component of the essential oil of Melaleuca alternifolia (tea tree oil), suppresses inflammatory mediator production by activated human monocytes. Inflammation Research. 2000;49:619-626.

23. Pauli A, Schilcher H. In vitro antimicrobial activities of essential oils monographed in the European Pharmacopoeia 6th Edition. In: Baser KHC, Buchbauer G (eds.). Handbook of essential oils : science, technology, and applications. CRC Press; 2010. p.353-560.
24. Bhavaniramya S, Vishnupriya S, Al-Aboody MS, Vijayakumar R, Baskaran D. Role of essential oils in food safety: Antimicrobial and antioxidant applications. Grain & Oil Science and Technology. 2019;2:49-55.
25. Raut JS, Karuppayil SM. A status review on the medicinal properties of essential oils. Ind Crops Prod. 2014;62:250-264.
26. Pauli A. Antimicrobial properties of essential oil constituents. The International Journal of Aromatherapy. 2001;11:26-34.
27. Nakahara K, Alzoreky NS, Yoshihashi T, Nguyen HTT, Trakoontivakorn G. Chemical composition and antifungal activity of essential oil from Cymbopogon nardus (Citronella Grass). Jpn Agric Res Q. 2003;37:249-252.
28. Benencia F, Courrèges MC. Antiviral activity of sandalwood oil against Herpes simplex viruses-1 and – 2. Phytomedicine. 1999;6:119-123.
29. De Logu A, Loy G, Pellerano ML, Bonsignore L, Schivo ML. Inactivation of HSV-1 and HSV-2 and prevention of cell-to-cell virus spread by Santolina insularis essential oil. Antiviral Research. 2000;48.
30. Schuhmacher A, Reichling J, Schnitzler P. Virucidal effect of peppermint oil on the enveloped viruses herpes simplex virus type 1 and type 2 in vitro. Phytomedicine. 2003;10:504-510.
31. Koyama S, Heinbockel T. The effects of essential oils and terpenes in relation to their routes of intake and application. International Journal of Molecular Sciences. 2020;21:1558.
32. de Alvarenga JFR et al. Monoterpenes: current knowledge on food source, metabolism, and health effects. Critical Reviews in Food Science and Nutrition. 2021.
33. IBGE. Pesquisa de Orçamentos Familiares 2017-2018: Análise do consumo alimentar pessoal no Brasil. 2020.
34. Selli S, Kelebek H. Aromatic profile and odour-activity value of blood orange juices obtained from Moro and Sanguinello (Citrus sinensis L. Osbeck). Ind Crops Prod. 2011;33:727-733.
35. Selli S, Kelebek H, Ayseli MT, Tokbas H. Characterization of the most aroma-active compounds in cherry tomato by application of the aroma extract dilution analysis. Food Chem. 2014;165:540-546.
36. Vrhovsek U et al. Quantitative metabolic profiling of grape, apple and raspberry volatile compounds (VOCs) using a GC/MS/MS method. Journal of Chromatography B. 2014;966:132-139.
37. Feudo GL, Macchione B, Naccarato A, Sindona G, Tagarelli A. The volatile fraction profiling of fresh tomatoes and triple concentrate tomato pastes as parameter for the determination of geographical origin. Food Research International. 2011;44:781-788.
38. Moufida S, Marzouk B. Biochemical characterization of blood orange, sweet orange, lemon, bergamot and bitter orange. Phytochemistry. 2003;62:1283-1289.
39. Abi-Zaid IE, Riachi LG, De Maria CA, Moreira RFA. Investigation of the volatile fraction of chamomile (Matricaria recutita L.) infusions prepared from Brazilian commercial sachets. Int Food Res J. 2015.
40. Condurso C et al. Effects of different rootstocks on aroma volatile compounds and carotenoid content of melon fruits. Sci Hortic. 2012;148:9-16.
41. Jordán MJ, Tandon K, Shaw PE, Goodner KL. Aromatic profile of aqueous banana essence and banana fruit by gas chromatography-mass spectrometry (GC-MS) and gas chromatography-olfactometry (GC-O). J Agric Food Chem. 2001;49:4813-4817.
42. Aubert C, Baumann S, Arguel H. Optimization of the analysis of flavor volatile compounds by liquid-liquid microextraction (LLME). Application to the aroma analysis of melons, peaches, grapes, strawberries, and tomatoes. J Agric Food Chem. 2005;53:8881-8895.

43. Aubert C, Chanforan C. Postharvest changes in physicochemical properties and volatile constituents of apricot (Prunus armeniaca L.). Characterization of 28 cultivars. J Agric Food Chem. 2007;55:3074-3082.
44. Aubert C, Chalot G. Chemical composition, bioactive compounds, and volatiles of six table grape varieties (Vitis vinifera L.). Food Chem. 2018;240:524-533.
45. Jia M, Zhang QH, Min DB. Optimization of solid-phase microextraction analysis for headspace flavor compounds of orange juice. J Agric Food Chem. 1998;46:2744-2747.
46. Riachi LG, Abi-Zaid IE, Moreira RFA, De Maria CAB. Volatile composition of peppermint (Mentha piperita L.) commercial teas through solid phase extraction. Arch Latinoam Nutr. 2012;62:389-390.
47. Igimi H et al. Medical dissolution of gallstones clinical experience of d-limonene as a simple, safe, and effective solvent. Digestive Diseases and Sciences. 1991;36.
48. Doran J, Keighley MRB, Bell GD. Rowachol: A possible treatment for cholesterol gallstones. Gut. 1979;20:312-317.
49. Sybilska D, Asztemborska M. Chiral recognition of terpenoids in some pharmaceuticals derived from natural sources. J Biochem Biophys Methods. 2002;54:187-195.
50. Wilkins JS Jr. Method for treating gastrointestinal disorders. U S Patent. 2002;1-4.
51. Moraes TM et al. Effects of limonene and essential oil from Citrus aurantium on gastric mucosa: Role of prostaglandins and gastric mucus secretion. Chem Biol Interact. 2009;180:499-505.
52. Grigoleit HG, Grigoleit P. Peppermint oil in irritable bowel syndrome. Phytomedicine. 2005;12:601-606.
53. Cappello G, Spezzaferro M, Grossi L, Manzoli L, Marzio L. Peppermint oil (Mintoil®) in the treatment of irritable bowel syndrome: A prospective double blind placebo-controlled randomized trial. Digestive and Liver Disease. 2007;39:530-536.
54. Jordt SE, McKemy DD, Julius D. Lessons from peppers and peppermint: The molecular logic of thermosensation. Current Opinion in Neurobiology. 2003;13:487-492.
55. Eccles R, Jawad MS, Morris S. The effects of oral administration of (-)-menthol on nasal resistance to airflow and nasal sensation of airflow in subjects suffering from nasal congestion associated with the common cold. Journal of Pharmacy and Pharmacology. 1990;42:652-654.
56. Kenia P, Houghton T, Beardsmore C. Does inhaling menthol affect nasal patency or cough? Pediatr Pulmonol. 2008;43:532-537.
57. Harris B. Phytotherapeutic uses of essential oils. In: Baser KHC, Buchbauer G (eds.). Handbook of essential oils. science, technology and applications. CRC Press; 2010. p.315-364.
58. Berger H. Effect of vaporub and petrolatum on frequency and amplitude of breathing in children with acute bronchitis. J Int Med Res. 1978;6.
59. Segen J. Dictionary of alternative medicine. McGraw-Hill Professional Publishing; 1998.
60. Cooke B, Ernst E. Aromatherapy: A systematic review. British Journal of General Practice. 2000;50:493-496.
61. Lee MS, Choi J, Posadzki P, Ernst E. Aromatherapy for health care: An overview of systematic reviews. Maturitas. 2012;71:257-260.

7

Fenilpropanoides, cumarinas e lignanas

Nadla Soares Cassemiro
Carlos Alexandre Carollo

INTRODUÇÃO

As categorizações convencionais de metabólitos aromáticos de baixo peso molecular, como cumarinas, lignanas e outros fenilpropanoides acabam sendo marginalizadas na maioria das publicações dedicadas ao assunto. Apesar de sua importância, essas classes não se distribuem amplamente na natureza, como os flavonoides ou saponinas, e possuem um número restrito de espécies com aplicação alimentícia e medicinal. Assim, são suprimidas em detrimento de classes mais representativas.

Além dessas três classes, temos outros compostos aromáticos de baixo peso molecular que não se enquadram em nenhuma grande categoria, como: o ácido salicílico, que revolucionou o tratamento da dor e a termorregulação; o ácido elágico, que por muito tempo foi descrito como um produto de degradação em extratos vegetais e hoje se destaca como princípio ativo de diversas espécies do gênero *Rubus* (*raspberry* e *blackberry*), romã e camu-camu, por suas atividades antioxidante, anti-inflamatória e antimutagênica;[1] a arbutina, que ganhou destaque a partir dos anos 2000 na cosmética, por sua capacidade despigmentante, pela inibição da tirosinase.[2] Esses compostos são importantes para a compreensão mais ampla da importância dos produtos naturais e merecem ser abordados em materiais dedicados ao processo de ensino-aprendizagem (Figura 1).

Assim, neste capítulo serão abordadas de maneira sistemática as três classes, fenilpropanoides, cumarinas e lignanas, suas similaridades, bem como particularidades; e ainda destacaremos outros compostos aromáticos de baixo peso molecular, com importância em alimentos ou fitoterápicos, que não se encontram nessas categorizações.

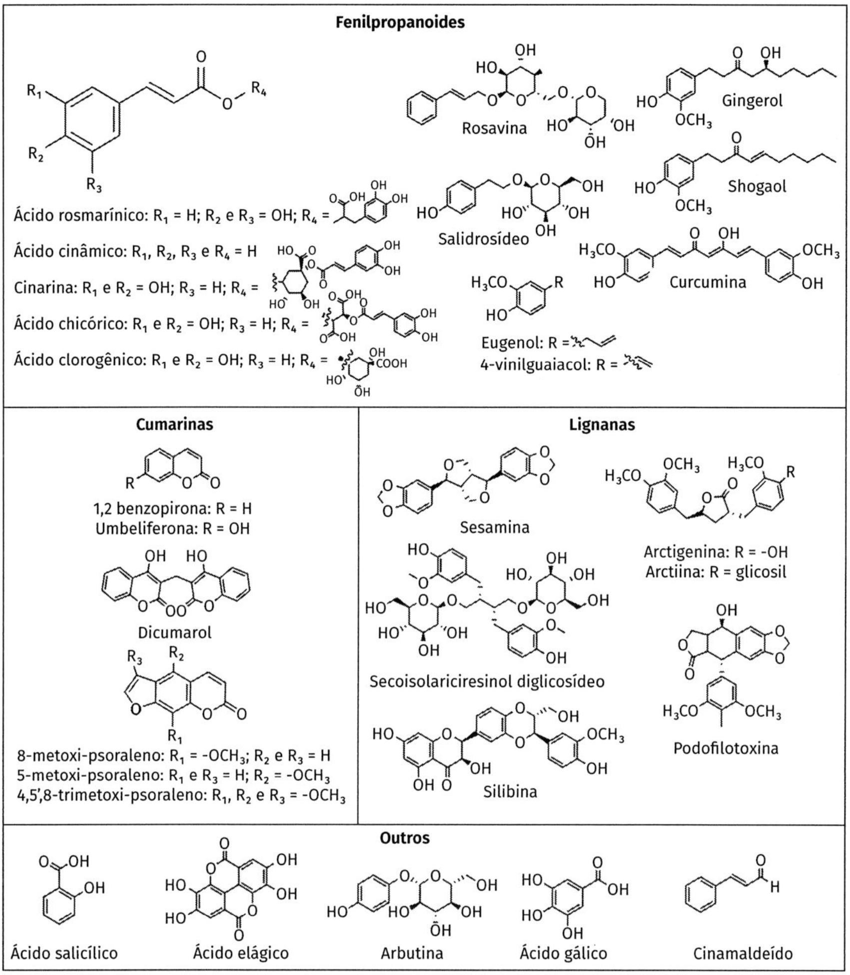

FIGURA 1 Fenilpropanoides, cumarinas, lignanas e outros metabólitos fenólicos de baixo peso molecular discutidos no capítulo.
Fonte: elaboração dos autores.

PROPRIEDADES FÍSICO-QUÍMICAS, MÉTODOS DE EXTRAÇÃO E CARACTERIZAÇÃO

Essas classes possuem em comum a capacidade de absorver na região do ultravioleta, são compostos de média polaridade, que normalmente se apresentam como sólidos incolores à temperatura ambiente; são solúveis em metanol, acetato de etila, clorofórmio e praticamente insolúveis em água. Normalmente essas classes não se acumulam em suas formas glicosiladas, o que contribui para a menor polaridade.

As cumarinas, quando na sua forma monomérica, são voláteis e possuem um aroma adocicado, tendo sido usadas por muito tempo como flavorizantes.[3] Alguns fenilpropanoides, como o eugenol e o 4-vinilguaiacol (Figura 1), também são voláteis por não apresentarem o grupo ácido carboxílico.

A microssublimação é usada na caracterização das cumarinas simples. Após a sublimação, as gotas incolores ou cristais formados são aplicados em papel, nebulizados com KOH e observados sob luz UV para visualização de fluorescência; para cumarina não substituída é observada uma coloração verde intensa.

As três classes são caracterizadas por cromatografia em camada delgada, seguida de nebulização por NP/PEG ou KOH (para as cumarinas) e visualização sob luz ultravioleta. Essas moléculas são quantificadas nos métodos farmacopeicos por meio de cromatografia em fase líquida de alta eficiência com detector de arranjo de diodos (CLAE-DAD), com métodos específicos para cada droga vegetal.

ROTAS BIOSSINTÉTICAS

Apesar de suas semelhanças estruturais e compartilhamento de rotas biossintéticas, são raras as espécies que acumulam mais de uma dessas classes, como é o caso da erva-doce (*Pimpinella anisum*) e da salsa (*Petroselinum crispum*), que acumulam fenilpropanoides simples e cumarinas, e do cardo-mariano (*Silybum marianum*), que acumula as flavolignanas, consideradas um dímero de flavonoide e fenilpropanoide, cuja estrutura lembra as lignanas, o que explica sua nomenclatura; um exemplo é a silibina (Figura 1). O eleuterococo (*Eleutherococcus senticosus*), um adaptógeno que aumenta a resistência inespecífica, tem suas atividades atribuídas ao acúmulo de cumarinas, lignanas e fenilpropanoides.

Metabólitos fenólicos apresentam grande variedade estrutural, tendo como ponto comum ao menos um anel aromático, com um, ou mais, substituinte hidroxila. Eles podem ser formados por duas rotas biossintéticas: pela via do ácido chiquímico ou chiquimato e do acetato-malonato (policetídeo), esta última representada principalmente pelas antraquinonas.

Neste capítulo abordaremos metabólitos produzidos pela via do chiquimato, a qual é fonte de fenilalanina, e a entrada para a biossíntese de fenilpropanoides. Suas rotas biossintéticas levam a uma enorme variedade de metabólitos secundários, incluindo as cumarinas e lignanas. A via central dos fenilpropanoides ocorre por meio de três atividades enzimáticas: primeiramente ocorre a desaminação da fenilalanina pela fenilalanina amônia-liase (PAL) a ácido cinâmico, em seguida a hidroxilação do ácido trans-cinâmico a ácido *p*-cumárico, através da enzima

4-hidroxilase cinamato (C4H), e por último a conversão do ácido *p*-cumárico a 4-cumaroil-CoA pela 4-cumarato-CoA ligase (4CL). Esta última pode sofrer hidroxilação via *p*-cumaroil chiquimato 3'-hidroxilase (C3'H) para formar o ácido cafeico, que, por sua vez, pode ser metilado via cafeoil CoA 3-O-metil-transferase (CCoAOMT; EC 2.1.1.104), enzima que catalisa a primeira reação de transferência de metil no metabolismo de fenilpropanoides, sintetizando o ácido ferúlico (Figura 2).

A 4-cumaroil-CoA dará origem às classes das cumarinas, lignanas e neolignanas. Após ser hidroxilada na posição C-2' (*orto*-hidroxilação), ela sofre isomerização fotocatalisada da ligação dupla (*E*→*Z*). Esse isômero *Z* lactoniza-se espontaneamente, produzindo a 7-hidroxi-cumarina. A prenilação dessa cumarina (via acetato), nas posições 6 ou 8, dará origem às furano – e piranocumarinas lineares e angulares, respectivamente.

Já a biogênese das lignanas e neolignanas ocorre pelo acoplamento oxidativo entre unidades monoméricas radicalares que incluem álcoois cinamílicos, propenilfenóis e alilfenóis. A 4-cumaroil-CoA é reduzida a 4-cumaraldeído, via cinamoil-CoA redutase, que por sua vez é catalisado a álcool *p*-cumárico, pela cinamil-álcool desidrogenase em uma redução dependente de NADPH. Duas unidades do álcool *p*-cumárico sofrem acoplamento oxidativo dando origem à lignana. Por outro lado, a ação enzimática de NADP sobre o álcool *p*-cumárico conduzirá aos alil – e propenilfenóis, os quais podem se acoplar entre si, levando à formação das neolignanas.

PROPRIEDADES FARMACOLÓGICAS

Cumarinas, lignanas e outros fenilpropanoides compõem um importante grupo de compostos fenólicos de baixo peso molecular e têm sido amplamente utilizados para prevenção e tratamento de muitas doenças.

Fenilpropanoides

Os fenilpropanoides e seus derivados têm chamado atenção em virtude de sua baixa toxicidade e ampla gama de bioatividades, sendo importantes nas indústrias alimentícia, cosmética e farmacêutica. Os principais usos medicinais dos fenilpropanoides incluem antioxidante, anticancerígeno, antiviral, anti-inflamatório, cicatrizante, antibacteriano, além de prevenir o envelhecimento e outras complicações associadas à radiação ultravioleta.[4,5] O ácido cafeico (Figura 1) é encontrado no chá verde, vinho tinto, frutas, legumes e café. Testes *in vitro* e *in vivo* comprovaram as inúmeras atividades biológicas desse fenilpropanoide como antibacteriana, antiviral, antioxidante, anti-inflamatória, anticancerígena,

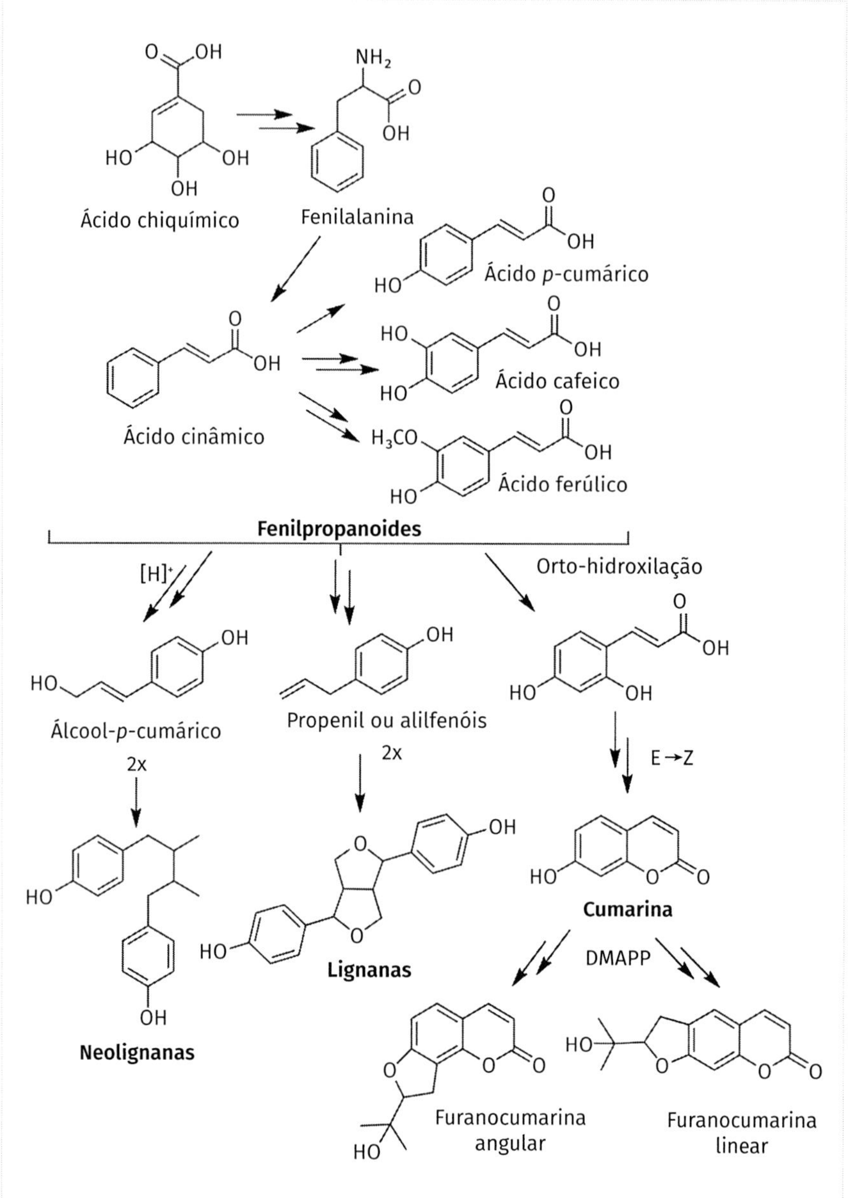

FIGURA 2 Resumo da rota biossintética dos fenilpropanoides, cumarinas e lignanas.
Fonte: elaboração dos autores.

entre outras. Já foi relatada na literatura sua capacidade de inibir o crescimento de *Candida albicans*.[6] Em outro estudo, os ésteres de ácido cafeico e de ácido cinâmico foram comparativamente mais ativos do que o antifúngico fluconazol na inibição de formação de biofilme por *Candida albicans*.[7] Estudos também têm mostrado que o consumo de alimentos ricos em ácido cafeico podem prevenir a carcinogênese, por evitar a formação de nitrosaminas e nitrosamidas, as quais são as principais indutoras dessa patologia.[8] O ácido cafeico possui uma potente atividade anticâncer e pode ser um eficaz agente quimioterápico. Sua ação está relacionada ao seu potencial antioxidante, prevenindo a produção de espécies reativas de oxigênio (ERO), na diminuição da angiogênese das células cancerígenas e no aumento da oxidação do DNA das células tumorais.[9,10]

No geral, podemos afirmar que fenilpropanoides apresentam forte atividade antioxidante. Eles agem suprimindo os radicais livres contra espécies reativas de oxigênio (ERO), inibindo a peroxidação lipídica, quelando íons metálicos e ligando-se a proteínas.[11] Em razão do seu potencial antioxidante, os derivados fenilpropanoicos atuam na prevenção de eventos deletérios da radiação ultravioleta na pele e, por isso, já vêm sendo empregados como agentes fotoprotetores. O Food and Drug Administration (FDA) aprovou derivados de ácido cinâmico, cinoxato e octil metoxicinamato, como ingredientes ativos em filtros solares.[12]

Outro composto de destaque é o ácido clorogênico (Figura 1), amplamente reportado em plantas medicinais e alimentícias, que apresenta propriedades antioxidantes, anti-inflamatórias, antiobesidade, antidiabéticas e anti-hipertensivas, que podem servir para prevenção e tratamento de síndrome metabólica e distúrbios associados.[13]

Cumarinas

As cumarinas (derivados 2H-1-benzopiran-2-ona) apresentam estruturas variáveis, em decorrência dos diferentes tipos de substituições em sua estrutura básica, que influenciam suas atividades biológicas. A essa classe são atribuídas atividades anti-inflamatória, anticoagulante, antibacteriana, antifúngica, antiviral, anticancerígena, anti-hipertensiva, antituberculose, anticonvulsivante, além de propriedades antiadipogênicas, anti-hiperglicêmicas, antioxidantes e neuroprotetoras.[14]

Cumarinas são facilmente encontradas em nossa dieta por meio de vegetais, frutas, sementes, nozes, café, chá e vinho.[15] A umbeliferona (7-hidroxi-cumarina) é o principal metabólito da cumarina (1,2-benzopirona) (Figura 1), amplamente distribuída nas famílias Rutaceae e Apiaceae,[16] exibe potente atividade antioxidante e anti-inflamatória, além de antitumoral, antimicrobiana e anti-hiperglicêmica.

A umbeliferona (Figura 1) também é usada como ingrediente ativo de protetores solares e branqueador óptico em têxteis.[16,17]

O dicumarol (Figura 1), uma hidroxicumarina dimérica natural, é um agente anticoagulante oral prescrito na clínica há décadas. Ele foi descoberto a partir da deterioração de *Melilotus officinalis* por fungos.[18] Em razão de sua semelhança estrutural com a vitamina K, ele antagoniza competitivamente com essa vitamina e inibe a síntese de fatores de coagulação no fígado. O dicumarol era utilizado como anticoagulante para prevenir a trombogênese e curar trombose vascular. No entanto, em decorrência dos seus efeitos colaterais de hemorragia interna e anemia, ele foi substituído por um derivado sintético, a varfarina, que apresenta parâmetros farmacocinéticos mais seguros. Desde a descoberta do dicumarol, uma série de antagonistas da vitamina K, com base no esqueleto cumárico, foi identificada e sintetizada, sendo a varfarina uma das mais importantes.[18]

Outra relevante subclasse de cumarinas são as furanocumarinas. Elas têm sido usadas na medicina popular por muitos anos, sendo encontradas em maior concentração em frutos e folhas de plantas sob forma de resina. A principal propriedade das furanocumarinas é sua alta capacidade de absorver energia na região do ultravioleta (UV). A absorção de luz gera estados eletrônicos excitados altamente reativos, que podem interagir com biomoléculas, como RNA, DNA, lipídios e proteínas, ou com oxigênio, gerando o estado excitado altamente tóxico do oxigênio singleto, como os radicais superóxido e hidroxi. Isso resulta em forte toxicidade, mutagenicidade e, possivelmente, carcinogenicidade.[19]

Por outro lado, a ação fotossensibilizante das furanocumarinas conferiu a elas importantes usos terapêuticos, como a fotoquimioterapia. A ação das furanocumarinas sob a luz UV é usada para tratamento de muitas doenças da pele, como vitiligo, psoríase, lúpus eritematoso sistêmico, micoses fúngicas e outras. As furanocumarinas mais utilizadas para esse tipo de tratamento são os metoxisalenos (8-metoxi-psoraleno, 5-metoxi-psoraleno e 4,5',8-trimetoxi-psoraleno) (Figura 1), angelicina e 4,5'-dimetilangelicina.[19] Em 1999, o 8-metoxi-psoraleno foi lançado para o tratamento paliativo das manifestações cutâneas do linfoma cutâneo de células T (micose fúngica, síndrome de Sézary). A formulação foi feita para ser usada com o sistema de fotoférese UVAR, o qual consiste em retirar uma porção do sangue do paciente e separar as hemácias das células brancas por centrifugação. A fração leucocitária é misturada com o metoxisaleno e irradiada com luz ultravioleta, e então as células tratadas são devolvidas ao paciente. Essa técnica vem sendo testada com sucesso para diminuir a rejeição de transplantes, sendo possível reduzir a dose de esteroides em pelo menos 50%.[20] A mesma furanocumarina também é usada em forma de loção e cápsulas e exposição controlada à radiação UVA para o tratamento de psoríase e vitiligo idiopático.[21] Apesar de o mecanismo de ação da fotoquimioterapia ainda não ser completamente entendido, estudos mostram que esta induz aumento da proliferação de melanócitos para vitiligo, além de induzir a apoptose de células patológicas (células T, mastócitos e queratinócitos), que é fundamental no tratamento da psoríase, micose fúngica e dermatites. Esse é um tratamento que deve ser realizado com muita cautela em razão da toxicidade desses compostos.[22]

Lignanas

Lignanas e neolignanas representam compostos difenólicos, sendo encontrados principalmente em cereais, sementes, hortaliças e plantas medicinais. Muitas lignanas de origem vegetal mostraram atividades antioxidantes, antiestrogênicas, antimitóticas e antivirais.[23] Dentre essas lignanas, destaca-se a podofilotoxina (Figura 1), utilizada no tratamento de verrugas genitais. Essa lignana é encontrada principalmente no gênero *Podophyllum* (Berberidaceae), como nos rizomas de *P. hexandrum*.[24] A podofilotoxina também foi base para o desenvolvimento de drogas anticancerígenas semissintéticas, como etoposídeo e teniposídeo, que são usadas no tratamento clínico de leucemia linfocítica, certos tumores cerebrais, tumores pulmonares e cânceres testiculares.[23] Outra lignana anticancerígena é a (-)-arctigenina (Figura 1), sendo o principal componente dos extratos de *Arctium lappa*.[25] Sua forma glicosilada, arctiina (Figura 1), apresenta algumas propriedades melhoradas em relação à sua aglicona, como potente atividade antiviral contra o vírus Influenza A e efeitos anti-inflamatórios por redução da produção de óxido nítrico e de citocinas pró-inflamatórias.[26,27]

ESTUDOS CLÍNICOS

Negligenciados por muitos anos, os metabólitos aromáticos de baixo peso molecular vêm ganhando importância em virtude do sucesso apresentado em ensaios clínicos de fases II e III. Nos próximos anos devemos vivenciar a chegada ao mercado de um número significativo de compostos dessa classe, como fitoterápicos, suplementos, ou ainda medicamentos alopáticos.

A cumarina (Figura 1) tem sido utilizada desde os anos 1970 para o tratamento de várias patologias, incluindo linfedema, varizes, carcinoma pulmonar e renal, melanoma e infecções. Dezenas de testes clínicos foram conduzidos com essa molécula. Apesar de a literatura relatar diversos casos de hepatotoxicidade para esse composto, uma recente revisão de Pitaro et al.[28] demonstra que a cumarina é segura e bem tolerada na maioria dos pacientes, com apenas um pequeno subgrupo de indivíduos apresentando sinais de hepatotoxicidade leve a moderada.

Um fenilpropanoide promissor, que tem avançado em testes clínicos para o tratamento de pacientes com câncer de células escamosas do esôfago, é o ácido cafeico, aumentando a sobrevida dos pacientes; essa droga também vem apresentando sucesso no combate de doenças autoimunes, como púrpura trombocitopênica idiopática.[29] O ácido rosmarínico (Figura 1), marcador químico da *Melissa officinalis*, demonstrou clinicamente, na sua forma isolada ou em extratos enriquecidos, potencial para ser utilizado no tratamento de osteoartrite e problemas inflamatórios.[30]

Ainda encontramos diversos outros fenilpropanoides avaliados clinicamente para o controle do diabetes tipo 2; um dos mais promissores é o ácido cinâmico (Figura 1), que em testes clínicos foi capaz de reduzir a glicemia de jejum (FBG) e os níveis de resistência à insulina.[31]

O medicamento Eviendep® é uma mistura de extrato enriquecido de cardo-mariano (contendo 70% de silimarina — uma mistura de flavolignanas) (Figura 1), extrato enriquecido de linhaça (padronizado em 40% da lignana secoisolariciresinol diglicosídeo) (Figura 1) e fibras insolúveis. Essa mistura completou um ensaio clínico de fase II para a prevenção do câncer de cólon e tem demonstrado sucesso no tratamento de pólipos duodenais, já sendo comercializada na Europa.[32]

PLANTAS MEDICINAIS

Entre as plantas que acumulam essas classes, daremos destaque para as compiladas em compêndios oficiais e que possuem fitoterápicos no mercado nacional, ou se destacam na medicina tradicional brasileira. Entre as dezenas de espécies, apenas cinco são nativas do Brasil: *Mikania laevigata* e *Mikania glomerata*, conhecidas popularmente como guaco, as espécies *Phyllanthus niruri* e *P. tenellus*, plantas ruderais que se espalham por todo o país, conhecidas como quebra-pedra, e a carqueja (*Baccharis trimera*).

Guaco (*Mikania laevigata, M. glomerata*)

Parte utilizada: folhas.

Apesar de a Farmacopeia 6ª edição ter mantido somente a monografia da *M. laevigata*, as duas espécies são amplamente comercializadas e usadas como sucedâneas, e essa utilização foi sustentada pelas edições anteriores da Farmacopeia, em que a *M. glomerata* era apresentada como o guaco. Hoje se sabe que essa espécie não acumula cumarina de maneira significativa e não deve ser utilizada no lugar de *M. laevigata*. O guaco é indicado para o alívio sintomático de afecções produtivas das vias aéreas superiores, seu princípio ativo é a cumarina (Figura

1) e é normalmente comercializado na forma de xarope. A espécie ocupa uma importante posição no mercado de expectorantes e broncodilatadores e possui muitos medicamentos registrados.

Quebra-pedra (*Phyllanthus niruri, P. tenellus*)

Parte utilizada: partes aéreas.

Como o nome sugere, essas plantas são amplamente utilizadas para auxiliar no aumento do fluxo urinário, atuando como adjuvantes no tratamento de queixas urinárias leves e combatendo cálculos renais, formados em sua grande maioria por oxalato de cálcio. As espécies foram incluídas na 6ª edição da Farmacopeia, mas ainda não possuem fitoterápicos registrados; são normalmente encontradas na forma de droga vegetal, que é preparada por infusão. Os marcadores químicos são os taninos totais e o ácido gálico (Figura 1). Recentemente, Li et al.[33] descreveram o ácido elágico (um dímero do ácido gálico) (Figura 1) como o princípio ativo responsável pela atividade em face de cálculos renais de *Phyllanthus niruri*; isso irá direcionar futuros desenvolvimentos de fitoterápicos.

Carqueja (*Baccharis trimera*)

Parte utilizada: caules alados.

Planta nativa do Sul do Brasil, Argentina, Paraguai e Uruguai que se caracteriza pelo acentuado amargor, usada principalmente para o alívio de sintomas dispépticos; nos últimos anos, vem ganhando destaque em dietas de emagrecimento. Em estudo recente, Ximenes et al.[34] demonstraram que o chá de *B. trimera* é capaz de prevenir a obesidade e minimizar distúrbios metabólicos. Apesar da ampla utilização e de estar listada na 6ª Farmacopeia Brasileira, tendo como marcadores químicos os ácidos cafeicos, essa espécie não possui fitoterápicos registrados.

Alcachofra (*Cynara cardunculus*)

Parte utilizada: folhas.

C. cardunculus (sinonímia *C. scolymus*) é planta nativa do Mediterrâneo e norte da África, indicada como estimulante da digestão (colagogo e colerético), na redução do colesterol e triglicerídeos. Seus marcadores são derivados cafeoil-quínicos, em especial o ácido 1,3-*O*-dicafeoilquínico ou cinarina (Figura 1). No Brasil também é comercializada em associação com o boldo-do-chile (*Peumus boldus*), com as mesmas indicações citadas anteriormente.

Cardo-mariano (*Silybum marianum*)

Parte utilizada: frutos.

Extratos enriquecidos dessa espécie são padronizados em flavolignanas (a mistura delas é denominada silimarina). Esses extratos possuem potente efeito hepatoprotetor, indicado para o tratamento de doenças do fígado, lesões tóxicas do fígado, cirrose hepática e como auxiliares no tratamento de doenças inflamatórias crônicas do fígado. Chás não são usados habitualmente, já que a solubilidade da silimarina em água é muito baixa. Em ensaios clínicos os extratos enriquecidos se mostraram eficazes no tratamento de hepatite C, em pacientes não cirróticos e no tratamento de esteatose hepática não alcoólica. Uma revisão de estudos clínicos com a silimarina, publicada por Ghodousi et al.,[35] demonstrou o potencial como adjuvante no tratamento de câncer, protegendo o paciente contra os efeitos colaterais da quimioterapia e radioterapia.

Equinácea (*Echinacea purpurea*)

Parte utilizada: flores.

Planta nativa dos Estados Unidos, com flores púrpura em formato de cone, sendo comercializada na forma de droga vegetal ou fitoterápicos. Os extratos vegetais são padronizados quanto à quantidade de fenóis totais, expressos em ácido chicórico (um derivado fenilpropanoico) (Figura 1). Essa planta age como imunomoduladora, aumentando a defesa do organismo contra infecções, atividade demonstrada em diversos estudos clínicos. *E. purpurea* é indicada como coadjuvante no tratamento de resfriados e infecções do trato respiratório e urinário. Outro fato interessante sobre a espécie é sua propriedade canabinomimética, relacionada à presença de alcamidas, que são capazes de ativar receptores CB2 (receptor canabinoide tipo 2), tendo um papel nas atividades anti-inflamatória e imunomoduladora.[36,37]

Rodiola (*Rhodiola rosea*)

Parte utilizada: raízes e rizomas.

Planta de clima temperado, que se distribui em diversos países do Hemisfério Norte, rodiola é uma adaptógena utilizada mundialmente para o alívio de sintomas de estresse, como fadiga e sensação de fraqueza; essa espécie também possui efeitos antidiabéticos, anticancerígenos, antienvelhecimento, cardioprotetores e neuroprotetores.[38] Seus princípios ativos são derivados fenilpropanoicos glicosilados, como o salidrosídeo e a rosavina (Figura 1). O salidrosídeo inclusive já foi estudado como adjuvante de vacinas, aumentando a resposta imune.[39]

ALIMENTOS

Muitas plantas têm ganhado destaque como nutracêuticos, por suas propriedades antioxidantes, imunoestimulantes, melhora da microbiota intestinal, além de outras características, como alto teor de fibras; isso faz com que uma centena de plantas seja empregada na dieta.[13,40] Quanto às espécies que se destacam por acumular as classes abordadas neste capítulo, uma característica em comum é que todas são plantas exóticas, que foram inseridas no país e conquistaram o paladar dos brasileiros.

Gengibre (*Zingiber officinale*)

Parte utilizada: rizoma.

Z. officinale é nativa do sudeste da Ásia, e, atualmente, Índia e China são os maiores fornecedores mundiais. O gengibre é cultivado há milhares de anos como especiaria e para fins medicinais por seu valor nutritivo e medicinal. Além de ser usado na culinária, o gengibre é recomendado para melhorar o apetite, aliviar a constipação, como cardioprotetor, digestivo, antitussígeno, antiasmático, analgésico, antiedematoso e antipirético.[41] Os gingeróis, uma série de homólogos derivados fenilpropanoides diferenciados pelo comprimento de suas cadeias alquílicas não ramificadas, foram identificados como os principais componentes ativos no rizoma fresco. Gingerol e shogaol (Figura 1), outra série homóloga e a forma desidratada dos gingeróis, compreendem os constituintes pungentes predominantes no gengibre seco. A percepção sensorial do gengibre também advém dos óleos voláteis, que consistem principalmente em hidrocarbonetos sesquiterpênicos, predominantemente zingeberenos, curcumeno e farneseno.[42] Existem no Brasil dois fitoterápicos registrados compostos do extrato seco de *Z. officinale*, Gengimin® e Ginbre®. São extratos padronizados em gingeróis, os quais são responsáveis pela atividade antiemética desses fitoterápicos.[43,44]

Cúrcuma (*Curcuma longa*)

Parte usada: rizoma.

A cúrcuma (*Curcuma longa*, sinonímia *C. domestica*), espécie originária do Sudeste Asiático, é considerada uma preciosa especiaria. Ela é amplamente utilizada como tempero, conservante de alimentos e corante. Cúrcuma tem sido procurada como alternativa aos pigmentos sintéticos em função da sua proibição nos principais países da América do Norte e da Europa. Ela é um dos principais ingredientes usados para fazer o *curry* e também dá à mostarda sua cor amarela brilhante.[45] Além de seus usos culinários, a cúrcuma tem sido amplamente utilizada na medicina tradicional em todo o mundo. A curcumina (derivado fenilpropanoide) (Figura 1) é seu principal componente bioativo e demonstrou ter um amplo espectro de ações biológicas que incluem propriedades anti-inflamatória, antioxidante, anticancerígena, anticoagulante, antidiabética, antibacteriana, antifúngica, antiprotozoária, antiviral, entre outras.[45,46] Essa planta é listada na Farmacopeia Brasileira 6ª edição e possui um fitoterápico registrado na Anvisa, Motore®, o qual compreende um extrato seco de *C. longa* rico em curcuminoides, destinado ao tratamento da osteoartrite e da artrite reumatoide, e tem ação anti-inflamatória e antioxidante.[47]

Gergelim (*Sesamum indicum*)

Parte usada: sementes.

S. indicum é considerada uma das oleaginosas mais antigas, cultivada há séculos especialmente na África e na Ásia. A planta, sobretudo sua semente, é tradicionalmente utilizada para diversos fins, como culinário, suplemento dietético e medicinais em diversas partes do mundo. Suas sementes têm potencial nutritivo e medicinal. O potencial terapêutico dessa planta é decorrente, principalmente, da presença das lignanas sesamina, sesamol e sesamolina em suas sementes.[48] Sesamina (Figura 1) é a lignana mais abundante no óleo da semente de gergelim, a qual apresenta propriedades farmacológicas já bem conhecidas como antioxidantes, anticolesterolemiantes, hipolipemiantes, anti-hipertensivas, neuroprotetivas e anti-inflamatórias.[49,50] Um estudo *in vivo* demonstrou que sesamina fornecida com alimentos suprimiu a carcinogênese mamária em ratos. *In vitro*, a sesamina inibiu a proliferação de células de leucemia e de câncer de cólon, próstata, mama, pâncreas e pulmão.[51,52]

Alecrim (*Rosmarinus officinalis*)

Parte usada: partes aéreas.

R. officinalis é uma planta aromática originária da região do Mediterrâneo. O alecrim tem sido amplamente utilizado não só na culinária, sobretudo para modificar e realçar sabores, como também na medicina tradicional. Essa planta é uma fonte rica de compostos fenólicos e suas propriedades são derivadas de seus extratos e óleos essenciais. Ambos são usados para o tratamento de doenças e na preservação de alimentos.[53] Os principais constituintes encontrados nos extratos de *R. officinalis* L. são ácido rosmarínico, ácido cafeico, ácido clorogênico, cânfora, ácido ursólico, ácido betulínico, ácido carnósico e carnosol. Em relação ao seu óleo essencial, os principais compostos presentes são cânfora, 1,8-cineol, α-pineno, borneol, β-pineno e limoneno. Portanto, *R. officinalis* é composta principalmente por compostos fenólicos, di e triterpenos e óleos essenciais. A forte atividade antioxidante desse extrato é principalmente atribuída aos seus compostos fenólicos. Vários estudos têm demonstrado inúmeras outras atividades farmacológicas que essa planta exerce como antibacteriana, antidiabética, anti-inflamatória, antitumoral, entre outras.[53,54] Além de seus usos terapêuticos, o alecrim tem aplicações potenciais em formulações cosméticas e no tratamento de condições patológicas e não patológicas, como celulite, alopecia, dano ultravioleta e envelhecimento.[55]

Canela (*Cinnamomum verum*)

Parte usada: casca do caule.

Planta nativa do Sri Lanka, que graças ao seu perfil aromático e grande acúmulo de óleo essencial se espalhou pelos 5 continentes. A maior produção mundial fica na Indonésia e o principal mercado consumidor é a América do Norte. Seu aroma característico é gerado pelo cinamaldeído (Figura 1), que representa até 90% da composição do óleo essencial e é responsável por diversas de suas propriedades farmacológicas, como antibacteriana, antioxidante e controle da hiperglicemia. Em ensaios clínicos, um extrato aquoso de canela foi capaz de melhorar a resistência à insulina em pacientes com sobrepeso.[56,57] Outro fator relevante sobre o cinamaldeído é seu efeito hipotensivo, possivelmente devido à vasodilatação periférica. A capacidade vasodilatadora do cinamaldeído pode ser decorrente do fato de impedir o influxo e a liberação de Ca^{2+}; assim, o consumo diário de canela pode evitar o progresso da hipertensão em diabetes tipo 1 e 2 ao reduzir a contratilidade vascular, além de seu efeito insulinotrópico na deficiência de insulina.[58]

REFERÊNCIAS

1. Sharifi-Rad J et al. Ellagic acid: a review on its natural sources, chemical stability, and therapeutic potential. Oxid Med Cell Longev. 2022:3848084.
2. Saeedi M, Khezri K, Seyed Zakaryaei A, Mohammadamini H. A comprehensive review of the therapeutic potential of α-arbutin. Phytother Res. 2021;35:4136-4154.
3. Lončar M et al. Coumarins in food and methods of their determination. Foods. 2020;9.
4. Korkina L, Kostyuk V, De Luca C, Pastore S. Plant phenylpropanoids as emerging anti-inflammatory agents. Mini Rev Med Chem. 2011;11:823-835.
5. Neelam KA, Sharma KK. Phenylpropanoids and its derivatives: biological activities and its role in food, pharmaceutical and cosmetic industries. Crit Rev Food Sci Nutr. 2020;60:2655-2675.
6. Cheah HL, Lim V, Sandai D. Inhibitors of the glyoxylate cycle enzyme ICL1 in Candida albicans for potential use as antifungal agents. PLoS One. 2014;9:e95951.
7. De Vita D et al. Activity of caffeic acid derivatives against Candida albicans biofilm. Bioorganic & Medicinal Chemistry Letters. 2014;24:1502-1505.

8. Damasceno SS, Dantas BB, Ribeiro-Filho J, Araújo DAM, da Costa JGM. Chemical properties of caffeic and ferulic acids in biological system: implications in cancer therapy. A Review. Current Pharmaceutical Design. 2017;23:3015-3023.
9. Espíndola KMM et al. Chemical and pharmacological aspects of caffeic acid and its activity in hepatocarcinoma. Frontiers in Oncology. 2019;9.
10. Alam M et al. Potential therapeutic implications of caffeic acid in cancer signaling: past, present, and future. Front Pharmacol. 2022;13:845871.
11. Maurya DK, Devasagayam TPA. Antioxidant and prooxidant nature of hydroxycinnamic acid derivatives ferulic and caffeic acids. Food and Chemical Toxicology. 2010;48:3369-3373.
12. Food and Drug Administration, U. S. Food and drugs; part 352: Sunscreen drug products for over-the-counter human use. 2018.
13. Santana-Gálvez J, Cisneros-Zevallos L, Jacobo-Velázquez DA. Chlorogenic acid: Recent advances on its dual role as a food additive and a nutraceutical against metabolic syndrome. Molecules. 2017;22:358.
14. Zhu JJ, Jiang JG. Pharmacological and nutritional effects of natural coumarins and their structure-activity relationships. Mol Nutr Food Res. 2018;e1701073.
15. Venugopala KN, Rashmi V, Odhav B. Review on natural coumarin lead compounds for their pharmacological activity. BioMed Research International. 2013:963248.
16. Mazimba O. Umbelliferone: Sources, chemistry and bioactivities review. Bulletin of Faculty of Pharmacy. 2017;55:223-232.
17. Althunibat OY et al. Umbelliferone prevents isoproterenol-induced myocardial injury by upregulating Nrf2/HO-1 signaling, and attenuating oxidative stress, inflammation, and cell death in rats. Biomed Pharmacother. 2022;149:112900.
18. Sun C, Zhao W, Wang X, Sun Y, Chen X. A pharmacological review of dicoumarol: An old natural anticoagulant agent. Pharmacological Research. 2020;160:105193.
19. Río JAD et al. In: Rahman AU (ed.). Studies in natural products chemistry. v. 43. Elsevier; 2014. p.145-195.
20. Wu A. et al. Xanthotoxin (8-methoxypsoralen): A review of its chemistry, pharmacology, pharmacokinetics, and toxicity. Phytother Res. 2022;36:3805-3832.
21. CDDI. Cortellis drug discovery intelligence. Disponível em: https://www.cortellis.com/drugdiscovery/. Acesso em: 11 jun. 2023.
22. Bruni R et al. Botanical sources, chemistry, analysis, and biological activity of furanocoumarins of pharmaceutical interest. Molecules. 2019;24.
23. Zálešák F, Bon D, Pospisil J. Lignans and neolignans: Plant secondary metabolites as a reservoir of biologically active substances. Pharmacological Research. 2019;146:104284.
24. Shah Z et al. Podophyllotoxin: history, recent advances and future prospects. Biomolecules. 2021;11:603.
25. Shabgah AG et al. Arctigenin, an anti-tumor agent; a cutting-edge topic and up-to-the-minute approach in cancer treatment. Eur J Pharmacol. 2021;909:174419.
26. Zhou B, Wang L, Liang Y, Li J, Pan X. Arctiin suppresses H9N2 avian influenza virus-mediated inflammation via activation of Nrf2/HO-1 signaling. BMC Complement Med Ther. 2021;21:289.
27. Gao Q, Yang M, Zuo Z. Overview of the anti-inflammatory effects, pharmacokinetic properties and clinical efficacies of arctigenin and arctiin from Arctium lappa L. Acta Pharmacol Sin. 2018;39:787-801.
28. Pitaro M et al. Coumarin-induced hepatotoxicity: a narrative review. Molecules. 2022;27(24):9063.
29. Aijaz M et al. Chemical, biological, and pharmacological prospects of caffeic acid. Biointerface Res Appl Chem. 2022;13:324.
30. Amoah SK, Sandjo LP, Kratz JM, Biavatti MW. Rosmarinic acid-pharmaceutical and clinical aspects. Planta Med. 2016;82:388-406.

31. Deyno S et al. Efficacy and safety of cinnamon in type 2 diabetes mellitus and pre-diabetes patients: a meta-analysis and meta-regression. Diabetes Research and Clinical Practice. 2019;156:10781.
32. Calabrese C et al. Eviendep® reduces number and size of duodenal polyps in familial adenomatous polyposis patients with ileal pouch-anal anastomosis. World J Gastroenterol. 2013;19:5671-5677.
33. Li M-T et al. Phyllanthus Niruri L. Exerts protective effects against the calcium oxalate-induced renal injury via ellgic acid. Frontiers in Pharmacology. 2022;13.
34. Ximenes TVN et al. Baccharis trimera infusion reduces macrophages activation and high-fat diet--induced metabolic disorders in mice. Pharmaceuticals (Basel). 2022;15.
35. Ghodousi M, Karbasforooshan H, Arabi L, Elyasi S. Silymarin as a preventive or therapeutic measure for chemotherapy and radiotherapy-induced adverse reactions: a comprehensive review of preclinical and clinical data. Eur J Clin Pharmacol. 2023;79:15-38.
36. Chicca A et al. Synergistic immunomopharmacological effects of N-alkylamides in Echinacea purpurea herbal extracts. Int Immunopharmacol. 2009;9:850-858.
37. Burlou-Nagy C et al. Echinacea purpurea (L.) Moench: biological and pharmacological properties. A Review. Plants. 2022;11:1244.
38. Li Y et al. Rhodiola rosea L.: an herb with anti-stress, anti-aging, and immunostimulating properties for cancer chemoprevention. Current Pharmacology Reports. 2017;3:384-395.
39. Zhao X et al. Salidroside liposome formulation enhances the activity of dendritic cells and immune responses. Int Immunopharmacol. 2013;17:1134-1140.
40. Espín JC, González-Sarrías A, Tomás-Barberán FA. The gut microbiota: A key factor in the therapeutic effects of (poly)phenols. Biochem Pharmacol. 2017;139:82-93.
41. Dissanayake KGC, Liyanage R, Waliwita WALC. A review on medicinal uses of Zingiber officinale (Ginger). 2020;10:142-148.
42. Gupta SK, Sharma A. Medicinal properties of Zingiber officinale Roscoe — A review. IOSR Journal of Pharmacy and Biological Sciences. 2014;9:124-129.
43. Anvisa. Registro Anvisa nº 1146200380095 – GINBRE. 2020.
44. Anvisa. Registro Anvisa nº 1039001850041 – GENGIMIN. 2013.
45. Krishi V et al. Medicinal properties of turmeric (Curcuma longa L.): A review. 2018;6(4):1354-1357.
46. Filho A, Souza R, Braz L, Tavares M. Cúrcuma: Planta medicinal, condimentar e de outros usos potenciais. Ciencia Rural. 2020;30.
47. Anvisa. Registro Anvisa nº 1057304420041 – MOTORE. 2012.
48. Amoo SO, Okorogbona AOM, Du Plooy CP, Venter SL. In: Kuete V. (ed.) Medicinal spices and vegetables from africa. Academic Press; 2017. p.549-579.
49. Mili A, Das S, Nandakumar K, Lobo R. A comprehensive review on Sesamum indicum L.: botanical, ethnopharmacological, phytochemical, and pharmacological aspects. J Ethnopharmacol. 2021;281:114503.
50. Michailidis D, Angelis A, Aligiannis N, Mitakou S, Skaltsounis L. Recovery of sesamin, sesamolin, and minor lignans from sesame oil using solid support-free liquid-liquid extraction and chromatography techniques and evaluation of their enzymatic inhibition properties. Front Pharmacol. 2019;10:723.
51. Harikumar KB et al. Sesamin manifests chemopreventive effects through the suppression of NF--kappa B-regulated cell survival, proliferation, invasion, and angiogenic gene products. Mol Cancer Res. 2010;8:751-761.
52. Andargie M, Vinas M, Rathgeb A, Möller E, Karlovsky P. Lignans of sesame (Sesamum indicum L.): A comprehensive review. Molecules. 2021;26.
53. Andrade JM. et al. Rosmarinus officinalis L.: an update review of its phytochemistry and biological activity. Future Sci OA. 2018;4:Fso283.

54. Nieto G, Ros G, Castillo J. Antioxidant and antimicrobial properties of rosemary (Rosmarinus officinalis, L.): A review. Medicines. 2018;5:98.
55. de Macedo LM et al. Rosemary (Rosmarinus officinalis L., syn Salvia rosmarinus Spenn.) and its topical applications: A review. Plants (Basel). 2020;9.
56. Nabavi SF et al. Antibacterial effects of cinnamon: from farm to food, cosmetic and pharmaceutical industries. Nutrients. 2015;7:7729-7748.
57. Kumar S, Kumari R, Mishra S. Pharmacological properties and their medicinal uses of Cinnamomum: A review. Journal of Pharmacy and Pharmacology. 2019;71:1735-1761.
58. Rao PV, Gan SH. Cinnamon: a multifaceted medicinal plant. Evidence-Based Complementary and Alternative Medicine. 2014.

8

Flavonoides

Jackson Roberto Guedes da Silva Almeida
Christiane Adrielly Alves Ferraz
Raimundo Gonçalves de Oliveira Junior

INTRODUÇÃO

O termo flavonoide deriva do latim *flavus* (dourado, amarelo) e justifica o fato de esses metabólitos serem considerados pigmentos distribuídos em uma grande variedade de frutas, legumes e plantas medicinais. Em algumas plantas, os flavonoides são responsáveis pela coloração das flores, atraindo insetos polinizadores. Por se tratar de compostos que absorvem na região ultravioleta (UV), os flavonoides são percebidos por insetos, que são eficientemente atraídos e guiados ao néctar, assegurando o transporte de pólen, condição primordial para a manutenção da espécie vegetal. O padrão de coloração desses metabólitos pode variar em função da sua subclasse: amarela (chalconas, auronas e alguns flavonoides), laranja (catequinas) e vermelha a violeta (antocianinas). Eles também podem atuar como copigmentos, contribuindo para padrões de coloração distintos em flores.

De modo geral, os flavonoides podem ser encontrados em todas as partes do vegetal. Sua presença na cutícula foliar e em células epidérmicas está relacionada ao seu papel fotoprotetor contra a radiação UV. No vegetal, os flavonoides comportam uma estrutura fenólica que assegura um efeito antioxidante, controlando o estresse oxidativo celular. Eles também exercem papel importante na resistência do tecido vegetal aos fitopatógenos presentes no meio (fungos, bactérias, leveduras etc.), o que tem atraído a atenção da indústria farmacêutica especializada na produção de antifúngicos e antibióticos, além do setor agropecuário na produção de inseticidas.

A maior parte dos flavonoides identificados até hoje é descrita em plantas terrestres mais desenvolvidas. Contudo, esses metabólitos já foram detectados em organismos primitivos, tais como microalgas e cianobactérias.[1] Em briófitas, é comum encontrar flavonas do tipo *O* – e *C*-heterosídeos,[2] enquanto alguns grupos de pteridófitas são caracterizados pela presença de biflavonoides, por exemplo, as espécies da família Selaginellaceae.[3-6] Em gimnospermas, é notável a presença de proantocianidinas, além de heterosídeos de flavonas e flavonóis, cuja distribuição varia de acordo com o órgão vegetal (cascas do caule, folhas, talos etc.).

É nas angiospermas que a diversidade estrutural máxima dos flavonoides é alcançada. Inúmeras subclasses diferentes de flavonoides já foram relatadas em espécies de Asteraceae, considerada uma das principais famílias botânicas em que os flavonoides ocorrem.[7] A distribuição dessas moléculas em angiospermas é tão variável que sua identificação é, inclusive, levada em conta nos diferentes sistemas taxonômicos propostos a fim de auxiliar na classificação das espécies. Nesse sentido, os flavonoides também desempenham papel importante como marcadores quimiotaxonômicos.

Do ponto de vista estrutural, os flavonoides apresentam 15 átomos de carbono no seu núcleo fundamental, constituído por duas fenilas ligadas por uma cadeia de três carbonos, formando um sistema C_6-C_3-C_6. Na verdade, o núcleo fundamental dos flavonoides é resultante da condensação de três unidades de acetato com uma unidade do tipo fenilpropanoide, cuja rota biossintética será detalhada no próximo tópico. Quando adquirem estrutura tricíclica, os núcleos são denominados A, B e C, seguindo a ordem de obtenção biossintética. Finalmente, os carbonos recebem numeração com números ordinários para os núcleos A e C, e os mesmos números seguidos de uma linha (') são atribuídos aos carbonos do anel B (Figura 1). Excepcionalmente, as chalconas recebem numeração diferente, sendo os anéis A e B enumerados de 1 a 6, com linhas atribuídas aos carbonos do anel A (1'-6'). A estrutura química dos flavonoides pode variar em função das substituições dos anéis A e B (OH, CH_3, OCH_3, unidades de açúcar, entre outros), e do padrão de oxidação do anel C, essencial para a subclassificação dessa classe de metabólitos secundários.[8,9]

ORIGEM BIOSSINTÉTICA

Os flavonoides derivam de uma rota biossintética mista, envolvendo a condensação de um triacetato (anel A) e de uma unidade de ácido cinâmico (anel B), provenientes da via dos policetídeos (acetil-CoA) e do ácido chiquímico, respectivamente (Figura 2).

A condensação de um derivado hidroxicinâmico, geralmente *p*-cumaroil-CoA, e três unidades malonil-CoA, forma uma chalcona de 15 átomos de carbono (4,2',4',6'-tetraidroxichalcona), que é o precursor das demais subclasses

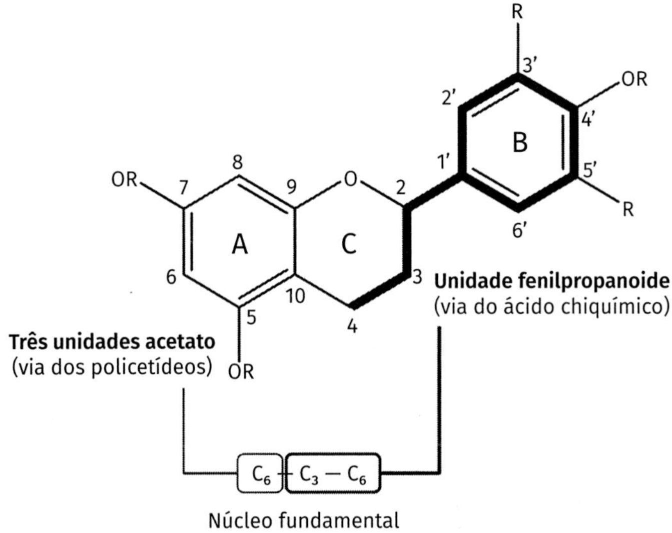

FIGURA 1 Núcleo fundamental dos flavonoides e numeração adotada.
Fonte: adaptação de Bruneton.[10]

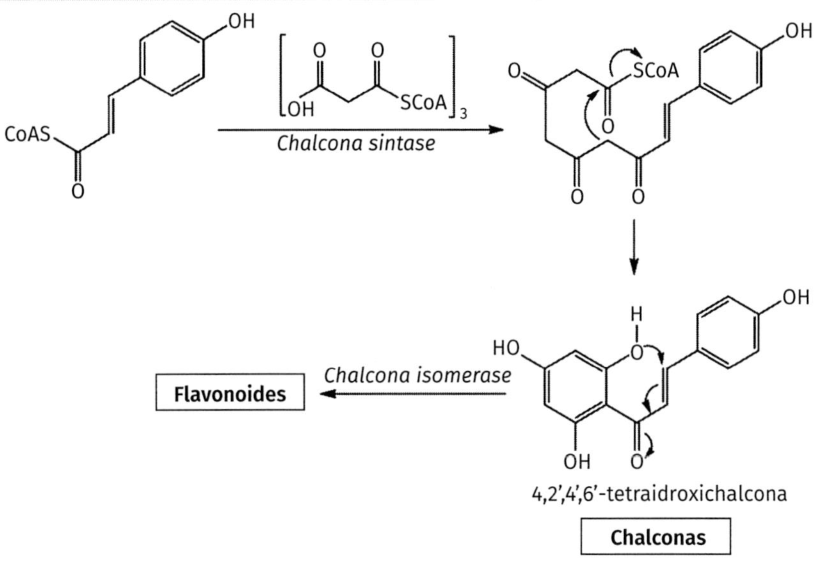

FIGURA 2 Condensação das unidades *p*-cumaroil-CoA e malonil-CoA catalisadas pela chalcona sintase, resultando na formação do precursor imediato dos flavonoides (4,2',4',6'-tetraidroxichalcona).
Fonte: adaptação de Bruneton.[10]

de flavonoides. A reação de formação da chalcona é catalisada pela enzima chalcona sintase. O derivado obtido sofre ciclização estereoespecífica por ação da enzima chalcona isomerase, dando origem a uma (2*S*)-flavanona, frequentemente encontrada em espécies de *Citrus* sp., a naringenina.[10] A partir daí, uma sequência de reações de oxidação e redução mediadas por enzimas expressas na célula vegetal pode ocorrer, resultando na formação das demais subclasses de flavonoides (Figura 3).

Uma reação de hidroxilação das (2*S*)-flavanonas ocorre na posição C-3, mediada pela ação da enzima flavanona-3-hidroxilase, resultando, por exemplo, na conversão da (2*S*)-naringenina em (2*R*,3*R*)-di-hidrocanferol. Por sua vez, o derivado formado é utilizado como substrato pela enzima flavonol sintase, que introduz a ligação dupla entre C-2 e C-3, dando origem ao canferol (um flavonol). Os flavanóis e antocianinas formados provêm da ação de uma di-hidroflavanol-4-redutase dependente de NADPH, representando as principais subclasses de flavonoides cuja função carbonila em C-4 é ausente.[9,10] Todos os grupos flavonoídicos aqui citados podem sofrer ainda a ação de hidroxilases e *O*-metil-transferases, capazes de adicionar, respectivamente, grupos hidroxila e metoxila às demais posições livres dos anéis A e B, após a formação do núcleo fundamental. As posições C-5 e C-7 do anel A são frequentemente hidroxiladas, pois esse padrão de substituição é definido na etapa inicial da rota biossintética dos flavonoides, quando ocorre a condensação das unidades *p*-cumaroil-CoA e malonil-CoA.

Os flavonoides também são frequentemente encontrados na natureza sob a forma de heterosídeos, cuja formação depende de transferases igualmente específicas quanto ao substrato e à posição da ligação osídica. Vale ressaltar que a formação da ligação glicosídica depende da presença de unidades de uridina difosfato (UDP). Para diferenciação, a porção do flavonoide livre, ou seja, sem a porção osídica, é denominada genina ou aglicona. Apesar de ocorrer com menor frequência, os flavonoides podem ser isolados em forma acetilada, normalmente produzida pela ação regioespecífica de acil-transferases que costumam catalisar a acilação de determinados heterosídeos, principalmente heterosídeos antocianidínicos.

PROPRIEDADES FÍSICO-QUÍMICAS

Por assumirem diversos padrões de substituição, os flavonoides costumam ter solubilidade variável. De modo geral, os heterosídeos costumam ser solúveis em água e em soluções hidroalcoólicas (metanol:água ou etanol:água), mas insolúveis em solventes orgânicos de menor polaridade, onde geralmente precipitam. Em contrapartida, as geninas costumam ser solúveis em solventes

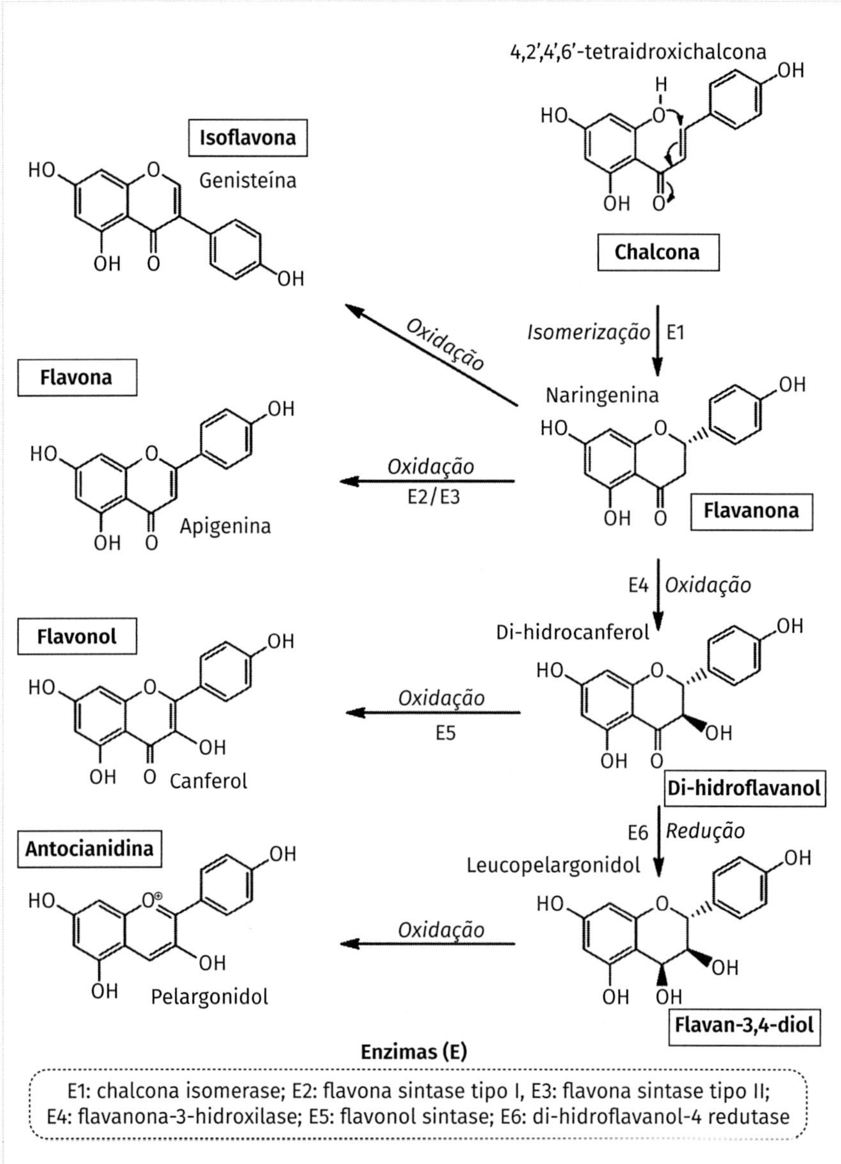

FIGURA 3 Reações biossintéticas entre os principais grupos de flavonoides.
Fonte: adaptação de Bruneton.[10]

orgânicos de polaridade baixa e intermediária (diclorometano, clorofórmio e acetato de etila, principalmente) e são pouco solúveis em água. Em razão do caráter fenólico, elas também são solúveis em soluções aquosas alcalinas. Evidentemente, a natureza da porção osídica, o grau de insaturação, o grau de hidroxilação e a posição dos grupos na molécula podem interferir diretamente na solubilidade dos flavonoides.

Quanto ao aspecto, os flavonoides costumam ser obtidos na forma de pós amorfos ou cristais. As agliconas costumam ser obtidas na forma de cristais amarelos, por exemplo. Contudo, essa é uma característica extremamente variável e não deve ser utilizada no cotidiano de um laboratório de produtos naturais como parâmetro para identificação ou classificação estrutural.

A presença do núcleo benzopirona confere aos flavonoides espectros de absorção característicos na região do UV, compostos por duas bandas de absorção máxima: banda I, entre 300 e 400 nm, atribuída à presença do anel B; e banda II, entre 240 e 285 nm, atribuída à presença do anel A.[9] Esse perfil de absorção no UV facilita a detecção e permite a quantificação de flavonoides em diversos tipos de amostra, incluindo extratos vegetais, frações enriquecidas, alimentos, cosméticos e medicamentos.

MÉTODOS DE EXTRAÇÃO E CARACTERIZAÇÃO

A extração clássica dos flavonoides a partir de uma droga vegetal é realizada com solventes de polaridade elevada, frequentemente metanol ou etanol, puros ou em mistura com água (70-90 : 30-10).[10] Em seguida, pode-se proceder à evaporação do solvente orgânico, e sobre a solução aquosa restante é possível adicionar solventes orgânicos não miscíveis em água (éter etílico, diclorometano, clorofórmio ou acetato de etila) para prosseguir com uma etapa de extração líquido-líquido das geninas.

A extração a partir da droga vegetal também pode ser realizada com solventes orgânicos em ordem crescente de polaridade, permitindo também o fracionamento dos constituintes. Nesse caso, inicia-se o processo de extração sólido-líquido com solventes de baixa polaridade (éter de petróleo, hexano, ciclo-hexano), visando à retirada de ácidos graxos, pigmentos (clorofilas e carotenoides), óleos e gorduras. Posteriormente, solventes de polaridade intermediária (diclorometano, clorofórmio, acetato de etila, éter etílico) podem ser utilizados para recuperar agliconas pouco polares, como flavonas, flavonóis, flavanonas, isoflavonas e flavonoides polimetoxilados. Finalmente, solventes de polaridade maior (*n*-butanol, metanol, acetona, água) podem ser utilizados para extrair chalconas, auronas, flavonoides poli-hidroxilados e heterosídeos.

Caso o objetivo seja obter unicamente as geninas, etapas de hidrólise química ou enzimática também podem ser empregadas. Do contrário, é preciso estar atento à extração dos heterosídeos, uma vez que estes podem ser degradados em altas temperaturas ou por ação enzimática. Nesse caso, a estabilização da droga vegetal e extrações a frio precisam ser realizadas.

Uma vez extraídos, os flavonoides podem ser caracterizados de diversas maneiras. Apesar de técnicas modernas serem muito utilizadas na determinação qualiquantitativa de flavonoides em extratos vegetais, tais como a cromatografia líquida de alta eficiência acoplada a um sistema de detecção (espectrometria de massas, detector ultravioleta, ressonância magnética nuclear, entre outros), ensaios colorimétricos clássicos ainda são utilizados para verificar a presença dessa classe de metabólitos secundários. Alguns exemplos de reações de detecção de flavonoides são apresentados a seguir:

- Reação de cianidina, de Shinoda ou hidrogenação: esse ensaio se baseia na redução de flavonas e flavonóis na presença de hidrogênio proveniente da adição de magnésio metálico em meio ácido, geralmente uma solução alcoólica contendo HCl. Ao sofrerem redução, os derivados flavonoídicos de coloração tipicamente amarela são convertidos em cátion flavilium, que apresenta coloração avermelhada (Figura 4). A mudança de coloração indica, portanto, resultado positivo para a presença de flavonas e flavonóis. Vale ressaltar que esse ensaio produz resultado negativo na presença de chalconas e isoflavonas. A presença de clorofila no extrato também pode conduzir a resultados falso-negativos. Nesse caso, sugere-se realizar a retirada de clorofilas por meio de lavagem do extrato com solventes de baixa polaridade (clorofórmio e diclorometano, por exemplo).
- Reação de quelação por metais e metaloides: na presença de metais, pode ocorrer quelação do sistema oxifenil-benzopirona (cetona em posição C-4 e hidroxila fenólica em C-5), produzindo um efeito batocrômico que se tra-

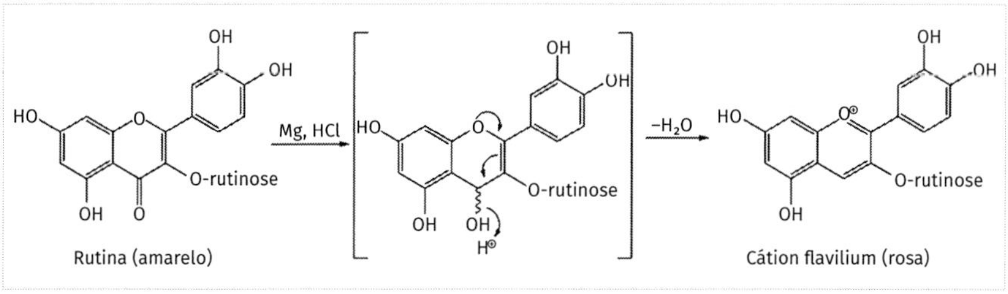

FIGURA 4 Reação de cianidina na detecção de flavonoides em extratos vegetais.
Fonte: elaboração dos autores.

duz em emissão de uma fluorescência amarela intensa sob lâmpada de luz UV. Assim, soluções de cloreto férrico ($FeCl_3$), cloreto de alumínio ($AlCl_3$) e 2-aminoetil-difenilborinato (reagente NEU) podem ser empregadas na revelação de placas de cromatografia em camada delgada (CCD) para a detecção da presença de flavonoides (Figura 5).

Análises por CCD costumam ser empregadas no cotidiano de um laboratório de produtos naturais para caracterização de drogas vegetais contendo flavonoides. A escolha do eluente dependerá do grupo de flavonoides presente na amostra. Para heterosídeos, por exemplo, sistemas de solvente empregando acetato de etila, água e ácido fórmico são ideais. Para agliconas, sistemas compostos por solventes de menor polaridade podem ser utilizados. Após eluição, as placas devem ser visualizadas em câmara de luz UV, usualmente nos comprimentos de onda de 254 e 365 nm, região do UV em que a maior parte dos flavonoides costuma absorver. O padrão de coloração e fluorescência emitidos costuma variar em função do grupo flavonoídico (flavona, flavanona, flavonol etc.) e

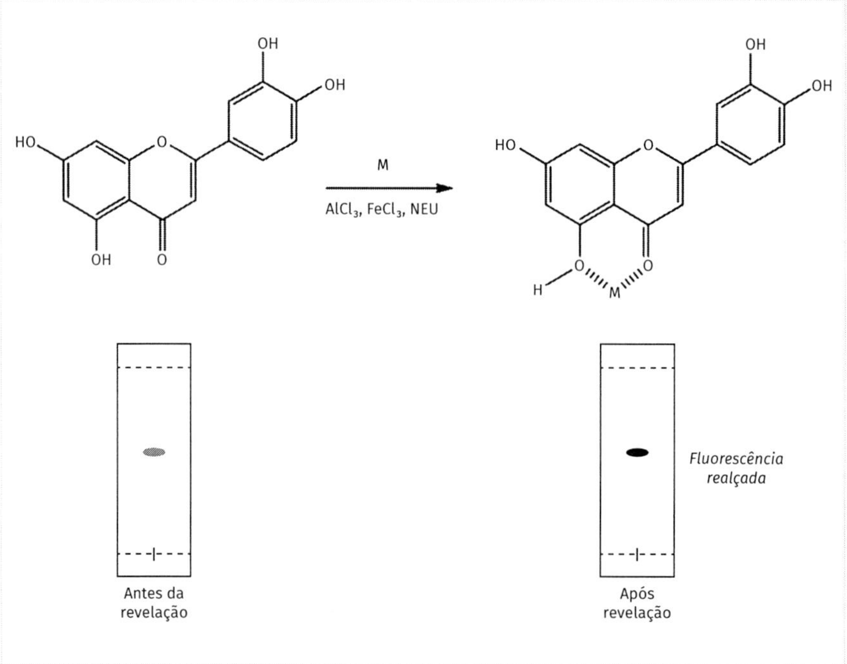

FIGURA 5 Reação de quelação de flavonoides empregando soluções de metais ou metaloides e representação da reação em placa de cromatografia em camada delgada.
Fonte: elaboração dos autores.

do grau de hidroxilação. Diferentes sistemas de eluição e padrões de coloração para flavonoides em CCD podem ser verificados no livro *Plant Drug Analysis: A Thin Layer Chromatography Atlas.*[11]

PROPRIEDADES FARMACOLÓGICAS

A diversidade estrutural dos flavonoides justifica as inúmeras atividades farmacológicas relatadas para essa classe de metabólitos, com base em mecanismos de ação igualmente diversificados em função do transtorno de saúde estudado. De modo geral, os flavonoides podem apresentar atividades antimicrobiana, antioxidante, antiviral, anti-inflamatória, antitumoral, cicatrizante, anti-hemorrágica, hipnótico-sedativa, além de atuar na regulação hormonal. No Quadro 1 são listadas algumas espécies vegetais ricas em flavonoides e suas respectivas propriedades farmacológicas.

QUADRO 1 Exemplos de plantas medicinais ricas em flavonoides e suas respectivas propriedades biológicas

Espécie	Flavonoide	Subclasse	Atividade biológica
Vitis vinifera	Malvidina	Antocianina	Antioxidante
Citrus reticulata	Naringenina	Flavanona	Antioxidante
Hypericum perforatum	Leucoantocianidina	Proantocianidinas	Antioxidante
Glycine max	Genisteína	Isoflavona	Antitumoral
Camellia sinensis	Epigalocatequina-3-galato	Catequina	Antitumoral, anti-inflamatório
Achyrocline satureioides	Quercetina, luteolina e 3-O-metilquercetina	Flavonol, flavona	Antimicrobiano, antiviral, antioxidante, anti-inflamatório
Scutellaria baicalensis	Baicaleína	Flavona	Antioxidante
Ginkgo biloba	Quercetina e canferol-O-glicosídeo	Heterosídeos	Tônico vascular
Passiflora incarnata, Passiflora alata	Vitexina	Heterosídeo	Ansiolítico leve

Fonte: adaptação de Simões et al.[9]

Alguns flavonoides costumam ser também prescritos de forma isolada, como fitomedicamentos. Eles podem ser encontrados sob a forma de medicamento industrializado ou podem ser manipulados em farmácia magistral conforme a necessidade do paciente. Quercetina, epigalocatequina-3-galato, rutina e diosmina são alguns dos principais flavonoides prescritos atualmente para o controle do estresse oxidativo, processos inflamatórios e melhora da permeabilidade vascular.

Atividade sobre a permeabilidade vascular

Uma das principais propriedades farmacológicas inicialmente reconhecidas para os flavonoides é a atividade protetora capilar ou ação tônico-vascular. Flavonoides como rutina, hesperidina e diosmina são empregados no tratamento de manifestações de insuficiência venosa crônica, tais como varizes e varicosidades, úlceras varicosas e de estase, edema e sensação de cansaço nas pernas. Extratos de Ginkgo biloba também são indicados para o tratamento de insuficiência vascular em virtude da presença de biflavonoides e derivados *O*-glicosilados de quercetina e canferol. Esses compostos são capazes de diminuir a permeabilidade vascular e melhorar a resistência vascular.

Atividade antioxidante

Os flavonoides também são muito conhecidos por sua atividade antioxidante. Quercetina, rutina, apigenina e luteolina são apenas alguns exemplos de flavonoides com atividade antioxidante relatada. Eles são capazes de sequestrar espécies reativas de oxigênio e nitrogênio formadas em diversas circunstâncias, incluindo: a) formação do radical superóxido ($O_2^{\bullet-}$) em resposta à anoxia tecidual; b) produção de $O_2^{\bullet}$ – pela NADPH-oxidase membranar dos leucócitos ativados em resposta ao processo inflamatório; c) formação do radical hidroxila ($OH^{\bullet}$) em presença de íons Fe^{2+} por meio da reação de Fenton; d) produção de radicais carbonados pela ação de $OH^{\bullet}$ ou $NO^{\bullet}$ durante a auto-oxidação lipídica. Em razão da presença de um sistema cromóforo extenso em seu núcleo fundamental, os flavonoides conseguem dissipar melhor a carga residual negativa formada após estabilização/sequestro de radicais livres do meio, o que os torna menos reativos que os radicais de origem, reduzindo, então, o estresse oxidativo celular.

Atividade estrogênica

O efeito estrogênico de plantas com teor significativo de flavonoides tem sido associado, sobretudo, à presença de isoflavonas, consideradas fitoestrógenos. A ipriflavona, por exemplo, é uma isoflavona sintética que previne a reabsorção óssea osteoclástica, promovendo efeito modulador do cálcio livre intracelular, eficaz na prevenção da osteoporose pós-menopausa. Medicamentos à base de isoflavonas de soja (*Glycine max*), uma leguminosa muito consumida no Brasil e no mundo, são indicados na reposição hormonal pós-menopausa em virtude dos seus efeitos análogos ao estrogênio. No Brasil, a isoflavona de soja foi incluída em 2015 na Relação Nacional de Medicamentos Essenciais (Rename), passando a fazer parte do componente básico da Assistência Farmacêutica no Sistema Único de Saúde (SUS).[12]

Inibidores enzimáticos

Muitas das atividades relatadas para os flavonoides são justificadas, *in vivo*, pelo seu papel inibidor enzimático. Em função do grupo flavonoídico e do padrão de substituição da molécula, os flavonoides podem ser facilmente reconhecidos como substratos por enzimas envolvidas em uma série de manifestações clínicas, incluindo processos inflamatórios agudos e crônicos, doenças cardiovasculares (hipertensão arterial, arteriosclerose, hipercolesterolemia, entre outras), diabetes, obesidade e diversos tipos de câncer. Nesse sentido, podemos citar alguns mecanismos de inibição enzimática relatados para flavonoides:[10]

- Inibição da histidina-descarboxilase, essencial para a produção de histamina.
- Inibição da hialuronidase, conservando a integridade da substância fundamental do tecido conjuntivo do sistema vascular.
- Inibição da aldose redutase, envolvida na patogenia da catarata.
- Inibição de proteínas quinases, responsáveis por catalisar a fosforilação de proteínas por meio da transferência de um grupo fosfato a partir do ATP ou GTP. A inibição dessas enzimas possui implicações diretas em processos patológicos cardiovasculares, inflamatórios e no desenvolvimento do câncer.
- Inibição da NO sintase, com implicação direta em processos inflamatórios e papel protetor do endotélio vascular.
- Inibição de lipoxigenases, responsáveis pela produção de leucotrienos, mediadores pró-inflamatórios e de respostas alérgicas.
- Inibição de cicloxigenases, que exercem papel importante na produção de prostaglandinas e tromboxanos, envolvidos no processo inflamatório agudo e na agregação plaquetária, respectivamente.

ESTUDOS CLÍNICOS

Apesar de apresentarem um volume considerável de evidências científicas, a maior parte delas se resume a ensaios pré-clínicos (não clínicos). Os ensaios clínicos envolvendo o uso de flavonoides isolados ou de derivados vegetais à base de flavonoides ainda são insuficientes ou não atendem critérios metodológicos necessários para classificá-los como evidências de alto nível. Entretanto, algumas revisões sistemáticas com metanálise publicadas nos últimos anos apontam o uso de frações enriquecidas de flavonoides, principalmente diosmina, na terapia adjuvante do tratamento de úlcera venosa de membros inferiores e no tratamento de complicações de hemorroidas pós-operatórias.[13,14]

A partir de resultados obtidos de vinte ensaios clínicos randomizados e controlados, uma metanálise concluiu que a suplementação com flavonoides ou frações enriquecidas (flavonas, flavanonas, flavonóis, antocianinas e proantocianidinas) pode ser eficaz na prevenção de infecções respiratórias agudas.[15]

Uma metanálise de ensaios clínicos controlados envolvendo o uso de diferentes subclasses de flavonoides (flavonóis, flavanonas, antocianinas, proantocianidinas e isoflavonas) no tratamento de pacientes obesos apontou os flavonóis como grupo flavonoídico promissor no controle do peso e prevenção da obesidade.[16] Metanálises de estudos do tipo coorte prospectivo indicaram que o consumo de flavonoides contribui para um menor risco de mortalidade provocada por doenças cardiovasculares, previne o desenvolvimento de doença coronariana e diminui o risco de desenvolvimento de diabetes tipo 2.[17-19]

Todavia, as revisões sistemáticas com metanálise citadas ressaltam limitações importantes, principalmente quanto ao baixo número de ensaios clínicos, tamanho de amostra insatisfatório, baixa qualidade metodológica, heterogeneidade clínica e diferenças significativas na composição das intervenções.

PLANTAS MEDICINAIS

Plantas medicinais são bastante utilizadas na medicina tradicional para o tratamento de diversas doenças. São ricas fontes de compostos fenólicos, principalmente os flavonoides, os quais estão relacionados com as atividades biológicas apresentadas pelos diferentes extratos obtidos de tais plantas. Como exemplo, podemos citar a espécie *Passiflora cincinnata* (Passifloraceae), que apresentou atividade antinociceptiva, anti-inflamatória,[20] hipolipemiante[21] e antioxidante.[22] O extrato etanólico das cascas de *Hymenaea martiana* (Fabaceae) apresentou atividade antinociceptiva, anti-inflamatória[23] e antibacteriana;[24] e o extrato etanólico das folhas de *Morus nigra* (Moraceae) apresentou atividade hipoglicemiante e hipolipidêmica.[25]

ALIMENTOS

Nos últimos anos, a busca por hábitos de vida saudáveis tem levado as pessoas a mudanças de comportamento, principalmente em relação à prática de exercícios físicos e consumo de alimentos associados ao seu potencial terapêutico, os alimentos funcionais, os quais têm sido consumidos como medicamentos. Frutas, verduras, cereais e leguminosas são exemplos de alimentos funcionais, pois possuem componentes bioativos, os nutracêuticos, que conferem benefícios fisiológicos além do valor nutricional, desempenhando um papel significativo na redução do risco de doenças. Os flavonoides presentes nos alimentos, às vezes chamados de bioflavonoides, são conhecidos por possuir um caráter funcional impressionante.[26]

Vários estudos têm relatado os benefícios dos flavonoides para a saúde. Concentrações substanciais de bioflavonoides estão presentes em frutas, legumes e chás. Os flavonóis quercetina, miricetina, canferol e rutina podem ser encontrados em cebolas, maçãs, alface e couve.[26] Frutas cítricas, amoras, ameixas, pêssegos, uvas e maçãs são ricas em flavanonas como neo-hesperidina, hesperidina, hesperetina, naringina, e flavonóis como quercetina, rutina, miricetina, canferol e fisetina.[27] Flavonas como tangeretina, nobiletina, apigenina e luteolina são encontradas em tangerinas, brócolis, maçã, hortelã, aipo e uvas. Antocianidinas, como cianidina, delfinidina, malvidina, pelargonidina e peonidina, são abundantemente presentes em bagas, incluindo *cranberry*, morango, mirtilo e framboesa. Outro grupo importante de flavonoides, as chalconas, é abundante em citrinos, maçãs, tomates, feijão e batatas.[28]

Os flavanóis, também chamados de catequinas, ocorrem predominantemente no chá e no cacau. Formas diferentes do chá diferem em sua composição de flavonoides, como o chá verde, que não é fermentado e contém catequinas monoméricas como epigalocatequina, epicatequina, epicatequina-3-galato, epigalocatequina-3-galato; e a forma fermentada, o chá preto, que é rico em catequinas diméricas como as teaflavinas.[29] Isoflavonoides como genisteína, gliciteína e daidzeína são encontrados principalmente em leguminosas, especificamente soja e seus derivados.[30]

REFERÊNCIAS

1. Goiris, K et al. Detection of flavonoids in microalgae from different evolutionary lineages. J Phycol. 2014;50:483-492.
2. Davies KM et al. The evolution of flavonoid biosynthesis: a bryophyte perspective. Front Plant Sci. 2020:11:1-21.
3. Silva GL et al. Cytotoxic biflavonoids from Selaginella willdenowii. Phytochemistry. 1995;40:129-134.
4. Zou ZX et al. Two new biflavonoids from Selaginella doederleinii. Phytochem Lett. 2020;40:126-129.
5. Swamy RC et al. Structurally unique biflavonoids from Selaginella chrysocaulos and Selaginella bryopteris. Chem Biodivers. 2006;3:405-414.
6. Chen N et al. A Novel bihomoflavanonol with an unprecedented skeleton from Pteridium aquilinum. Chinese Herb Med. 2013;5:96-100.

7. Emerenciano VP et al. Flavonoids as chemotaxonomic markers for Asteraceae. Biochem Syst Ecol. 2001;29:947-957.
8. Oliveira LF et al. Farmacognosia pura. Porto Alegre: SAGAH; 2018.
9. Simões CMO et al. Farmacognosia: do produto natural ao medicamento. Porto Alegre: Artmed; 2017.
10. Bruneton J. Pharmacognosie — phytochimie, plantes médicinales. Lavoisier; 2016.
11. Wagner H, Bladt S. Plant drug analysis: a thin layer chromatography atlas. Springer-Verlag; 1995.
12. Brasil. Relação Nacional de Medicamentos Essenciais: Rename 2014. Ministério da Saúde. Secretaria de Ciência, Tecnologia e Insumos Estratégicos. Departamento de Assistência Farmacêutica e Insumos Estratégicos. 2015.
13. Fu H et al. Efficacy and safety of micronized purified flavonoid fractions for the treatment of postoperative hemorrhoid complications: A systematic review and meta-analysis. Phytomedicine. 2022;104:154244.
14. Coleridge-Smith P et al. Venous leg ulcer: A meta-analysis of adjunctive therapy with micronized purified flavonoid fraction. Eur J Vasc Endovasc Surg. 2005;30:198-208.
15. Yao J et al. Flavonoids for treating viral acute respiratory tract infections: a systematic review and meta-analysis of 30 randomized controlled trials. Front Public Heal. 2022;10:102865.
16. Akhlaghi M et al. Flavanols are potential anti-obesity agents, a systematic review and meta-analysis of controlled clinical trials. Nutr Metab Cardiovasc Dis. 2018;28:675-690.
17. Liu YJ et al. Dietary flavonoids intake and risk of type 2 diabetes: A meta-analysis of prospective cohort studies. Clin Nutr. 2014;33:59-63.
18. Kim Y, Je Y. Flavonoid intake and mortality from cardiovascular disease and all causes: A meta-analysis of prospective cohort studies. Clin Nutr ESPEN. 2017;20:68-77.
19. Jiang W et al. Dietary flavonoids intake and the risk of coronary heart disease: A dose-response meta-analysis of 15 prospective studies. Thromb Res. 2015;135:459-463.
20. Lavor EM et al. Ethanolic extract of the aerial parts of Passiflora cincinnata Mast. (Passifloraceae) reduces nociceptive and inflammatory events in mice. Phytomedicine. 2018;47:58-68.
21. Leal AEPB et al. Hypolipidemic potential and safety profile of the ethanolic extract and flour of the peel of Passiflora cincinnata Mast. (Passifloraceae) in mice. Drug Chem Toxicol. 2022:1-10.
22. Leal AEBP et al. Determination of phenolic compounds, in vitro antioxidant activity and characterization of secondary metabolites in different parts of Passiflora cincinnata by HPLC-DAD-MS/MS analysis. Nat Prod Res. 2020;34:995-1001.
23. Pacheco AG M. et al. Antinociceptive and anti-inflammatory activities of Hymenaea martiana Hayne (Fabaceae) in mice. Braz J Biol. 2022;82:1-9.
24. Peixoto RM et al. Treatment of goat mastitis experimentally induced by Staphylococcus aureus using a formulation containing Hymenaea martiana extract. Small Rum Res. 2015;130:229-235.
25. Silva-Junior II et al. Brazilian Morus nigra attenuated hyperglycemia, dyslipidemia, and prooxidant status in alloxan-induced diabetic rats. The Scientific World Journal. 2017:1-10.
26. Kaushal N et al. Flavonoids: Food associations, therapeutic mechanisms, metabolism and nanoformulations. Food Res Int. 2022;157:1-33.
27. Frutos MJ et al. Rutin. Nonvitamin and nonmineral nutritional supplements. Academic Press; 2019. p.111-117.
28. Orlikova B et al. Dietary chalcones with chemopreventive and chemotherapeutic potential. Genes and Nutrition. 2011;6:125-147.
29. He HF et al. Insight into tea flavonoids: composition and chemistry. Food Rev Int. 2021;37:812-823.
30. Alshehri MM et al. Therapeutic potential of isoflavones with an emphasis on daidzein. Oxidative Medicine and Cellular Longevity. 2021:6331630.

9

Taninos

Maiara Prates de Almeida
Paulinne Moreira Lima
Juliano Geraldo Amaral

INTRODUÇÃO

Taninos são substâncias presentes em extratos vegetais que fazem parte da classe dos polifenóis. O químico Armand Séguin foi um dos primeiros cientistas a utilizar o termo tanino para definir a substância orgânica extraída de plantas que era responsável pelo processo de transformação da pele em couro, considerada esta uma técnica milenar. Nesse processo, são formadas ligações entre as fibras de colágeno na pele animal, a qual adquire resistência ao calor, água e abrasivos. Essa propriedade dos taninos de combinar-se com macromoléculas explica a capacidade de precipitarem celulose, pectinas e proteínas. Na Antiguidade Clássica os galhos de carvalho eram utilizados no tratamento de peles de animais para evitar sua putrefação, e nesse processo as peles eram curtidas e transformadas em couro.[1]

São substâncias que se apresentam como metabólitos secundários nas plantas e apresentam tamanhos moleculares diversos e complexos. São encontrados em uma grande variedade de plantas medicinais e também em alimentos, e produzidos em quase todas as partes das plantas, desde as sementes, seguindo as raízes, cascas, madeiras e folhas. Desempenham papel fundamental na defesa desses vegetais, repelindo insetos, fungos e bactérias. Isso se deve ao fato de os taninos complexarem as proteínas de forma irreversível. Tais compostos são responsáveis pela adstringência de muitos frutos e produtos vegetais, em decorrência da precipitação de glicoproteínas salivares, o que ocasiona a perda do poder lubrificante.[2]

Possuem alta massa molecular e têm a capacidade de formar complexos insolúveis em água com proteínas, gelatinas e alcaloides. Historicamente, foram classificados em taninos hidrolisáveis e taninos condensados, mas, na atualidade, a classificação de acordo com suas características químicas e propriedades estruturais foi atualizada. Assim, os taninos podem ser agrupados em condensado (origem flavonoide), hidrolisável (origem não flavonoide), florotaninos (derivados de algas castanhas) e taninos complexos, que apresentam alto peso molecular e são derivados de unidades de flavan-3-ol com taninos hidrolisáveis (galotaninos e elagitaninos) pela ligação C-C.[3]

Para compreender melhor tal determinação, é necessária a análise das suas estruturas moleculares e conformações químicas. Uma perspectiva geral da classificação dos taninos de acordo com a sua estrutura é apresentada na Figura 1. Os taninos hidrolisáveis apresentam um poliol central, como a glicose e outros grupos hidroxilas, cujas funções são esterificadas com o ácido gálico, chamados de galotaninos, ou os elagitaninos, que após sua hidrólise formam o ácido elágico. Podem ser encontrados principalmente em folhas e frutos, como uvas, maçãs e folhas dos chás. Os taninos condensados são mais abundantes e estruturalmente mais complexos. São oligômeros e polímeros de unidades de flavonoides derivados da flavan-3-ol e flavan-3,4-diol, chamados também de proantocianidinas.[4] São amplamente distribuídos em vegetais, frutas, cascas, caules, polpas.

Os taninos complexos possuem alto peso molecular, criados como resultado da ligação entre flavan-3-óis com galotaninos ou elagitaninos. Esse tipo de tanino pode ser obtido de espécies arbóreas como *Quercus* sp. e *Castanea sativa*. Já os florotaninos são polifenóis obtidos de algas marinhas marrons e formados por floroglucinol (1,3,5-tri-hidroxibenzeno), sintetizados pela via acetato-malonato. Eles são agrupados em seis grupos principais (fucóis, floretóis, fucofloretóis, fu-halóis, carmalóis e ecóis), dependendo do tipo de ligação entre as unidades floroglucinol e seu conteúdo de grupos hidroxila. Esses taninos, que podem representar até 30% do peso seco das algas marinhas, demonstraram exercer atividades antimicrobianas, fotoprotetoras ou antioxidantes, entre outras.[3]

Sua importância é histórica, decorrente do seu uso milenar no curtimento do couro, e, posteriormente, com o avanço no campo científico, a partir das descobertas acerca das suas propriedades farmacológicas, os taninos se firmaram como um dos principais compostos presentes em determinadas plantas medicinais e alimentos.

PROPRIEDADES FÍSICO-QUÍMICAS

Quanto às propriedades físico-químicas dos taninos, umas das suas características marcantes é a capacidade adstringente. Ao ingerirmos um alimento ou bebida, de um vegetal rico em taninos, rapidamente o seu poder adstringente

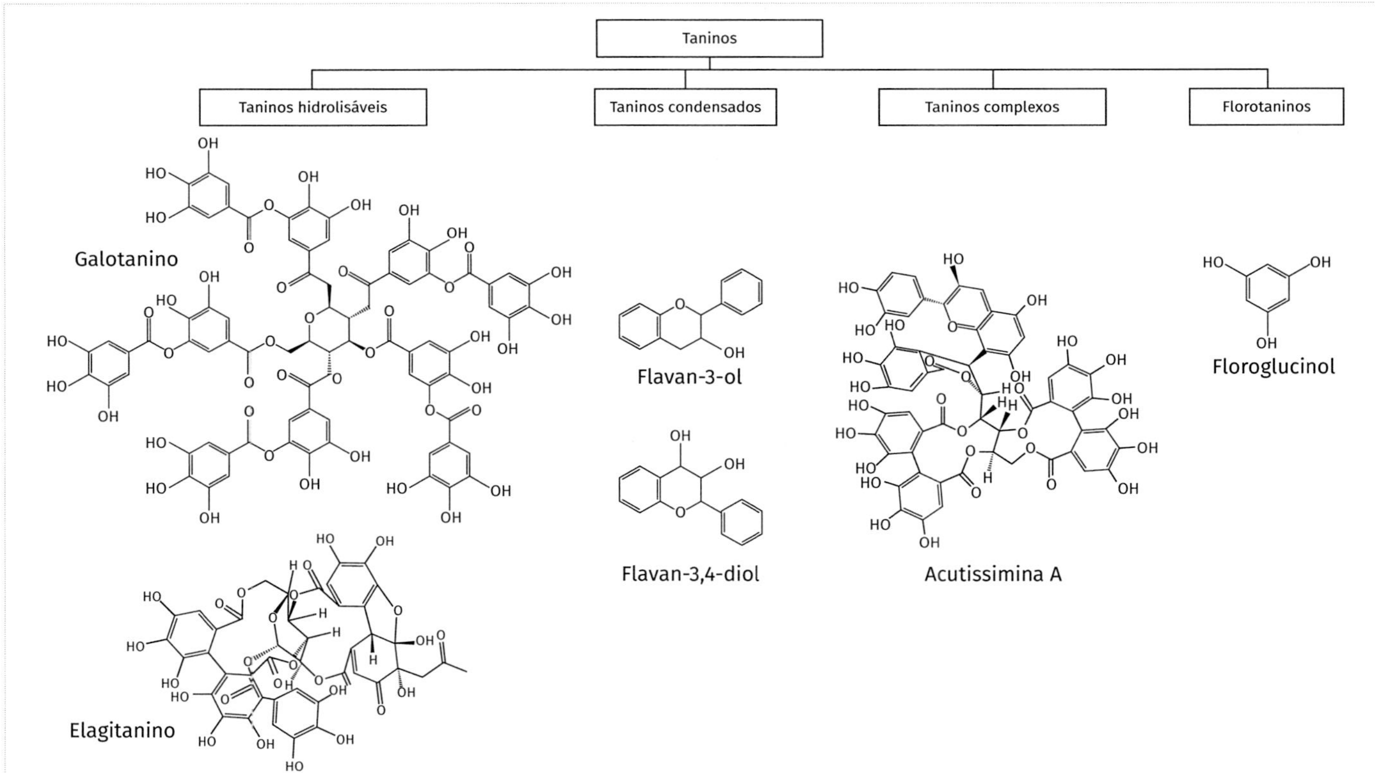

FIGURA 1 Estrutura química dos taninos hidrolisáveis: galotanino e elagitanino; taninos condensados: flavan-3-ol e flavan-3,4-diol; taninos complexos: acutissimina A; e florotaninos: floroglucinol.

Fonte: adaptação de Molino.[62]

vem à boca, característica explicada pela formação de complexos de proteínas e carboidratos. Esse complexo é forte e difícil de ser revertido, e pode justificar a aparente insolubilidade e dificuldade de isolamento de taninos condensados.[5] A formação desses complexos irreversíveis e a dificuldade no isolamento dos taninos podem se dar pela geração de ligações covalentes oriundas da oxidação dos complexos formados pela catálise por enzimas, por auto-oxidação ou exposição ao ar ou a sua presença em soluções de alto pH, e até mesmo pelo peso molecular e estereoquímica dos compostos.[6]

Os taninos possuem peso molecular compreendido entre 500 e 3000 Dalton. São solúveis em água, álcoois, acetona, glicerol, assim como em soluções alcalinas diluídas. Ainda sobre sua solubilidade, os taninos com maior peso molecular possuem tanto sua solubilidade quanto seu potencial de extração limitados em outros solventes. Taninos hidrolisáveis de baixo peso molecular têm o metanol como um melhor solvente.[7,8] Porém, a água ainda se torna uma das melhores opções para extração dos taninos,[3] assim como a mistura de água e etanol.[9]

Já a respeito da sua forma física, apresentam-se como sólidos amorfos, não cristalizáveis, de coloração amarelo-clara ou branca, ou quase incolores, com odor característico e sabor adstringente. Podem formar os complexos com proteínas e polissacarídeos e também com íons metálicos.[4]

MÉTODOS DE EXTRAÇÃO E CARACTERIZAÇÃO

Diversos métodos podem ser utilizados para a extração dos taninos, como os procedimentos clássicos de refluxo, decocção, entre outros, e a técnica mais utilizada atualmente é a de extração assistida por ultrassom (EAU). Vale ressaltar que o modo de preparo do material vegetal é importante, sendo necessária a secagem da amostra. Apesar de bastante difundidos e utilizados, os métodos de secagem que empregam calor, seja pela submissão da amostra à temperatura ambiente ou a estufas com altas temperaturas, diminuem a concentração dos taninos e até mesmo de outras substâncias fenólicas, em virtude da sensibilidade deles à oxidação e à radiação ultravioleta. Assim, a liofilização e também a secagem por atomização, além de aumentar sua extratibilidade, constituem o método de secagem mais recomendado para a extração dos taninos.[9]

Outro fator que deve ser analisado é a escolha do solvente. Para a extração de taninos, deve-se levar em consideração um solvente que promova a diminuição da associação com proteínas e que aumente a estabilidade do meio. A presença de água em solventes orgânicos, como metanol e acetona, pode aumentar o rendimento da extração de compostos fenólicos, e várias metodologias recomendam a mistura de solventes como a associação de metanol:água, mas em contrapartida essa combinação não bloqueia a associação proteína:tanino.

Outra associação é a de acetona:água, que bloqueia a associação proteína:tanino, mas é uma combinação de baixa estabilidade. O solvente ideal para extração é, portanto, uma mistura de metanol:água:acetona.[10]

Para a caracterização podem-se realizar reações de precipitação. Embora estes métodos sejam considerados inespecíficos em razão de os fenóis apresentarem reação positiva ao se encontrarem em altas concentrações, eles são largamente empregados: o teste com solução de gelatina a 1%, contendo 10% de cloreto de sódio, ou o teste de precipitação com alcaloides, em que ambos os testes, sendo positivos, levam à turvação pela precipitação. Já para a identificação e diferenciação de taninos hidrolisáveis e condensados pode ser empregada a análise com a solução de cloreto férrico a 2%. A coloração azul indica a presença de taninos hidrolisáveis ou gálicos; e a coloração verde, a presença de taninos condensados ou catéquicos. Em misturas de ambos os tipos de taninos, a coloração verde não é observada.[11]

PROPRIEDADES FARMACOLÓGICAS

Plantas ricas em taninos são empregadas na medicina tradicional no tratamento de diversos distúrbios e, entre as atividades biológicas, as mais relevantes são: antioxidante, anti-inflamatória, cardioprotetora, cicatrizante, antiviral e antibacteriana.

Atividade cicatrizante

Os taninos são utilizados como agentes no tratamento clínico de queimaduras desde a década de 1920. O processo normal de curtimento de pele animal em couro consiste, bioquimicamente, em um aumento na quantidade de reticulação entre as fibrilas de colágeno em uma matriz de colágeno. Um processo semelhante ocorre na massa proteica desnaturada da pele queimada. Além disso, a atividade do ácido tânico, por exemplo, em queimaduras, consiste na coagulação e preservação da derme remanescente, onde o ácido tânico se liga a complexos lipídico-proteicos. A ação adstringente acelera a formação de uma escara de queimadura marrom, flexível, semelhante ao couro e indolor. Assim, quando uma solução diluída de tanino é aplicada a uma pequena ferida aberta, ela precipita e forma uma camada protetora, evitando o sangramento, para ajudar na cicatrização mais rápida. Além disso, o fato de o tanino apresentar atividade antibacteriana e antioxidante faz com que o processo de cicatrização se torne mais acelerado.[12]

Atividade antialérgica

O ácido tânico é capaz de reduzir os níveis de alérgenos na poeira doméstica e é comercializado para esse fim como solução de spray 1 ou 3% em associação com um derivado benzílico (solução DMS e Allerbiocid). Esse tratamento demonstrou, nas suas várias formas, reduzir a alergenicidade do pó *in vitro* e reduzir as concentrações de Der p 1 (um dos principais alérgenos de ácaros do pó doméstico) nos tapetes residenciais.[13]

Atividade anti-inflamatória

Os efeitos anti-inflamatórios das proantocianidinas, que são taninos condensados, isoladas das folhas de *Ribes nigrum*, foram estudados em ratos com pleurisia (inflamação da membrana que envolve os pulmões) induzida por carragenina, que possui efeito inflamatório. O pré-tratamento com proantocianidinas inibiu a lesão pulmonar, sugerindo o mecanismo anti-inflamatório desses compostos. Os efeitos anti-inflamatórios dos taninos ajudam também a controlar diversas indicações de gastrite, esofagite, enterite e distúrbios intestinais irritantes.[14]

Atividade anticancerígena

Os taninos apresentam, quanto à atividade anticancerígena, efeitos como inibição da proliferação, indução da apoptose, supressão da invasão e inibição da angiogênese. Em vários tipos de células tumorais, incluindo carcinoma hepatocelular, câncer de mama, leucemia linfocítica, câncer de pulmão e carcinoma epidermoide, os taninos mostraram comportamento citotóxico de maneira dose e tempo-dependente.[15]

Atividade antiviral

Taninos de diferentes origens mostraram potente atividade inibitória na replicação do HIV-1, tendo como alvo as proteínas virais que medeiam as etapas tardias da replicação, como a transcriptase reversa do HIV-1, a protease e a integrase, além de bloquear a fusão do HIV-1 com a célula-alvo. Apresentam, assim, grande potencial para serem desenvolvidos como microbicidas de aplicação tópica, a fim de proteger populações de alto risco da infecção por HIV por transmissão sexual, pois os taninos são potentes agentes anti-HIV-1, com múltiplos mecanismos de ação, de tal modo que têm a menor chance de induzir mutações do HIV-1 resistentes aos medicamentos.[16]

Ação hipocolesterolêmica e atividade cardioprotetora

Considera-se, frequentemente, que o colesterol plasmático elevado, em especial o LDL, é um fator predisponente para aterosclerose e doenças cardiovasculares. Os taninos de extrato fenólico de vinho tinto, administrados na forma de vinho reconstituído ou sem álcool, foram relatados por exercer um efeito hipocolesterolêmico e, em menor grau, hipotrigliceridêmico. Mais recentemente estudos demonstraram que o ácido tânico e a morina, um flavonol relacionado à quercetina, diminuíram o plasma total e o LDL. Assim, sugere-se que os taninos poliméricos de semente de uva podem ser protetores contra aterosclerose e doenças cardiovasculares, principalmente por também diminuírem os níveis plasmáticos de LDL.[17]

Atividade antibacteriana

Os taninos foram relatados como bacteriostáticos e/ou bactericidas para diversas espécies (Quadro 1).[2] Além disso, um estudo demonstrou que todos os

QUADRO 1 Bactérias suscetíveis ao efeito tóxico dos taninos

Substância	Espécie bacteriana
Ácido tânico	*Aeromonas hydrophila, Aeromonas sobria, Agmenellum quadruplicatum PR-6, Alcaligenes faecalis, Desulfovibrio* sp., *Edwardsiella ictaluri, Enterobacter aerogenes, Escherichia coli, Klebsiella pneumoniae, Listeria monocytogenes, Nostoc* sp., *Photobacterium phosphoreum, Proteus vulgaris, Pseudomonas fluorescens, Salmonella enteritidis, Salmonella paratyphi, Shigella flexneri, Streptococcus faecalis*
Taninos	*Bacillus anthracis, Shigella dysenteriae* e *Staphylococcus aureus*
Procianidina	*Enterobacter cloacae* e *Pseudomonas maltophilia*
Taninos (castanha)	*Nitrobacter* sp.
Taninos (myrobalan e acácia)	*Polyangium* sp. e *Pseudomonas solanaceacrum*
Taninos hidrolisáveis e ácido tânico	*Nirrosomnas* sp.
Elagitanino	*Proteus vulgaris*
Taninos (nogueira-pecã)	*Salmonella senftenberg*
Galotaninos	*Streptococcus mutans*

Fonte: Chung et al.[13]

taninos hidrolisáveis que foram testados demonstraram atividade antibacteriana promissora contra *H. pylori*, em que um tanino hidrolisável monomérico, TG-I, diminuiu a viabilidade de *H. pylori* de maneira dependente do tempo e da dose *in vitro*, demonstrando que os taninos hidrolisáveis têm potencial como novos e seguros regimes terapêuticos contra a infecção por *H. pylori*.[2]

Atividade antifúngica

Outra propriedade farmacológica conhecida que os taninos apresentam é a atividade antifúngica. Alguns estudos demonstraram o potencial da planta contra diversas espécies de fungos, como demonstrado no Quadro 2.[2]

QUADRO 2 Fungos filamentosos suscetíveis ao efeito tóxico de taninos

Substância	Espécies de fungos
Procianidina (extrato de cacau)	*Crinipellis perniciosa*
Ácido tânico	*Merulius lacrymans*, *Penicillium* sp. e *Trametes hirsuta*
Taninos condensados (morango)	*Botrytis cinerea*
Taninos	*Fomes annosus*
Elagitanino (carvalho-branco)	*Coriolus versicolor* e *Poria monticola*
Taninos (acácia)	*Aspergillus niger* e *Chaetomium cupreum*
Taninos condensados	*Colletotrichum graminicola* e *Trichoderma viride*
Taninos (eucalipto)	*Coniophora olivacea*
Elagitanino (pau-ferro, carvalho-branco)	*Gloeophyllum trabeum*

Fonte: Chung et al.[13]

Atividade antiulcerosa

Os taninos são utilizados na medicina popular para tratar problemas gástricos, como o uso do barbatimão para o tratamento de diarreias e gastrite. O mecanismo de ação que explica por que os taninos melhoram os sintomas da gastrite é baseado em sua capacidade de quelar metais, atividade antioxidante e seu poder de complexação com outras moléculas. Assim, os taninos são capazes de formar uma barreira gastroprotetora de longa duração, tendo potencial para o desenvolvimento de um fitoterápico antiúlcera dessa espécie vegetal.[18]

ESTUDOS CLÍNICOS

Diversos estudos *in vitro* e etnofarmacológicos evidenciam os benefícios fisiológicos que os taninos apresentam; em virtude da relevância desses trabalhos, estudos clínicos também já foram conduzidos. Um estudo clínico que avaliou o comportamento da procianidina B2 extraída do fruto da maçã Annurca (*M. pumila* Miller cv Annurca), nativa do sul da Itália, observou resultados significativos quanto ao crescimento capilar, densidade e conteúdo de queratina de pacientes. Cerca de 250 indivíduos de 30 a 83 anos foram submetidos ao estudo clínico, em que foram instruídos a manterem seus hábitos alimentares normais. Foram administradas cápsulas apenas com maltodextrina e seguidas de 8 semanas de tratamento com uma formulação nutracêutica contendo o extrato polifenólico da maçã Annurca e 4 semanas de acompanhamento. Após o tratamento, foi observado que a administração da formulação com o extrato polifenólico contendo procianidina B2 demonstrou promover o crescimento do cabelo, peso e aumento do conteúdo de queratina.[19]

O uso de *cranberry* (*Vaccinium macrocarpon, Vaccinium oxycoccos, Vaccinium vitis-idaea*) para prevenção de infecções do trato urinário já foi descrito por Jepson et al. em revisão sistemática publicada em 2012.[20] Foi avaliado o efeito do extrato padronizado de *cranberry* de frutas inteiras (*Vaccinium macrocarpon* Aiton) em alta (2 × 18,5 mg de proantocianidinas) e baixa (2 × 1 mg de proantocianidinas) doses para prevenção de infecções do trato urinário (ITU) recorrentes em mulheres jovens. A ingestão diária de altas doses foi associada à diminuição de 24% no risco de ITU em comparação com a baixa dose durante as 24 semanas do estudo. Apesar disso, outras investigações foram sugeridas pelos autores.[21]

Em outro estudo realizado com o extrato da fruta de *cranberry*, contendo 0,56% de proantocianidina, foi avaliado se seu uso poderia prevenir a ITU recorrente em 182 mulheres com dois ou mais episódios de infecções recorrentes. Os participantes receberam 500 mg de extrato de *cranberry* em pó encapsulado por 24 semanas. Os resultados demonstraram que o extrato pode reduzir o risco de ITU sintomática em comparação com o placebo.[22]

O pó de *cranberry* encapsulado e o suco de *cranberry* padronizado com proantocianidinas também foram administrados em 522 adultos com resultados positivos para infecção por *H. pylori*. O objetivo do estudo foi a avaliação da supressão da bactéria pela ingestão diária de *cranberry* nessas apresentações. O consumo de suco com alto teor de proantocianidinas resultou na diminuição da taxa de infecção por *H. pylori*, enquanto as doses de pó de *cranberry* encapsuladas não foram significativamente eficazes em nenhum momento.[23]

Outro alimento bastante investigado sobre o seu potencial efeito diante da hipertensão é a uva. Um ensaio clínico teve como objetivo a investigação dos efeitos do extrato de semente de uva com proantocianidina sobre a hipertensão e a função endotelial vascular em adultos japoneses de meia-idade. Os participantes, homens e mulheres com idade entre 40 e 64 anos, receberam comprimidos contendo doses de 200 ou 400 mg/dia ou placebo, por 12 semanas. Os comprimidos continham monômeros concentrados de proantocianidinas e flavan-3-ol, como catequina, epicatequina e galato de epicatequina. Após 12 semanas de tratamento, a pressão arterial sistólica no grupo que recebeu 400 mg/dia diminuiu significativamente. Já no grupo que recebeu 200 mg/dia, considerado de baixa dose, não houve diferenças significativas quando comparadas à do placebo. Apesar das limitações do estudo, como tamanho da amostra, e de só ter sido realizado em japoneses adultos, o tratamento com o extrato com dose alta foi capaz de melhorar a elasticidade vascular e a pressão arterial do grupo avaliado.[24]

Há estudo relatando também o efeito da administração oral de taninos e flavonoides em crianças com gastrenterite aguda. Foram avaliadas a eficácia e a adesão ao tratamento com um complexo de taninos com extrato de agrimônia (*Agrimonia eupatoria*), tormentilla (*Potentilla erecta*) e flavonoides presentes na camomila associados à reidratação oral e outro grupo tratado apenas com a reidratação oral. Um total de 60 crianças foi submetido ao estudo. Os resultados foram satisfatórios quanto à ação dos taninos e flavonoides, associados, na restauração da função fisiológica da barreira intestinal.[25]

PLANTAS MEDICINAIS

Hamamélis

Planta pertencente à família botânica Hamamelidaceae, a hamamélis (*Hamamelis virginiana* L.) é uma das espécies que contêm uma mistura de taninos condensados e hidrolisáveis. Apresenta-se como um arbusto originário da América do Norte, presente principalmente nos Estados Unidos e no Canadá. As partes utilizadas são as folhas e cascas e podem ser indicadas para o tratamento de varizes, flebite, varicocele, hemorroidas.[26] Nas cascas e folhas da planta podem ser encontradas proantocianidinas poliméricas isoladas, monômeros de flavonol e taninos hidrolisáveis como o hamamelitanino.[27] Quanto às atividades farmacológicas, podemos citar a antioxidante, antibacteriana, anti-inflamatória, antiviral.[28-30] É uma planta bastante explorada nas áreas da dermatologia e cosmetologia quanto ao desenvolvimento de produtos para a pele, por apresentar melhora significativa nas rugas e firmeza da pele,[31] e antissépticos, em virtude das propriedades antibacterianas e anti-inflamatórias descritas na literatura.

Barbatimão

O barbatimão (*Stryphnodendron adstringens*) é uma planta rica em taninos presente no Cerrado e Caatinga do Brasil, sendo uma planta endêmica do país. A parte utilizada do barbatimão é a casca, que pode ser preparada a partir de infusão, decocção e maceração. Tais processos garantirão a extração dos taninos. A partir da casca já foram isolados polifenóis, como o ácido gálico, flavan-3-ol, prorobinetinidinas e prodelfinidinas.[32] Algumas das atividades farmacológicas descritas são o potencial gastroprotetor e antiulcerogênico,[33] anti-inflamatório[34] e antimicrobiano,[35] além de cicatrizante no tratamento de feridas[36] e até mesmo como agente quimiopreventivo em razão da sua atividade antioxidante.[37] O potencial terapêutico da planta foi explorado até mesmo pela indústria farmacêutica com o desenvolvimento de uma fórmula fitoterápica para o tratamento de úlceras de pressão ou varicosas.[38] Considerando o uso na medicina comum, o banho de assento com cascas de barbatimão já foi bastante empregado. A atividade fungicida do extrato é descrita na literatura e sustenta essa empregabilidade,[39] assim como o interesse do mercado no desenvolvimento de produtos tecnológicos farmacêuticos para o tratamento da *Candida albicans*, também descrito na literatura.[40]

Romã

Punica granatum L., conhecida como romã, é um dos frutos mais antigos narrados. Considerada um símbolo da fertilidade, abundância e sorte, aparece tanto em textos bíblicos como mitológicos, pelos egípcios e gregos. A extração dos seus taninos pode ser realizada a partir da casca dos frutos, como também das suas sementes, polpa e flores, onde se verifica a presença de protoantocianidinas e dos elagitaninos, punicalin e punicalagin.[41] As atividades antioxidantes,[41] antimicrobianas,[42] anticarcinogênicas[43] e anti-inflamatórias[44] são citadas, além de sua atuação no sistema cardiovascular, em decorrência do seu papel vasculoprotetor, sendo importante no auxílio do controle da hipertensão.[45]

Aroeira

Planta originária da América do Sul, presente na Mata Atlântica, *Schinus terebinthifolius* Raddi, conhecida popularmente como "aroeira" ou "pimenta rosa", é uma das plantas medicinais que apresenta taninos em sua composição química, entre eles o ácido gálico e o ácido elágico. As partes da planta em que foram descritos esses taninos hidrolisáveis são as cascas, folhas e frutos.[46]

Essa planta é bastante utilizada na medicina popular em razão das suas propriedades farmacológicas conhecidas e evidenciadas por estudos etnofarmacológicos. Dentre as atividades dessa espécie destacam-se as propriedades anti-inflamatórias[47] e seu uso no auxílio da cicatrização de feridas,[48] tratamento de vaginoses[49] e seu potencial antioxidante[47]. A aroeira faz parte da Relação Nacional de Plantas Medicinais de Interesse ao SUS (Renisus), o que evidencia e reafirma sua importância.

Goiabeira

Psidium guajava L, também conhecida como "goiabeira", é uma árvore frutífera, nativa de áreas tropicais, presente tanto na América do Sul quanto no México. Suas folhas são bastante utilizadas pelas pessoas que habitam esses locais como uma planta medicinal. Seu uso passa pelo tratamento de distúrbios gastrintestinais, em que sintomas como gases e/ou diarreias podem ser tratados,[50] assim como doenças relacionadas ao sistema endócrino, por exemplo, o diabetes; além disso, podem ser utilizadas como hipolipemiantes.[51] Podemos citar seu potencial farmacológico como antimicrobiano, antioxidante, anti-inflamatório e até mesmo como tratamento contra o câncer. Tais atividades derivam das propriedades químicas da planta, que apresentam compostos fenólicos em sua composição. Os taninos, como ácido gálico e epigalocatequinas, foram descritos em estudos fitoquímicos.[52]

ALIMENTOS

Melão-de-são-caetano

O melão-de-são-caetano (*Momordica charantia*) é um fruto exótico que se adapta muito bem aos solos do Brasil, podendo ser encontrado em quase todas as regiões. Diversas vantagens relacionadas com o consumo desse fruto podem ser relatadas, como sua atividade antifúngica, redução de índices glicêmicos, redução das reações inflamatórias; destaca-se também pelos pigmentos naturais, como o licopeno e o betacaroteno, conteúdo promissor como funcional. A capacidade anti-inflamatória dos extratos de frutos de melão-de-são-caetano está associada aos altos níveis de taninos e flavonoides.[53]

Carambola

A caramboleira *Averrhoa carambola L.* é uma fruta tropical do Sudeste Asiático, mas presente no Brasil, onde é consumida como fruta fresca, sendo a polpa também utilizada para preparar geleias, molhos, compotas e picles. Essa fruta pode ser enquadrada na categoria de alimentos funcionais ou nutracêuticos, que são aqueles que possuem compostos químicos importantes à saúde humana. A carambola possui em sua composição carotenoides, flavonoides, compostos fenólicos e taninos, os quais podem exercer propriedades antioxidantes. Também é encontrado no extrato residual da carambola alto teor de polifenóis, principalmente as proantocianidinas, que contribui para a alta capacidade antioxidante, e isso sugere seu grande potencial comercial como recurso nutracêutico ou ingrediente alimentar funcional.[54]

Avelãs, nozes e amêndoas

As nozes são conhecidas como uma rica fonte de muitos nutrientes, como lipídios, proteínas, vitaminas e minerais, e os seus compostos fenólicos estão localizados principalmente na pele que cobre os grãos. Compostos fenólicos com maiores pesos moleculares, como procianidinas e taninos condensados, estão presentes tanto em amêndoas quanto em avelãs. Por outro lado, as sementes de noz contêm compostos fenólicos de alto peso molecular, entre os quais os taninos hidrolisáveis são predominantes.[55]

Açaí

Açaí é o nome comumente utilizado para a espécie específica de palmeira *Euterpe oleracea Martius*. Essa fruta é nativa da América do Sul e cresce principalmente no Brasil, Colômbia e várzeas amazônicas. A polpa de açaí é comercializada como uma "superfruta" que oferece diversos benefícios à saúde, no entanto, a parte comestível do açaí representa apenas 15% do peso do fruto, sendo os outros 85% correspondentes à sua semente não comestível. Entretanto, estudos farmacológicos têm demonstrado que os extratos de sementes de açaí possuem propriedades benéficas decorrentes, provavelmente, dos seus compostos polifenólicos, como as proantocianidinas e taninos condensados, que também estão presentes na polpa.[56]

Caju

O cajueiro (*Anacardium occidentale*) é um pseudofruto cuja árvore pertence à família *Anacardiaceae,* concentrada nas regiões tropicais e difundida em vários países como Brasil, Índia, Moçambique, Tanzânia, Quênia, Vietnã, Indonésia e Tailândia. Caracterizada como uma fruta fibrosa e suculenta, a polpa do caju é rica em ácido ascórbico, compostos fenólicos, minerais e carotenoides; possui a característica marcante de adstringência decorrente da presença natural de taninos em que são encontrados os taninos condensados nos pedúnculos de caju. Um estudo realizado por Agostini-Costa et al. (2003) demonstrou que os pedúnculos maduros apresentaram teores de tanino 60 a 66% inferiores, quando comparados com pedúnculos verdes. Esse resultado apresenta coerência com o processo de maturação dos pedúnculos, quando é observada uma redução acentuada da sua adstringência.[57]

Acerola

A acerola (*Malpighia emarginata*) é amplamente cultivada nas ilhas do Caribe, partes dos Estados Unidos, Japão, Taiwan e Brasil. A acerola pode apresentar cores diferentes, dependendo do grau de maturidade e origem, geralmente do verde ao vermelho-alaranjado ao roxo-avermelhado escuro. É bem conhecida pelo consumo cru, mas alguns locais preferem usá-la como sucos prensados a quente e a frio, compotas e geleias. Foram relatados na acerola compostos como antocianinas, flavan-3-óis, flavonóis, ácidos fenólicos e procianidinas, e a presença de compostos fenólicos, como flavonoides e taninos, contribui para seu potencial antioxidante. Segundo um estudo de Mezadri (2008), cinco compostos polifenólicos (procianidina B1, ácido clorogênico, epigalocatequina galato, epicatequina e rutina) foram identificados nas amostras analisadas; desses, a procianidina B1 e a rutina foram os compostos mais abundantes identificados em polpas e sucos. Eles apresentaram alta atividade antioxidante *in vitro*, mostrando um potencial como ingredientes alimentares funcionais.[56,58]

Jabuticaba

A jabuticaba (*Myrciaria cauliflora*) é uma fruta parecida com a uva e encontrada extensivamente no sudeste da América do Sul, apresentando uma relevante composição de polifenóis, trazendo benefícios à saúde e potencial uso para o desenvolvimento de produtos alimentícios derivados. Os polifenóis da jabuticaba, sobretudo antocianinas e elagitaninos, são extensamente metabolizados pela microbiota intestinal para as formas glicuronidadas de urolitinas-A e B e isourolitina-A, e esses metabólitos são provavelmente os mais importantes contribuintes para os efeitos relevantes à saúde associados ao fruto, como antioxidante, anti-inflamatório, antidiabético, hepatoprotetor e hipolipidêmico. Entretanto, a polpa, que é a fração mais consumida e apreciada, é a mais pobre em teores fenólicos, enquanto a casca e as sementes, que são comumente descartadas, apresentam os maiores teores de compostos fenólicos.[56]

Pitanga

A pitanga (*Eugenia uniflora*) é um membro da família Myrtaceae e é conhecida fora do Brasil como cereja brasileira. É nativa do Brasil e amplamente distribuída em países da América do Sul, como Argentina, Paraguai e Uruguai. A pitanga é utilizada para a produção de sucos, geleias e compotas de frutas que se caracterizam pela alta concentração em compostos antioxidantes como antocianinas, flavonoides e carotenoides. Além disso, extratos da planta mostraram-se ricos em diferentes classes de polifenóis, como taninos e flavonoides, apresentando várias atividades farmacológicas, como atividades antibacterianas, antifúngicas, antivirais e diuréticas, assim como os frutos, que apresentaram taninos hidrolisáveis.[56]

Camu-camu

O camu-camu (*Myrciaria dubia*) é uma das frutas exóticas da região amazônica (Colômbia, Venezuela, Peru e Brasil) e é frequentemente usado para produzir suco, geleia e sorvete. Tem uma cor verde quando não maduro, mas adquire uma tonalidade avermelhada ao amadurecer, e os seus frutos são a fonte natural mais rica em vitamina C no Brasil, com 20 vezes mais que a acerola e 100 vezes mais que o limão. Fracassetti et al. (2013) mostraram que flavonóis, conjugados de ácido elágico, elagitaninos e proantocianidinas foram os principais polifenóis presentes em amostras da farinha de camu-camu. Os resultados fornecem mais evidências de que essa farinha é uma rica fonte de compostos bioativos com potenciais propriedades promotoras de saúde, como atividades antioxidantes, anti-inflamatórias e hipocolesterolêmicas, que têm sido relacionadas à vitamina C e compostos fenólicos, como flavonoides e elagitaninos. O consumo dessa fruta é limitado por sua acidez e sabor amargo, assim a farinha de camu-camu tem potencial para ser utilizada como ingrediente para a formulação de alimentos funcionais.[56,59]

Jamelão

Syzygium cumini, comumente conhecido como ameixa malabar, ameixa java, ameixa-preta, jamun, jamelão ou jambolão, é originário da Índia e do Sudeste Asiático, mas também é difundido no Brasil. Os seus frutos possuem característica adstringente, e o suco da fruta verde é frequentemente usado para preparar vinagre. Na medicina popular, esse fruto tem sido utilizado como antiescorbútico, diurético e para o tratamento de doenças gastrintestinais. No entanto, o principal uso do fruto está relacionado com as características antidiabéticas.

De acordo com o estudo realizado por Tavares et al.,[60] taninos condensados (proantocianidinas) e taninos hidrolisáveis (galotaninos e elagitaninos) estavam presentes nas partes comestíveis do jamelão. No geral, os principais compostos fenólicos do jamelão foram antocianinas e taninos hidrolisáveis (quantidades semelhantes de galotaninos e elagitaninas), seguidos por flavanonóis, flavonóis e flavan-3-óis.[56,60]

Uva

As uvas comuns cultivadas no mundo são as uvas *Vitis vinifera,* que podem ser consumidas *in natura*, desidratadas, em vinhos, sucos, geleias, suplementos alimentares, sorvetes, entre outros alimentos industrializados. Apresentam fitoquímicos, mais especificamente compostos fenólicos conhecidos por terem inúmeras atividades biológicas, como atividades anti-inflamatórias, antimicrobianas, antitumorais, antioxidantes e atividades quimiopreventivas do câncer. Nas uvas, os taninos hidrolisáveis podem ser encontrados no caule e na casca, enquanto os taninos condensados estão no caule, casca, polpa e sementes.[61]

Vinhos

Os taninos encontrados nos vinhos produzem sensações de adstringência e formam a "estrutura" ou "corpo" dessa bebida. Os taninos condensados são encontrados sobretudo em vinhos tintos, em virtude do tempo de maceração e contato com a pele, que é tipicamente empregada na vinificação do vinho tinto, proporcionando uma melhor extração de taninos das cascas e sementes para o vinho. Os flavan-3-óis, proantocianidinas e antocianidinas são de crucial importância para o desenvolvimento do sabor e da aparência do vinho tinto em seu processo de envelhecimento.[11,61]

Chás

Os taninos são a principal fonte de adstringência do chá verde (*Camellia sinensis*), e, assim como nos vinhos, isso se dá pela presença dos flavan-3-óis. Por meio de um processo fermentativo, o chá verde é transformado no conhecido chá preto. As características do chá preto, como cor, aroma e sabor, estão diretamente associadas às transformações oxidativas que os flavan-3-óis do mesmo chá ainda verde sofrem durante a fermentação.[11,61]

REFERÊNCIAS

1. Falcão L, Araújo MEM. Vegetable tannins used in the manufacture of historic leathers. Molecules. 2018;23:8-10.
2. Pizzi A. Tannins: Prospectives and actual industrial applications. Biomolecules. 2019;9.
3. Fraga-Corral M et al. By-products of agri-food industry as tannin-rich sources: A review of tannins' biological activities and their potential for valorization. Foods. 2021;10.
4. Sieniawska E, Baj T. Tannins. In: Pharmacognosy: fundamentals, applications and strategy. Elsevier Inc.; 2017. p.199-232.
5. Porter LJ. Structure and chemical properties of the condensed tannins. Plant Polyphenols. 1992:245-258.
6. Rahman MD; Richards GN. Interactions of starch and other polysaccharides with condensed tannins in hot water extracts of ponderosa pine bark. J Wood Chem Technol. 1988;8:111-120.
7. Hagerman AE, Butler LG. Tannins and lignins. In: Herbivores: their interactions with secondary plant metabolites. Academic Press; 1991. p.355-388.
8. Mueller-Harvey I. Analysis of hydrolysable tannins. Anim Feed Sci Technol. 2001;91:3-20.
9. Sousa AD. Otimização da extração de taninos da casca do cajueiro. Universidade Federal do Ceará; 2013.
10. Alves VM et al. Extração de taninos de farinha de semente de graviola por ultrassom. Desafios — Rev Interdiscip da Univ Fed do Tocantins. 2019;6:54-59.
11. Simões CMO et al. Farmacognosia: da planta natural ao medicamento. Editora da UFRGS; 2007.
12. He X et al. Tannic acid-reinforced methacrylated chitosan/methacrylated silk fibroin hydrogels with multifunctionality for accelerating wound healing. Carbohydr Polym. 2020;247.
13. Chung KT et al. Tannins and human health: A review. Crit Rev Food Sci Nutr. 1998;38:421-464.
14. Rajasekaran S et al. Therapeutic potential of plant-derived tannins in non-malignant respiratory diseases. J Nutr Biochem. 2021;94:108632.
15. Baby B et al. Antioxidant and anticancer properties of berries. Crit Rev Food Sci Nutr. 2018;58:2491-2507.
16. Lü L et al. Tannin inhibits HIV-1 entry by targeting gp41. Acta Pharmacol Sin. 2004;25:213-218.
17. Auger C et al. Red wine phenolic compounds reduce plasma lipids and apolipoprotein B and prevent early aortic atherosclerosis in hypercholesterolemic golden Syrian hamsters (Mesocricetus auratus). J Nutr. 2002;132:1207-1213.
18. Demarque DP et al. The role of tannins as antiulcer agents: a fluorescence-imaging based study. Rev Bras Farmacogn. 2018;28:425-432.
19. Tenore GC et al. Annurca apple nutraceutical formulation enhances keratin expression in a human model of skin and promotes hair growth and tropism in a randomized clinical trial. J Med Food. 2018;21:90-103.
20. Jepson RG et al. Cranberries for preventing urinary tract infections. Cochrane Database Syst Rev. 2012.
21. Babar A et al. High dose versus low dose standardized cranberry proanthocyanidin extract for the prevention of recurrent urinary tract infection in healthy women: a double-blind randomized controlled trial. BMC Urol. 2021;21:1-13.
22. Vostalova J et al. Are high proanthocyanidins key to cranberry efficacy in the prevention of recurrent urinary tract infection? Phyther Res. 2015;29:1559-1567.
23. Li ZX et al. Suppression of Helicobacter pylori infection by daily cranberry intake: A double-blind, randomized, placebo-controlled trial. J Gastroenterol Hepatol. 2021;36:927-935.
24. Odai T et al. Effects of grape seed proanthocyanidin extract on vascular endothelial function in participants with. Nutrients. 2019;11:1-12.

25. Russo M et al. Oral administration of tannins and flavonoids in children with acute diarrhea: A pilot, randomized, control-case study. Ital J Pediatr. 2018;44:4-9.
26. MacKay DJ. Hemorrhoids and varicose veins: A review of treatment options. Alternative Medicine Review. 2011;6:126-140.
27. Dauer A et al. Polymeric proanthocyanidins from the bark of Hamamelis virginiana. Planta Med. 2003;69:89-91.
28. Touriño S et al. Highly galloylated tannin fractions from witch hazel (Hamamelis virginiana) bark: Electron transfer capacity, in vitro antioxidant activity, and effects on skin-related cells. Chem Res Toxicol. 2008;21:696-704.
29. Cheesman MJ et al. An assessment of the growth inhibition profiles of Hamamelis virginiana L. extracts against Streptococcus and Staphylococcus spp. J Tradit Complement Med. 2021;11:457-465.
30. Erdelmeier CAJ et al. Antiviral and antiphlogistic activities of Hamamelis virginiana bark. Planta Med. 1996;62:241-245.
31. Pain S et al. Understanding solar skin elastosis-cause and treatment — PubMed. J Cosmet Sci. 2018;69:175-185.
32. do Nascimento AM et al. Stryphnodendron adstringens (Mart.) coville (Fabaceae) proanthocyanidins quantitation by RP-HPLC. Brazilian J Pharm Sci. 2013;49:549-558.
33. Martins DTO et al. The acetone soluble fraction from bark extract of Stryphnodendron adstringens (Mart.). Coville inhibits gastric acid secretion and experimental gastric ulceration in rats. Phyther Res. 2002;16:427-431.
34. Henriques BO et al. In vitro TNF-α inhibitory activity of brazilian plants and anti-inflammatory effect of stryphnodendron adstringens in an acute arthritis model. Evidence-based Complement Altern Med. 2016.
35. Trevisan DAC et al. Antibacterial activity of Barbatimão (Stryphnodendron adstringens) against Staphylococcus aureus: in vitro and in silico studies. Lett Appl Microbiol. 2020;71:259-271.
36. Alves do Nascimento MW et al. Medicinal plants indications from herbal healers for wound treatment. Rev Eletronica Enferm. 2016;18:1-10.
37. Sabino APL et al. Stryphnodendron adstringens ("Barbatimão") leaf fraction: chemical characterization, antioxidant activity, and cytotoxicity towards human breast cancer cell lines. Appl Biochem Biotechnol. 2018;184:1375-1389.
38. França SC et al. Composição para uso tópico contendo extrato de planta do gênero Stryphnodendron; seu processo de preparação e sua aplicação. Depositante: Associação de Ensino de Ribeirão Preto (BR/SP). Procurador: PA Produtores Associados Marcas e Patentes Ltda. BR n. PI 0405132-7 A. Depósito: 10 nov. 2004. Concessão: 11 jul. 2006.
39. Morey AT et al. Antifungal activity of condensed tannins from stryphnodendron adstringens: effect on candida tropicalis growth and adhesion properties. Curr Pharm Biotechnol. 2016;17:365-375.
40. Oliveira DAJ et al. Associating chitosan and microemulsion as a topical vehicle for the administration of herbal medicines. Carbohydr Polym. 2021;255.
41. Jacob J et al. In vitro evaluation of antioxidant potential of isolated compounds and various extracts of peel of Punica granatum L. Pharmacognosy Res. 2018;10:44-48.
42. Kupnik K et al. A comprehensive study of the antibacterial activity of bioactive juice and extracts from pomegranate (Punica granatum L.) peels and seeds. Plants. 2021;10.
43. Dikmen M et al. The antioxidant potency of Punica granatum L. fruit peel reduces cell proliferation and induces apoptosis on breast cancer. J Med. Food. 2011;14:1638-1646.
44. González-Trujano ME et al. Antinociceptive and anti-inflammatory activities of a pomegranate (Punica granatum L.) extract rich in ellagitannins. Int J Food Sci Nutr. 2015;66:395-399.
45. Wang D et al. Vasculoprotective effects of pomegranate (Punica granatum L.). Front Pharmacol. 2018;9:1-15.

46. Carvalho MG et al. Schinus terebinthifolius Raddi: chemical composition, biological properties and toxicity. Rev Bras Plantas Med. 2013;15:158-169.
47. da Silva MM et al. Schinus terebinthifolius: Phenolic constituents and in vitro antioxidant, antiproliferative and in vivo anti-inflammatory activities. Rev Bras Farmacogn. 2017;27:445-452.
48. Estevão LRM et al. Schinus terebinthifolius Raddi (aroeira) leaves oil attenuates inflammatory responses in cutaneous wound healing in mice. Acta Cir Bras. 2017;32:726-735.
49. Amorim MMR, Santos LC. Tratamento da vaginose bacteriana com gel vaginal de aroeira (Schinus terebinthifolius Raddi): ensaio clínico randomizado. Rev Bras Ginecol e Obs. 2003;25:95-102.
50. Mazumdar S et al. Antidiabetic and antidiarrhoeal effects on ethanolic extract of Psidium guajava (L.) Bat. leaves in Wister rats. Asian Pac J Trop Biomed. 2015;5(1):10-14.
51. Bahrani AHM et al. Effect of the administration of Psidium guava leaves on blood glucose, lipid profiles and sensitivity of the vascular mesenteric bed to Phenylephrine in streptozotocin-induced diabetic rats. J Diabetes Mellit. 2012;2:138-145.
52. Ashraf A et al. Chemical composition, antioxidant, antitumor, anticancer and cytotoxic effects of Psidium guajava leaf extracts. Pharm Biol. 2016;54:1971-1981.
53. Hercos GFL et al. Physicochemical characterization, bioactive compounds and antioxidant capacity of bitter melon. Hortic Bras. 2021;39:397-403.
54. Shui G, Leong LP. Residue from star fruit as valuable source for functional food ingredients and antioxidant nutraceuticals. Food Chem. 2006;97:277-284.
55. Karamać M. In-vitro study on the efficacy of tannin fractions of edible nuts as antioxidants. Eur J Lipid Sci Technol. 2009;111:1063-1071.
56. Chang SK et al. Superfruits: Phytochemicals, antioxidant efficacies, and health effects. A comprehensive review. Crit Rev Food Sci Nutr. 2019;59:1580-1604.
57. Agostini-Costa TS et al. Determinação de tanino em pedúnculo de caju: método da vanilina versus método do butanol ácido. Quim Nova. 2003;26:763-765.
58. Mezadri T et al. Antioxidant compounds and antioxidant activity in acerola (Malpighia emarginata DC.) fruits and derivatives. Journal of Food Composition and Analysis. 2008;21:282-290.
59. Fracassetti D et al. Ellagic acid derivatives, ellagitannins, proanthocyanidins and other phenolics, vitamin C and antioxidant capacity of two powder products from camu-camu fruit (Myrciaria dubia). Food Chem. 2013;139:578-588.
60. Tavares IMC et al. Comprehensive study of the phenolic composition of the edible parts of jambolan fruit (Syzygium cumini (L.) Skeels). Food Res Int. 2016;821-13.
61. Watrelot AA, Norton EL. Chemistry and reactivity of Tannins in Vitis spp.: a review. Molecules. 2020;25:1-24.
62. Molino S et al. Natural tannin wood extracts as a potential food ingredient in the food industry. J. Agric. Food Chem. 2020;68:2836-2848.

10
Quinonas

Mariana T. Hufnagel
Mariana C. Fortinho
Patricia Y. Saiki
Eduarda dos Santos Oliveira
Daniel Pecoraro Demarque

INTRODUÇÃO

As quinonas constituem um grupo de metabólitos secundários caracterizados quimicamente pela presença de duas carbonilas em um anel de seis membros contendo insaturações. Tipicamente, as carbonilas estão dispostas em posição *para*, sendo denominadas *p*-benzoquinonas (1,4-benzoquinona); porém, *orto*-quinonas (1,2-benzoquinona) também podem ocorrer. Quando fundidas a um anel benzênico são denominadas naftoquinonas, e as antraquinonas são quinonas fundidas a dois anéis aromáticos (Figura 1).

Historicamente, as antraquinonas constituem parte dos primeiros corantes utilizados pela humanidade. As folhas da espécie *Lawsonia inermis* L., conhecida como hena, foram utilizadas pelos egípcios há mais de 3 mil anos e, ainda hoje, podem ser encontradas em produtos para coloração de cabelos. É uma planta típica da península Arábica, África e sul da Ásia, que era macerada com água e

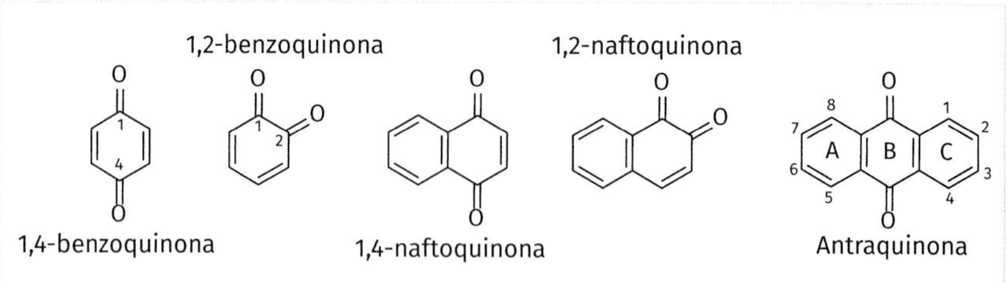

FIGURA 1 Estrutura química das benzoquinonas, naftoquinonas e antraquinonas.
Fonte: elaboração dos autores.

limão para extração do pigmento, que variava entre vermelho, laranja e amarelo, de acordo com a concentração utilizada.[1,2]

Os astecas utilizavam os insetos cochonilha-do-carmim para a extração da antraquinona carmim (Figura 2), empregado ainda hoje como corante alimentício em balas, sorvetes, iogurte, recheios de bolacha e muitos outros.[3]

A raiz da espécie *Rubia tinctorum* L. (garança) produz alizaria (Figura 2), um dos primeiros corantes que teve sua síntese e comércio pela *Baden Aniline and Soda Factory* (BASF) por volta do ano de 1860 para o tingimento de tecidos.[4] O fascínio pela química dos corantes contribuiu para o desenvolvimento da química orgânica no século XIX, quando surge a Bayer como uma indústria química de corantes. O domínio da síntese e da manipulação de microrganismos resultou, então, no desenvolvimento dos primeiros antibióticos (sulfas) e diversos outros medicamentos precursores da indústria farmacêutica.

Existem diversas quinonas importantes em processos metabólicos, como ubiquinona (coenzima Q_{10}) e vitamina K. A ubiquinona é uma importante coenzima que participa de processos de produção de ATP, enquanto a vitamina K está relacionada a coagulação sanguínea e metabolismo ósseo. Por se tratar de processos bioquímicos classificados como metabolismo primário, não serão abordados aqui.

BIOSSÍNTESE

Do ponto de vista biossintético, as quinonas podem ser obtidas pelas três vias clássicas do metabolismo secundário vegetal: vias do mevalonato, acetato e chiquimato. Pela via do acetato, cada unidade extensora de cadeia malonil-CoA fornece dois carbonos no processo de construção de metabólitos dessa classe (Figura 3). O processo de descarboxilação (perda de – CO_2) do malonil-CoA

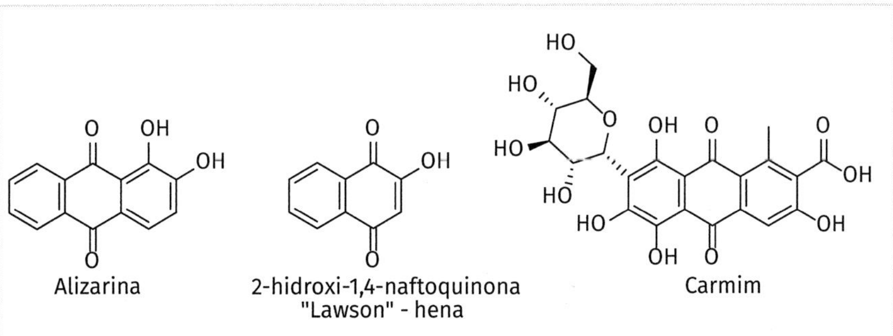

FIGURA 2 Estrutura de antraquinonas utilizadas como corantes.
Fonte: elaboração dos autores.

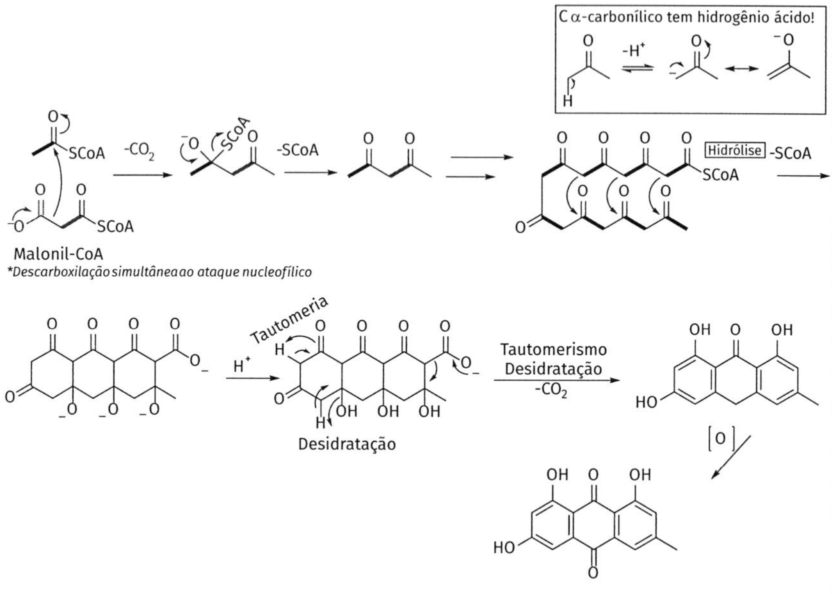

FIGURA 3 Processo de biossíntese de antraquinonas pela via do acetato.
Fonte: elaboração dos autores.

ocorre simultâneo ao ataque nucleofílico ao carbono carbonílico do acetil-CoA, formando uma ligação carbono-carbono entre o carbono-α do malonil-CoA e o carbono carbonílico do acetil-CoA. O processo se repete a partir de novas unidades de malonil-CoA até o intermediário possuir a quantidade de carbonos adequada para a etapa seguinte de anelação. Os processos de tautomeria e desidratação promovem a formação de anéis aromáticos, dando origem às antronas (apenas uma carbonila no anel central). A formação da segunda carbonila no anel central ocorre por meio de reações enzimáticas.

Antraquinonas e naftoquinonas podem se originar a partir da via do chiquimato e mevalonato. Nesse processo, o ácido chiquímico origina o ácido isocorísmico, e a doação dos carbonos para a construção do segundo anel é do ácido cetoglutárico, originando o ácido 1,4-di-hidroxi-2-naftoico. Os carbonos do terceiro anel das antraquinonas surgem a partir da junção de uma unidade isoprênica, proveniente da via do mevalonato (Figura 4A). As naftoquinonas presentes em algumas espécies da família Boraginaceae podem, ainda, advir da junção do ácido 4-hidroxibenzoico (proveniente do metabolismo do aminoácido aromático fenilalanina – via do chiquimato) com duas unidades isoprênicas fornecidas pelo geranil pirofosfato (Figura 4B).

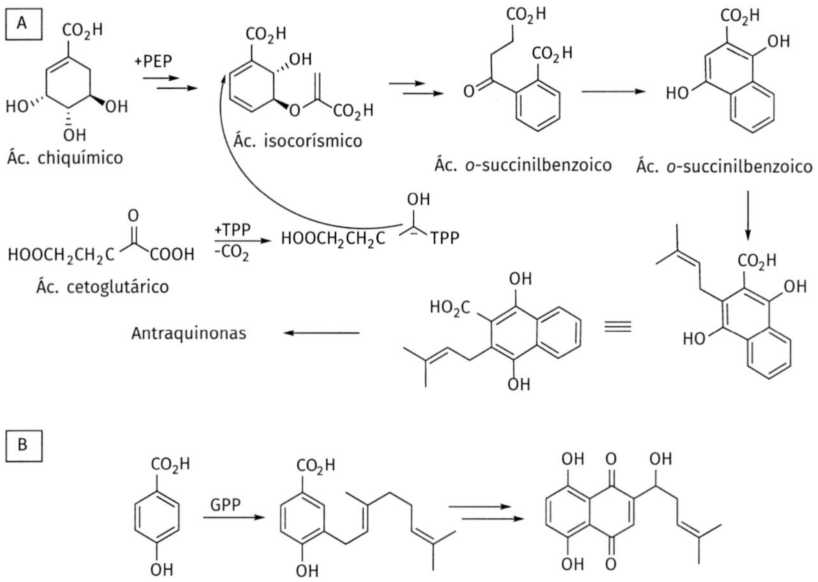

FIGURA 4 A: Biossíntese de antraquinonas a partir do ácido chiquímico. B: Biossíntese de naftoquinonas a partir do ácido 4-hidroxibenzoico (chiquimato) com adição de unidades isoprênicas (via do mevalonato).

Fonte: elaboração dos autores.

PRINCIPAIS FORMAS

A Figura 5 mostra os derivados antracênicos que podem ocorrer nas plantas: antranol, uma forma bastante reduzida, possuindo o grupo hidroxila no anel B; antrona, que possui apenas uma carbonila; oxantrona possui a presença da carbonila e hidroxila. Essas estruturas podem ser oxidadas à antraquinona, que é a forma mais oxidada em monômero, e, a partir da antrona, podem ser formadas a diantrona e a naftodiantrona. A naftodiantrona não tem atividade laxante típica das antraquinonas, porém tem atividade antidepressiva.

As formas mais oxidadas são mais estáveis e podem ser encontradas em drogas vegetais armazenadas por longos períodos ou submetidas a oxidação acelerada. Para algumas espécies são recomendados o armazenamento ou a oxidação forçada, visando diminuir a presença de formas mais reduzidas que causam intensa diarreia quando utilizadas como laxantes.

Formas *O*- e *C*-glicosiladas podem ser encontradas, sendo a *C*-glicosilação mais comum no C-10, formando um centro quiral. Cascarosídeos epímeros po-

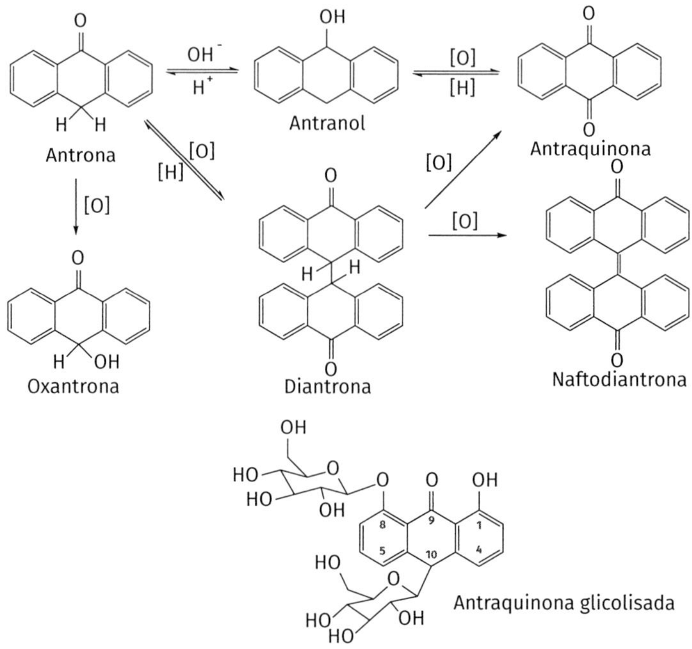

FIGURA 5 Derivados antracênicos que podem ocorrer nas plantas.
Fonte: elaboração dos autores.

dem ser encontrados em extratos de cáscara-sagrada (*Frangula purshiana* (DC.) A. Gray ex J.G. Cooper; sinonímia *Rhamnus purshiana*), utilizada como laxante.

PROPRIEDADES FÍSICO-QUÍMICAS E MÉTODOS DE EXTRAÇÃO E CARACTERIZAÇÃO

Extratos ricos em antraquinonas, assim como quando isoladas, possuem coloração tipicamente amarela, laranja ou avermelhada. Essa coloração é devida à presença de diversas duplas ligações conjugadas na aglicona. Com relação às suas propriedades organolépticas, são amargas e inodoras.

Os heterosídeos, isto é, antraquinonas complexadas com açúcares, são solúveis em água, álcool ou soluções hidroalcoólicas. As antraquinonas livres (agliconas) são praticamente insolúveis em água e podem ser extraídas com solventes orgânicos de média polaridade (clorofórmio, acetona, acetato de etila). Tornam-se solúveis, no entanto, em meio basificado pela transformação das hidroxilas fenólicas em fenolatos.

As formas reduzidas das antraquinonas, ou seja, ausência de oxigênio no C-10, são facilmente oxidadas. Dessa forma, a extração ou o isolamento do fitofármaco na forma reduzida requer métodos extrativos brandos.

A principal forma de caracterização é pela reação de Bornträger, que consiste em adicionar ao pó do vegetal uma base, usualmente hidróxido de amônio (solução de NH_4OH 10%). O teste de Bornträger é frequentemente usado para detecção de antraquinonas livres, em que a coloração rósea, vermelha ou violeta é desenvolvida em meio básico (Figura 6). Essa avaliação é positiva para as agliconas das antraquinonas e negativa para os heterosídeos, tanto para o *O* - glicosídeo quanto para o *C* - glicosídeo. Para detecção dos heterosídeos, procede-se a uma hidrólise ácida (H_2SO_4 20%) ou oxidativa (H_2O_2 ou $FeCl_3$) prévia à reação de Bornträger.

A reação de Bornträger pode ser aplicada diretamente sobre placa cromatográfica, sendo, portanto, um revelador químico. Pode-se, ainda, utilizá-la após o método de microssublimação, em que uma lâmina de microscopia é colocada sobre a tela de amianto em chapa de aquecimento com um anel metálico. Dentro desse anel, coloca-se a droga vegetal e cobre-se com outra lâmina. Em um primeiro momento, ocorre a condensação de água na lâmina superior, devendo ser removida e substituída por uma lâmina seca. As antraquinonas sofrem, então, microssublimação, e cristais ou gotículas amareladas são observados na lâmina superior. O gotejamento de base nesses cristais ou gotículas torna-os avermelhados.

A cromatografia líquida de alta eficiência com detector UV-Vis também pode ser utilizada para detecção e quantificação de antraquinonas em extratos vegetais.

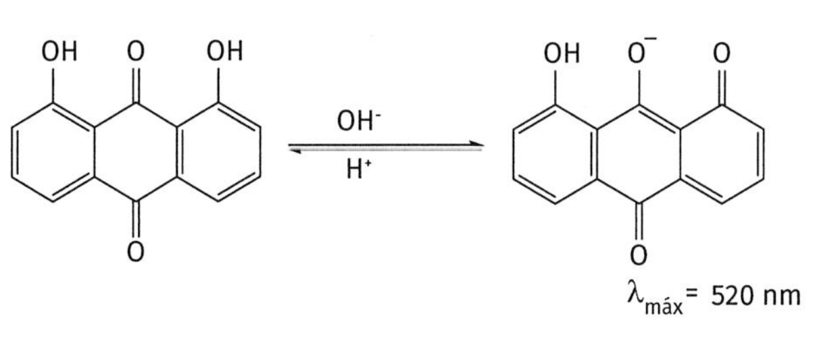

FIGURA 6 Formas de equilíbrio das antraquinonas de acordo com o pH do meio.
Fonte: elaboração dos autores.

PROPRIEDADES FARMACOLÓGICAS

A principal e marcante atividade farmacológica das antraquinonas é a laxativa. As posições importantes para atividade laxativa são as hidroxilas nos carbonos C-1 e C-8. Os laxantes antranoides são encontrados principalmente em sua forma glicosilada, e a ligação β-glicosídica protege a molécula durante o trânsito pelo estômago e intestino delgado, evitando uma possível hidrólise pelo ácido estomacal. No intestino grosso, a microflora residente é responsável pela conversão dos compostos glicosilados em agliconas, por meio da ação das β-glicosidases e redutases bacterianas. O efeito laxativo ocorre pela ação local das agliconas nas células epiteliais do intestino grosso, levando a um aumento do conteúdo de líquido ou alteração de motilidade da região.[5]

Os mecanismos de ação laxante variam de acordo com o tipo de antraquinona empregada, e os que possuem mais evidências conhecidas envolvem a ação danosa local da mucosa intestinal, liberação de citocinas e ativação das células imunocompetentes. Consequentemente, ocorre liberação de histamina e serotonina e uma aceleração no trânsito e contração nos músculos do cólon. Um segundo mecanismo descrito promove o aumento da permeabilidade celular em decorrência da maior retenção de Na^+ e água pela inibição da Na^+/K^+ adenosina trifosfatase colônica na Na^+/K^+-ATPase. O uso prolongado de antraquinonas laxativas pode, porém, levar a efeitos colaterais que incluem a melanose do cólon.[6] O quadro é caracterizado pela pigmentação escura da mucosa do cólon decorrente da migração dos macrófagos, após a fagocitose dos corpos apoptóticos ou das células epiteliais danificadas, para a lâmina própria do epitélio. A reversão do quadro ocorre após descontinuação da utilização do medicamento ou droga vegetal ricos em antraquinonas. Apesar disso, alguns estudos sugerem um potencial tumorigênico relacionado ao uso prolongado desses compostos.

Ao fazerem uso de fitoterápicos que possuem essa classe como princípio ativo, os pacientes devem ser monitorados, não sendo recomendada a utilização por mais de uma semana. As plantas secas – forma mais utilizada pela população – são muito diferentes das drogas vegetais e dos fitoterápicos padronizados, que monitoram a quantidade das formas reduzidas. Algumas espécies são estocadas durante 1 ano para a transformação das formas reduzidas em oxidadas. Alternativamente, alguns métodos podem ser empregados para acelerar o processo. A não utilização da dose recomendada pela farmacopeia pode vir a causar um efeito muito drástico, podendo levar a cólicas, diarreias intensas e até uma grave desidratação. As formas mais oxidadas são, portanto, as que apresentam uma menor atividade, porém também de menos efeitos colaterais.

Outras atividades biológicas caracterizadas para as antraquinonas são a anti-inflamatória e a antimicrobiana, além do seu potencial para tratamento de câncer, em virtude do seu efeito citotóxico por meio da indução à apoptose.

PLANTAS MEDICINAIS

Sene (*Senna alexandrina* Mill.)

A espécie *Senna alexandrina* Mill. (sin: *Cassia acutifolia* Delile, *Cassia alexandrina* (Garsault) Thell., *Cassia angustifolia* Vahl, *Cassia senna* L., *Senna acutifolia* (Delile) Batka) pertence à família Fabaceae e é originária da África e região do Oriente Médio. Apresenta-se como um pequeno arbusto de mais ou menos 1 metro, com um caule ereto e lenhoso, e com folhas compostas paripinadas. De suas propriedades farmacológicas, destaca-se o seu potencial laxativo devido à presença acentuada de derivados hidroxiantracênicos. Os constituintes dessa espécie são diversas antraquinonas, com destaque para os senosídeos, que são dímeros de antronas. Na droga, os principais componentes são os senosídeos A e B (Figura 7), reína (antrona) e aloe-emodina (antraquinona). As monografias das drogas compostas pela folha e fruto estão presentes na Farmacopeia Brasileira 6ª edição.

Cáscara-sagrada (*Frangula purshiana* (DC.) A. Gray ex J.G. Cooper

Cáscara-sagrada (sin: *Rhamnus purshiana* DC.) pertence à família Rhamnaceae e é originária da região oeste da América. Trata-se de uma árvore de

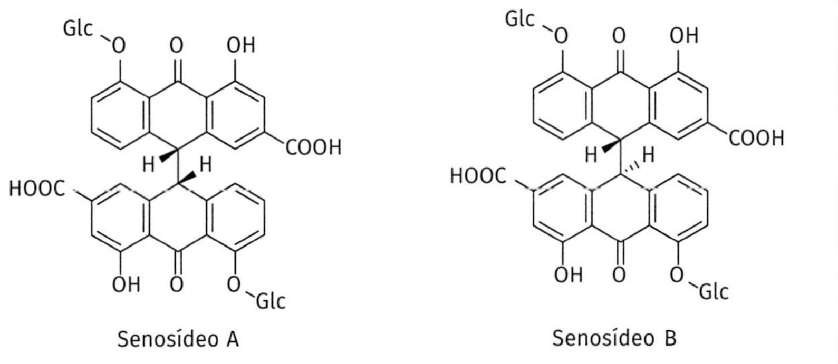

FIGURA 7 Estruturas químicas dos senosídeos A e B.
Fonte: elaboração dos autores.

médio porte, que varia de 5 a 12 metros, com folhas elípticas e decíduas. As partes utilizadas são cascas do caule e dos ramos, os quais têm a propriedade de laxante intestinal. Após a coleta é recomendado ser armazenado por 1 ano, pois a maioria das quinonas presentes é de antraquinonas reduzidas. O processo de oxidação natural das antronas torna a atividade laxativa dessa droga mais branda.

Apesar de a forma de eliminação ser basicamente nas fezes, ocorre o escurecimento da urina durante o uso, que pode ficar mais avermelhada ou mais amarronzada. Mulheres em fase de amamentação não podem consumir nenhum tipo de laxante desse tipo, pois o leite ficará com uma coloração marrom, podendo acarretar diarreia no lactente.

Os principais constituintes da cáscara são os C e O-glicosídeos, entre os quais cascarosídeos A, B, C e D; aloínas, aloe-emodina, emodina e frangulina (Figura 8). A Farmacopeia Brasileira 6ª edição traz o cascarosídeo A como marcador da espécie.

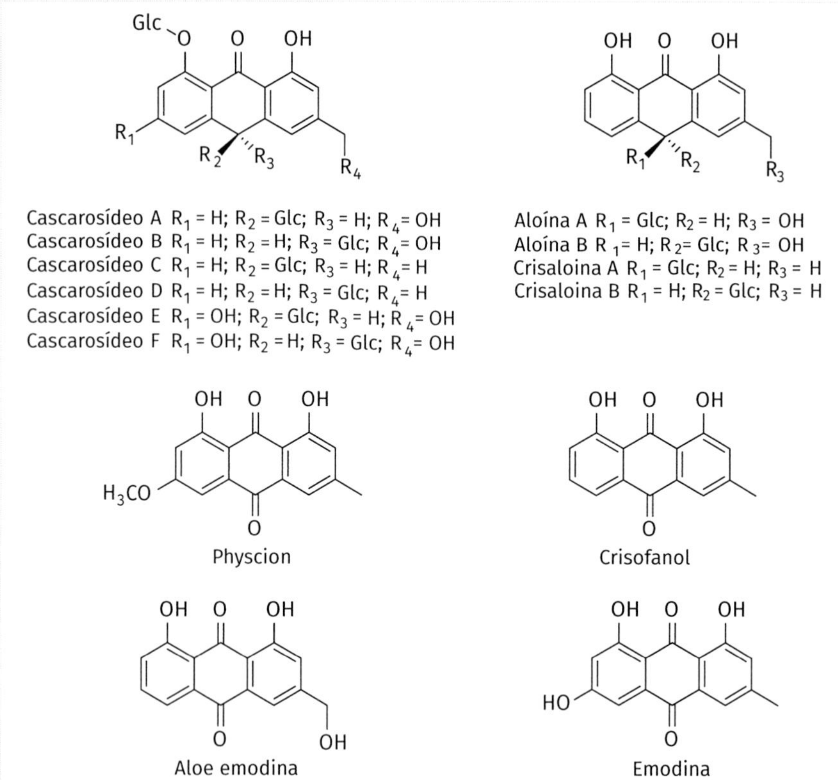

FIGURA 8 Estruturas químicas dos compostos presentes na cáscara-sagrada.

Fonte: elaboração dos autores.

Ruibarbo. *Rheum* spp. (*R. palmatum* L., *R. officinale* Baill.)

O ruibarbo pertence à família Polygonaceae, nativo do noroeste da China e região do planalto do Tibete, em que são utilizadas medicinalmente suas partes subterrâneas: raízes e rizomas. A Farmacopeia Brasileira 6ª edição considera droga vegetal de ruibarbo os rizomas e raízes secos e fragmentados de *Rheum palmatum* L. e/ou *Rheum officinale* Baill., ou seus híbridos interespecíficos. São consideradas falsificações outras espécies de *Rheum*, principalmente *Rheum rhaponticum* L. O pecíolo das folhas desta espécie é utilizado em culinária (doces) em alguns países, principalmente após cozimento, em virtude da alta presença de ácido oxálico.

As diferentes espécies (*R. palmatum*, *R. officinale*) podem ser utilizadas em razão da sua semelhança na presença de antraquinonas, que podem ser livres ou não, ocorrer de forma reduzida ou oxidadas, sendo a maioria das antraquinonas no ruibarbo encontradas na forma oxidada. O marcador utilizado é a reína.

A parte dos rizomas descortiçados é retirada de plantas com 6 a 10 anos de idade, para revelar uma atividade significativa de antraquinonas. Como em diversas outras plantas ricas em antraquinonas, uma dose baixa provoca atividade laxante; e uma dose alta, uma atividade purgativa. Importante ressaltar que as folhas não são utilizadas pela presença de ácido oxálico.

Seus constituintes são formados por taninos, antraquinonas (livres ou não), representadas pelas antronas, diantronas, aloe-emodina, emodina e reína, além do ácido oxálico e de uma pequena porção de flavonoides. A presença de taninos é um tanto contraditória, podendo levar, em baixas doses, à constipação, ao invés de um efeito laxativo.

Erva-de-são-joão (*Hypericum perforatum* L.)

Hypericum perforatum pertence à família Hypericaceae, bastante conhecida pela medicina popular para o tratamento de eczemas, feridas e distúrbios psicológicos, sendo uma das plantas com o maior número de estudos em pesquisa clínica. No Brasil, é bastante comercializado e está entre os fitoterápicos mais vendidos mundialmente. Apresenta-se como arbustos, com caules cilíndricos e inteiramente lisos, de folhas inteiras e opostas. A droga consiste nas partes aéreas colhidas quando floridas.

Em sua composição há óleos essenciais, grande abundância de fenólicos, e as naftodiantronas, que são pigmentos de interesse presentes nos pontos pretos das folhas e flores, representados pela hipericina e pseudo-hipericina (Figura 9).

Na Europa foi muito difundida como antidepressivo, sendo indicada para depressões leves a moderadas por não causar muitos efeitos colaterais. No Bra-

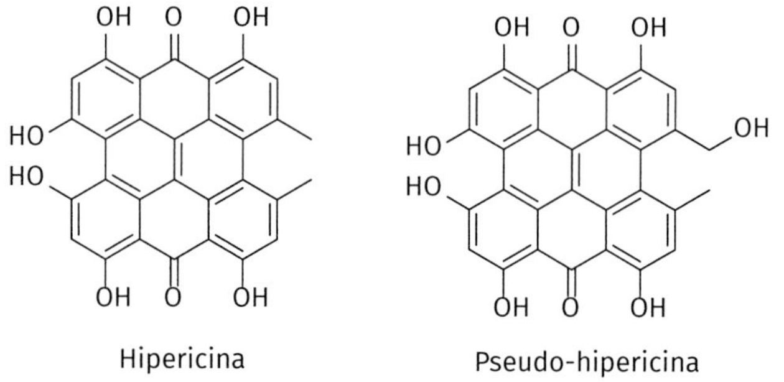

FIGURA 9 Estruturas químicas da hipericina e pseudo-hipericina.
Fonte: elaboração dos autores.

sil, os medicamentos comercializados possuem tarja vermelha, indicados para depressão, distúrbios psicogênicos, distúrbios do sono e ansiedade.

A atividade antidepressiva do *H. perforatum* parece ser mediada pelos sistemas serotoninérgicos (5-HT), noradrenérgicos e dopaminérgicos, bem como por meio dos neurotransmissores do ácido gama-aminobutírico (GABA) e do aminoácido glutamato.

O uso concomitante de alguns medicamentos com a erva-de-são-joão demonstra alterações nos efeitos de alguns fármacos de amplo uso. Entre os principais efeitos colaterais encontra-se a síndrome serotoninérgica central, que pode ser um resultado do uso concomitante do hipérico com inibidores da recaptação de serotonina ou agonistas serotoninérgicos, alcaloides do ergot e simpatomiméticos. Entre os aspectos clínicos da síndrome serotoninérgica central encontram-se: ansiedade, agitação, confusão mental, inquietação, hipomania e alucinações; tremores, mioclonias, hipertonia, hiper-reflexia e incoordenação; febre, sudorese, náusea, vômitos, diarreia e hipertensão; complicações agudas, incluindo convulsões, rabdomiólise e coagulação intravascular disseminada (CIVD) e coma.

Babosa, aloés (*Aloe vera* (L.) Burm, *Aloe* spp.)

Plantas do gênero *Aloe*, como a *Aloe vera* (L.) Burm (sin. *Aloe barbadensis* DC.; *Aloe barbadensis* Mill.), também conhecidas como babosa, são mundialmente utilizadas na medicina tradicional e uma pequena parte em fitoterápicos, em virtude das suas diversas propriedades anti-inflamatória, cicatrizante, hidratante, laxante, entre outras. Apresentam-se como plantas herbáceas, suculentas e com folhas carnosas, lanceoladas.

O exsudato foliar dessa planta possui antraquinonas em abundância, que é liberada quando a folha é cortada. Ao cortar a folha e pendurá-la, uma seiva de coloração amarronzada passa a escorrer, sendo esta bastante concentrada em antraquinonas, onde o efeito purgativo do exsudato foi conferido pela presença de C-glicosídeos antraquinônicos, além de barbaloína, isobarbaloína e uma baixa porcentagem de antracênicos livres, representados pela aloe-emodina. Entretanto, *Aloe* não é muito utilizada como purgativo por ter uma ação purgativa bastante potente, causando um efeito muito drástico, a depender da concentração dos princípios ativos, que varia muito de espécie para espécie. A Anvisa, por meio do Informe n. 47 de 2011, proibiu a venda, fabricação e importação de alimentos e bebidas à base de *Aloe*.

Na parte interna de sua folha apresenta mucilagem (polissacarídeos), que dispõe de atividade anti-inflamatória e é utilizada em cosméticos. Bastante utilizada em preparações cosméticas em razão de sua ação hidratante, e também contra queimaduras, cortes e feridas.

Frângula (*Frangula alnus* Mill.)

Frangula alnus Mill. (sin. *Rhamnus frangula* L.) consiste em um arbusto de médio porte que varia de 3 a 5 metros, possui folhas alternas e ovaladas, com um fruto que vai do vermelho ao preto com o decorrer do amadurecimento. É comumente encontrada na Europa Ocidental e Central. Pertence à família Rhamnaceae, principal família que origina drogas com antraquinonas, e por isso possui propriedades digestiva, laxante, purgativa, tônica estomacal, em que a droga é composta pela casca seca.

Na sua composição contém derivados de 1,8-di-hidroxiantraquinona que varia de 3 a 8%, porém há diferenças nas formas presentes a depender do estado da droga. Quando a droga está fresca, na sua forma bruta, predomina a frangularosídeo e glucofrangularosídeo, que são os correlatos de antrona, mas, a depender da forma de preparo do chá, a concentração dos princípios é, inevitavelmente, alterada.

Na droga seca preservada por um longo período, de 12 meses, ocorrem os derivados de antraquinona como monosídeos do tipo frangulina A e frangulina B e glucofrangulina A e B (Figura 10). As agliconas livres possuem um teor bastante baixo, menor que 1%, representadas pelas emodinas.

Ipê-roxo (*Tabebuia* sp.)

O lapachol (Figura 11) é uma naftoquinona isolada de várias espécies do gênero *Tabebuia*, família Bignoniaceae. Conhecidas como ipê (exemplo: ipê-roxo

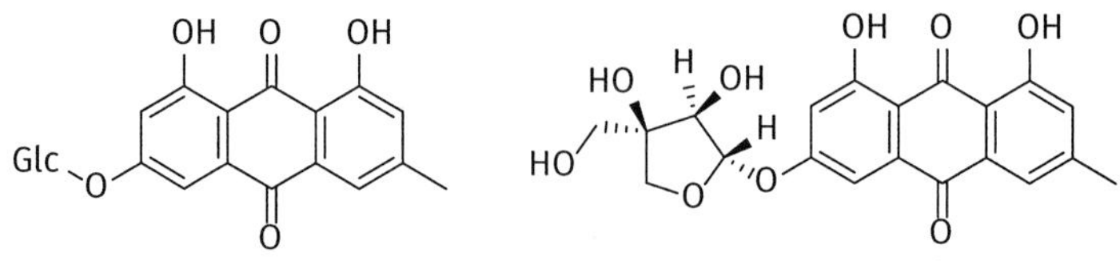

FIGURA 10 Estruturas químicas das frangulinas A e B.
Fonte: elaboração dos autores.

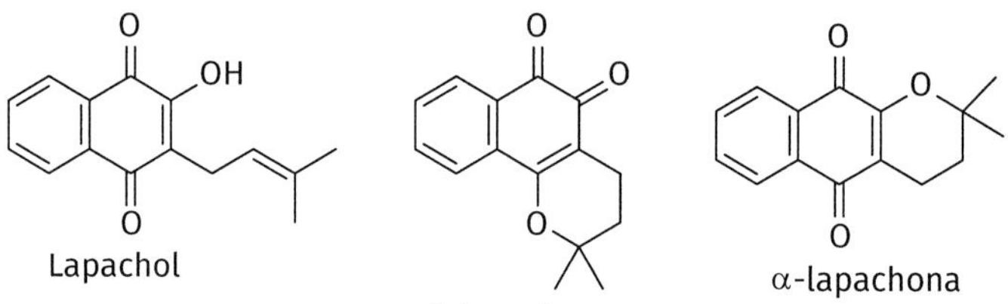

FIGURA 11 Estrutura química do lapachol e seus derivados.
Fonte: elaboração dos autores.

Handroanthus impetiginosus (Mart. ex DC.) Mattos; sin: *Tabebuia avellanedae* Lorentz ex Griseb.), são encontradas facilmente nas regiões Norte e Nordeste do Brasil. O lapachol é facilmente extraído da serragem da madeira, e é conhecido por suas propriedades anticancerígenas, possuindo ainda ação anti-inflamatória, analgésica, antibiótica, antimalária, antitripanossoma e antiulcerogênica.[7]

Os aspectos químicos estruturais das naftoquinonas estão intrinsecamente ligados à potência de sua atividade biológica, que, quando sofre ação controlada do calor, fornece a xiloidona e os isômeros α e β-lapachona. Essas observações explicam que o lapachol purificado é menos ativo que o extrato bruto do vegetal, no qual as interações sinérgicas dos componentes e seus derivados apresentam maior potencial farmacológico, mas também maior nível de toxicidade.

A atividade antitumoral do lapachol está associada à sua capacidade de induzir o estresse oxidativo por meio da formação intracelular de espécies reativas do oxigênio, como o peróxido de hidrogênio, o radical de hidroxila e o ânion-radical superóxido. Essas reações têm interações com componentes celulares importantes, podendo danificar tanto células saudáveis quanto células malignas. Estudos *in vivo* demonstraram que o índice terapêutico do lapachol é considerado de moderado a alto, se comparado a outros antineoplásicos.

As características das naftoquinonas, mais especificamente os estudos já realizados com o lapachol, demonstram a importância dessa substância como ponto de elucidação de diversas terapias no âmbito farmacológico. Ainda que apresentem prós e contras, os estudos até então executados demonstram a efetividade do lapachol enquanto antineoplásico, anti-inflamatório, analgésico, antibiótico, antimalárico, antitripanossoma e antiulcerogênico, ainda que não apresentados todos os estudos nesse levantamento.

ALIMENTOS

Um dos principais corantes naturais é obtido pelas fêmeas dessecadas da Cochonilha (*Dactylopius coccus*), o carmim, um vermelho intenso que é produzido por meio da torra e moagem do inseto, que apresenta coloração vermelha brilhante, e é extraído com água. O constituinte responsável pelo poder de tintura do corante é o ácido carmínico, que apresenta em sua estrutura um β-glicosídeo ligado a um esqueleto antraquinônico polissubstituído (Figura 12), é solúvel em água, e sua cor varia pelo pH, sendo laranja em meio ácido, vermelho na faixa de 5,0 a 7,0 e azul na região alcalina.

Entretanto, o "corante natural de carmim de cochonilha" (INS 120), na verdade, é formado pelo complexo de alumínio e cálcio do ácido carmínico. Conhecidos como lacas, esses complexos apresentam uma coloração mais intensa que o ácido carmínico isolado. Encontram-se solúveis em soluções alcalinas e insolúveis em soluções ácidas, suas cores são estáveis à variação de pH e à oxidação, além de não exibir perda da potência no tingimento, mesmo após anos de armazenamento. Sua ampla gama de cores é importante para a indústria alimentícia, uma vez que há variação desde o vermelho até o roxo, e pode ser utilizada em produtos como biscoitos, gelatinas, iogurte, recheios de bolachas, licores, balas, pirulitos, sorvetes, carnes processadas, chocolate, sucos, geleias, rações animais, refrigerantes e diversos outros produtos.

Diferentemente dos corantes sintéticos, o uso de corantes naturais pode ser benéfico para o meio ambiente e para o ser humano, uma vez que a extração de matérias-primas básicas renováveis pode gerar alguns resíduos a serem utilizados como fertilizantes de uso agrícola, além de gerar créditos de carbono, compensando o carbono gerado pela queima de combustíveis fósseis e promovendo empregos no campo.

As raízes de *Rubia tinctorum* L. (Rubiaceae) estão entre os primeiros materiais que foram utilizados como corantes pelos homens, que a empregavam em sua

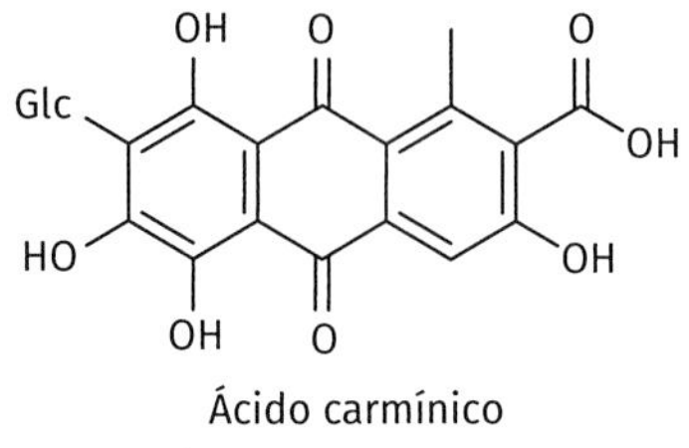

FIGURA 12 Estrutura química do ácido carmínico.
Fonte: elaboração dos autores.

dieta alimentar e como alimento para animais. Pela capacidade de ligação das antraquinonas alizarinas e purpurina (Figura 13) no tecido de calcificação, os ossos desses animais apresentavam coloração púrpura-avermelhada. Apesar de a purpurina ser uma das primeiras antraquinonas obtidas de forma pura, seu uso diminuiu ao final do século XIX, pela criação de corantes sintéticos.

Outra planta medicinal que também apresenta antraquinonas em sua composição é a noni (*Morinda citrifolia* L.). A noni, nativa do Sudeste Asiático e da Austrália, é uma planta medicinal que apresenta antraquinonas em sua composição e é utilizada pelos polinésios como alimento (frutos), corante e remédio para as mais variadas doenças. O suco de noni, feito com folhas e frutos, vem sendo comercializado no mundo todo, porém a comunidade europeia entrou em alerta ao saber sobre a presença de antraquinonas nesse preparo. Pela falta de controle sanitário, há dúvidas com relação à segurança desse produto. Observou-se hipercalemia em pacientes com doenças renais e, em alguns casos, hepatotoxicidade, além de não haver evidências de segurança para uso em gestantes ou durante o puerpério.

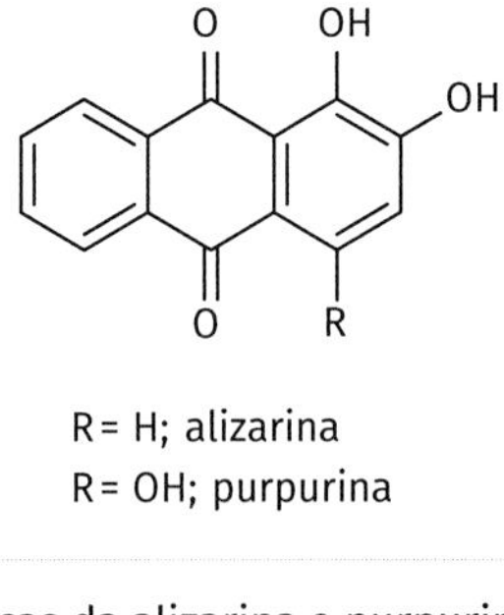

FIGURA 13 Estruturas químicas da alizarina e purpurina.
Fonte: elaboração dos autores.

REFERÊNCIAS

1. Singh DK, Luqman S, Mathur AK. Lawsonia inermis L. — A commercially important primaeval dying and medicinal plant with diverse pharmacological activity: A review. Industrial Crops and Products. 2015;65:269-286.
2. Zavada MS. The Historical use of Henna (lawsonia inermis L.) in the Balkans. Kosice Thaiszia. 1993;3:97-100.
3. Calixto JB. The role of natural products in modern drug discovery. Anais da Academia Brasileira de Ciências. 2019;91:1-7.
4. Blackburn RS. Natural dyes in madder (Rubia spp.) and their extraction and analysis in historical textiles. Coloration Technology. 2017;133:449-462.
5. Malik EM, Müller CE. Anthraquinones as pharmacological tools and drugs. Medicinal Research Reviews. 2016;36.
6. van Gorkom BAP, de Vries EGE, Karrenbeld A, Kleibeuker JH. Review article: Anthranoid laxatives and their potential carcinogenic effects. Aliment Pharmacol Ther. 1999;13:443-452.
7. Moreau JP, Moreau S, Skinner S. Comparative physiological disposition of some anthraquinone glycosides and aglycones. Biopharm Drug Dispos. 1985;6:325-334.

11

Glicosinolatos e isotiocianatos

*Marynka Ulaszewska**

INTRODUÇÃO

Você já se perguntou qual é a origem do sabor picante de alguns vegetais, como rabanete (*Raphanus raphanistrum* subsp. *sativus*), repolho ou brócolis? Neste capítulo, você descobrirá o maravilhoso mundo dos glicosinolatos e isotiocianatos – suas propriedades, ocorrência e funções biológicas.

Os glicosinolatos são uma grande família de compostos que contêm enxofre encontrados em famílias de plantas da ordem Capparales: Brassicaceae, Capparaceae, Tovariaceae, Resedaceae e Moringaceae. Outras famílias que exibem quantidades menores incluem Caricaceae, Euphorbiaceae, Gyrotemonaceae, Limnathaceae, Salvadoraceae e Tropaeolaceae. Mais de 130 diferentes glicosinolatos foram relatados na literatura.[1] No entanto, apenas cinco desses compostos, glicobrassicina, sinigrina, glicorafasatina (desidroerucina), glicorafanina e glicoiberina, estão presentes na dieta humana, sendo encontrados em hortaliças brássicas (ou crucíferas) amplamente consumidas.[2]

PROPRIEDADES FÍSICO-QUÍMICAS

Todos os glicosinolatos possuem uma estrutura fundamental comum composta por um grupo β-D-tioglicose, uma porção oxima sulfonada e uma cadeia lateral variável (ver Figura 1). A cadeia lateral pode se originar de aminoácidos de acordo com os quais os glicosinolatos são classificados em: alifáticos (derivados de alanina, leucina, isoleucina, valina e metionina), aril-alifáticos (derivados da fenilalanina ou tirosina) e indolil (derivados do triptofano).[3] Durante a biossíntese, as cadeias laterais podem sofrer extensas modificações químicas, como

* Texto traduzido do inglês por Jarlei Fiamoncini.

Glicosinolatos alifáticos

Nome	Cadeia lateral R
Glicocaparina	CH_3-
Glicoputranjivina	***CH_3-(CH_3)CH-***
Glicococlearina	CH_3-CH_2-(CH_3)CH-
Glicocleomina	CH_3-C(OH)(CH_3)-CH_2-CH_2-
3-(Hidroximetil)pentil	CH_3-CH_2-CH(CH_2OH)-(CH_2)$_2$-
Sinigrina	CH_2=CH-CH_2-
Gliconapina	CH_2=CH-(CH_2)$_2$-
Glicobrassicanapina	CH_2=CH-(CH_2)$_3$-
Progoitrina	(R)-CH_2=CH-CH(OH)-CH_2-
Epiprogoitrina	(S)-CH_2=CH-CH(OH)-CH_2-
Glicoibervirina	CH_3S-(CH_2)$_3$-
Glicoerucina	CH_3S-(CH_2)$_4$-
Glicoberteroina	CH_3S-(CH_2)$_5$-
Glicoiberina	CH_3SO-(CH_2)$_3$-
Glicorafanina	CH_3SO-(CH_2)$_4$-
Glicoalissina	CH_3SO-(CH_2)$_5$-
Glico-hirsutina	CH_3SO-(CH_2)$_8$-
Glicoarabina	CH_3SO-(CH_2)$_9$-
Glicocamelinina	CH_3SO-(CH_2)$_{10}$-

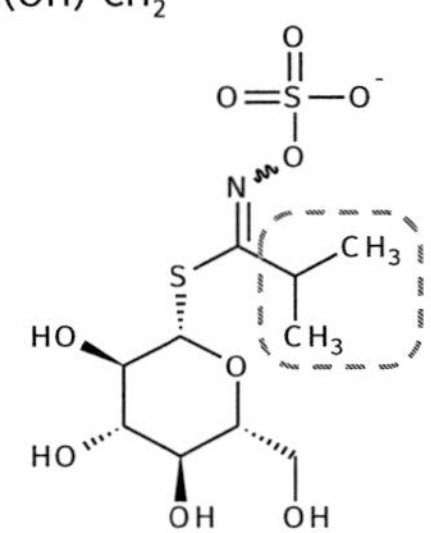

Glicosinolatos aril-alifáticos

Glicotropeolina	C_6H_5-CH_2-
Gliconasturtiina	C_6H_5-CH_2-CH_2-
Glicosinalbina	pOH-C_6H_4-CH_2-
Glicolepigramina	mOH-C_6H_4-CH_2-
Glicoaubrietina	pCH_3O-C_6H_4-CH_2-
Glicolimnantina	mCH_3O-C_6H_4-CH_2-
Glicobarbarina	***S-C_6H_5-CH(OH)-CH_2-***
Epiglicobarbarina	R-C_6H_5-CH(OH)-CH_2-

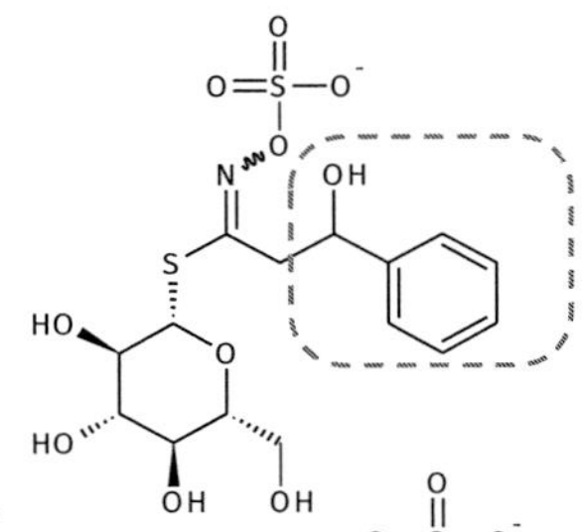

Glicosinolatos-Indolil
Glicobrassicina
Neoglicobrassicina →
4-Hidroxiglucobrassicina
4-Metoxiglicobrassicina →

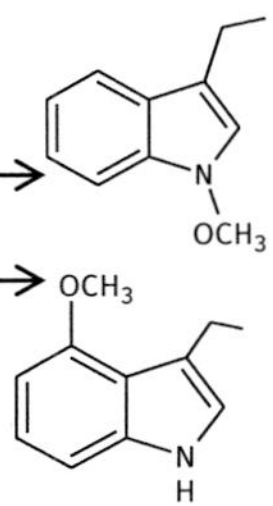

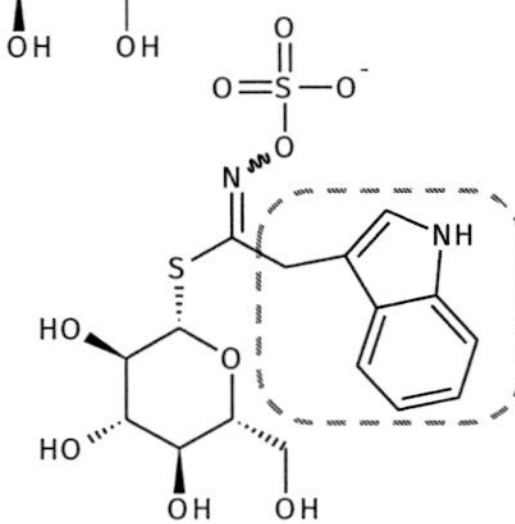

Glicosinolatos O-glicosilados
Glicomoringina (R_1= R_2= R_3= OH) →
Glicomoringina monoacetil isômeros →
(R_1, R_2 ou R_3 = OAcetil)
2-(α-L-Ramnopiranosiloxi) benzil →

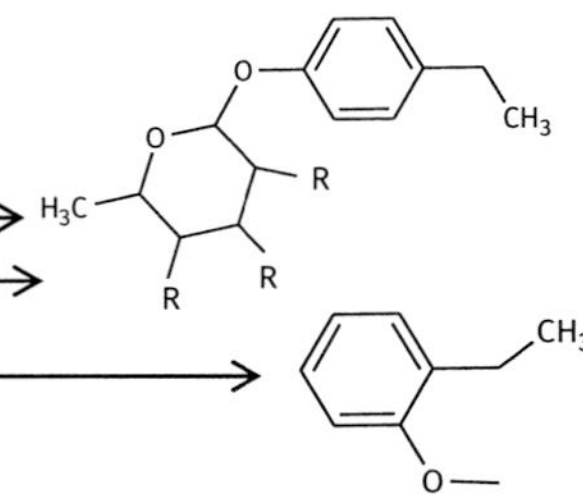

FIGURA 1 Exemplos de glicosinolatos agrupados de acordo com o caráter da cadeia lateral (marcada em cinza). Os nomes em negrito e itálico correspondem às estruturas representadas.

Fonte: elaboração dos autores.

alongamento, hidroxilação, O-metilação, dessaturação, glicosilação adicional, oxidação ou acilação.[4]

Os glicosinolatos presentes nos tecidos das plantas podem sofrer uma hidrólise causada pelas enzimas da família das mirosinases. Os glicosinolatos são mantidos dentro de organelas no citoplasma da planta, enquanto as mirosinases estão situadas no vacúolo. Quando os tecidos são danificados por corte ou mastigação, as enzimas atuam sobre os glicosinolatos. A hidrólise dos glicosinolatos pode ocorrer também durante a colheita, processamento de alimentos ou pela ação do microbioma intestinal ou pragas. Durante a hidrólise da ligação glicosídica, a glicose é liberada e o restante da molécula se degrada espontaneamente, formando uma variedade de produtos de degradação: isotiocianatos,[5] oxazolidina-2-tionas,[5] tiocianatos,[6,7] epitionitrilas[8] e nitrilas[9,10] (Figura 2). Os produtos de degradação

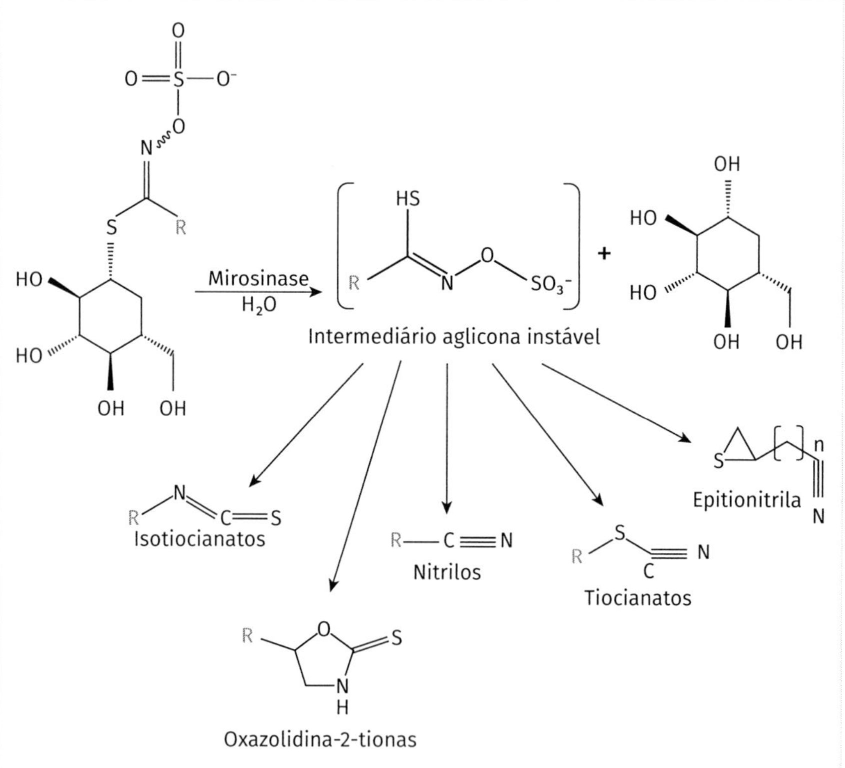

FIGURA 2 Esquema ilustrando a hidrólise da ligação glicosídica de um glicosinolato e formação de produtos de degradação.
Fonte: elaboração dos autores.

mais estudados são os isotiocianatos, um grupo de compostos amargos e de gosto pungente comumente denominados "óleos de mostarda". Por exemplo, a glicorafanina produz sulforafano, a sinigrina produz isotiocianato de alilo, a gliconasturtina origina isotiocianato de fenetilo, a glicoerucina produz erucina, o glicotropeolina produz isotiocianato de benzila, enquanto a glicomoringina produz moringina. Acredita-se que esses produtos químicos eletrofílicos reativos estejam envolvidos na defesa da planta. A variação na estrutura da cadeia lateral leva a diferenças na volatilidade e hidrofobicidade dos isotiocianatos.

MÉTODOS DE EXTRAÇÃO E CARACTERIZAÇÃO

Glicosinolatos são ânions orgânicos bastante solúveis em água e apresentam alta estabilidade. A extração de glicosinolatos de material vegetal é mais eficiente quando se usam solventes próticos. Os mais usados são metanol-água (7:3) e etanol-água (1:1), recomendados para tecidos verdes liofilizados. Os métodos analíticos mais atuais de glicosinolatos e isotiocianatos empregam análise por cromatografia líquida de ultraeficiência acoplada à espectrometria de massas (CLUE-EM). O uso de fase reversa de octadecil (C18) continua sendo a abordagem cromatográfica preferida.[3,11] Por outro lado, os isotiocianatos são muito reativos e sofrem degradação com facilidade. A degradação pode ocorrer se expostos a temperaturas superiores a 4ºC, mesmo por curtos períodos. Estudos de estabilidade mostraram que o sulforafano é quimicamente instável não apenas em solventes aquosos e próticos, mas também em ambientes apróticos polares.[12] Em pH 5,0 e a 26°C, o sulforafano mostrou-se mais estável em um tampão fosfato em comparação com um sistema tampão citrato. Como esperado, sua degradação é fortemente dependente da temperatura, mas também do pH: para cada 10°C de mudança na temperatura, a taxa de degradação do sulforafano mudou por um fator de 3,15 em uma solução de pH 4,0 e um fator de 4,0 para uma solução de pH 8,0. Essa propriedade cria certas dificuldades na análise de isotiocianatos em fluidos biológicos, que é o primeiro passo para entender seus efeitos na saúde. Para matrizes de plasma/soro, o fundamental é manter baixa temperatura durante o protocolo de extração. Em geral, a precipitação de proteínas e a extração em fase sólida são comumente usadas, no entanto, a otimização do tempo e a minimização da exposição à temperatura ambiente são críticas. Recomenda-se manter as amostras no gelo durante a extração, usar solventes refrigerados e manter o amostrador automático do cromatógrafo a 4°C.[13]

A falta de padrões autênticos comercialmente disponíveis para a maioria dos glicosinolatos e isotiocianatos representa um grande desafio. Espécies de plantas que contêm altas concentrações de um único número ou um número limitado de glicosinolatos são as fontes mais adequadas para a extração e purificação de quantidades razoáveis desses compostos.

PRESENÇA EM PLANTAS E ALIMENTOS

O conteúdo de glicosinolatos e isotiocianatos nas plantas varia entre cultivares; indivíduos; parte das plantas; fatores genéticos, ambientais e da nutrição das plantas.[14,15] Esses compostos podem ser encontrados na raiz, semente, folha e caule da planta, e os tecidos mais jovens contêm a maior quantidade.[16] A Figura 3 mostra o esquema simplificado de plantas da ordem Brassicales, indicando as famílias produtoras de glicosinolatos e nomes comuns de seus representantes. Glicosinolatos são considerados a forma de armazenamento de suas agliconas biologicamente ativas: os isotiocianatos. Os tecidos reprodutivos (flores e sementes) geralmente contêm concentrações de glicosinolatos 10 a 40 vezes maiores em comparação com os tecidos vegetativos. De fato, os glicosinolatos representam 1% do peso seco em algumas hortaliças brássicas,[17] enquanto nas sementes essa quantidade pode ultrapassar 10%,[18,19] podendo chegar a 26% de ramnose-benzil-glicosinolato nas sementes de *Moringa oleifera*.[20]

Apenas um número restrito de estruturas de cadeia lateral ocorre em culturas crucíferas comumente consumidas. Essas incluem uma mistura de glicosinolatos de indolilmetilo e N-metoxi-indolilmetilo derivados do triptofano e um pequeno número de glicosinolatos derivados da metionina ou fenilalanina. A maior diversidade dentro de uma espécie é encontrada em *B. oleracea*, que inclui brócolis, repolho, couve-de-bruxelas e couve. Estes contêm glicosinolatos de indolil combinados com um pequeno número de glicosinolatos derivados da metionina. Por exemplo, brócolis (*B. oleracea* var. *italica*) acumula glicosinolatos 3-metilsufinilpropil e 4-metilsulfinilbutil, enquanto outras formas botânicas de *B. oleracea* possuem misturas de glicosinolatos 2-propenil, 3-butenil e 2-hidroxi-3-butenil. Alguns cultivares de repolho e couve-de-bruxelas também contêm quantidades significativas de glicosinolatos de 3-metiltiopropil e 4-metiltiobutila. Essa variedade de glicosinolatos derivados da metionina não é observada em *B. rapa* (couve-chinesa, bok choi, nabos etc.) ou *B. napus*, que contêm 3-butenil e 4-pentenil glicosinolatos e, frequentemente, seus homólogos hidroxilados.[21-24] O sabor característico de muitas hortaliças crucíferas é devido ao seu conteúdo de glicosinolatos. Por exemplo, o agrião acumula grandes quantidades de feniletil glicosinolatos, combinado com baixos níveis de 7-metilsulfinileptilo e 8-metilsulfiniloctil glicosinolatos,[25] a rúcula (espécies *Eruca* e *Diplotaxis*) possui 4-metiltiobutil glicosinolato e o agrião (*Lepidium spp.*) contém benzil glicosinolato.[16]

Ordem	Família	Nome comum
Brassicales	*Brassicaceae*	Rúcula da dama
		Repolho
		Mostarda-branca
		Rabanete
		Rúcula
		Rúcula selvagem
		Wasabi
		Couve do mar
		Repolho turco
		Erva-alheira
		Pastel-dos-tintureiros
		Agrião das rocas
		Agrião
		Raiz-forte
		Agrião de jardim
	Akaniaceae	*Turnipwood*
	Batacea	Planta de sal
	Capparaceae	Alcaparra
	Caricaceae	Mamão
	Cleomaceae	Flor-de-aranha
	Koeberlinniaceae	Coroa de espinhos
	Limnanthaceae	*Poached egg plant* *False mermaid*
	Moringaceae	Acácia-branca
	Pentadilandraceae	Baill
	Resedaceae	Gonda, lírio-dos-tintureiros
	Salvadoraceae	Árvore da escova de dentes *Nam hung do*
	Tropaelaceae	*Nasturtium*
Malpighiales	*Putranjiivaceae*	*Indian amuleto tree*
Apiales	*Apiineaea*	Arbusto de Natal
Caryophyllales	*Phytolaccaceae*	Uva de rato

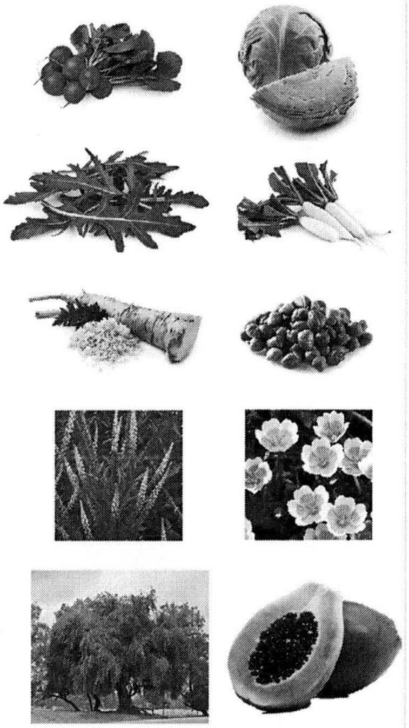

FIGURA 3 Esquema simplificado das brássicas, fontes de glicosinolatos e nomes comuns de alguns representantes.
Fonte: elaboração dos autores.

Os processos de cozimento de crucíferas têm um impacto significativo no teor de glicosinolatos e isotiocianatos. A proteína epitoespecificadora (ESP) redireciona a degradação do glicosinolato em isotiocianatos para a formação de nitrilas e é rapidamente desnaturada com o aquecimento. Assim, o cozimento moderado pode resultar em degradação aumentada de glicosinolatos, formando isotiocianatos. A enzima mirosinase é desnaturada após tratamento térmico adicional. É provável que a maior parte do cozimento doméstico resulte na desnaturação de ESP e mirosinase, deixando os glicosinolatos intactos.[26,27] Os próprios glicosinolatos não parecem ser afetados pelo cozimento prolongado, mas se os vegetais forem fervidos em vez de cozidos no vapor, eles podem ser perdidos por lixiviação. Como consequência, para vegetais com ESP funcional, como brócolis, seria preferível o consumo após leve cozimento no vapor, pois aumenta a produção de isotiocianatos. O branqueamento de vegetais crucíferos antes do congelamento também desnatura a mirosinase, de modo que os glicosinolatos intactos são consumidos e quaisquer produtos de decomposição que entrem na circulação sistêmica dependem das mirosinases bacterianas no cólon.

ABSORÇÃO, METABOLISMO E PROPRIEDADES FARMACOLÓGICAS

Além das enzimas mirosinases vegetais, os glicosinolatos podem sofrer hidrólise induzida pela mirosinase encontrada em pulgões,[28,29] ou por enzimas semelhantes à mirosinase nas bactérias do microbioma intestinal. A hidrólise dos glicosinolatos pelo microbioma intestinal parece ser menos eficiente do que pela mirosinase vegetal e, possivelmente, está limitada a poucas bactérias comensais. Vários glicosinolatos foram degradados por cepas como Bacteroides,[32] Bacillus,[33] Bifidobacterium,[34] Clostridium,[30] Enterobacter,[35,36] Enterococcus, Escherichia.[39,40,41] Lactobacillus,[31,37-39] Lactococcus,[39] Staphylococcus[33] e Streptomyces.[33] Atualmente não se sabe se as bactérias possuem mais de uma enzima capaz de hidrolisar glicosinolatos.

No trato gastrintestinal, os isotiocianatos formados pela hidrólise de glicosinolatos são absorvidos pelas células epiteliais do intestino delgado e grosso, nas quais são imediatamente conjugados com glutationa, passivamente ou por meio da atividade de glutationa S-transferase (GST). O conjugado de glutationa é então exportado para a circulação sistêmica, possivelmente por meio de proteína associada à resistência a múltiplas drogas-1.[40] A taxa de conjugação com glutationa e a interação com transportadores dependem da estrutura da cadeia lateral dos isotiocianatos. O conjugado isotiocianato glutationa é metabolizado pela via do ácido mercaptúrico, na qual o conjugado glutationa sofre modificações enzimáticas adicionais, incluindo clivagem da glutamina, clivagem da glicina e, finalmente, acetilação para produzir conjugados N-acetilcisteína que são excretados na urina (Figura 4). Especula-se que o conjugado de glutationa isotiocianato pode dissociar-se no plasma[41] ou ser clivado enzimaticamente por GSTs[42] para liberar os isotiocianatos livres e biologicamente ativos. Os isotiocianatos podem então reagir com albumina e outras proteínas. Um dos isotiocianatos mais estudados é o sulforafano, isolado do brócolis. Estudos farmacocinéticos mostraram que a concentração plasmática de sulforafano e seus metabólitos aumentam rapidamente após a ingestão, atingindo um máximo em 1,5 a 2 h.[13,43] A concentração plasmática se aproxima à da linha de base 24 horas após o consumo.[44]

Há evidências crescentes de que os isotiocianatos, como o sulforafano e o sulforafeno, assim como o indol-3-carbinol, desempenham atividade antioxidante, anti-inflamatória e antimicrobiana.[45] Sulforafano e outros isotiocianatos mostraram-se muito ativos contra grande número de cepas de *Helicobacter*

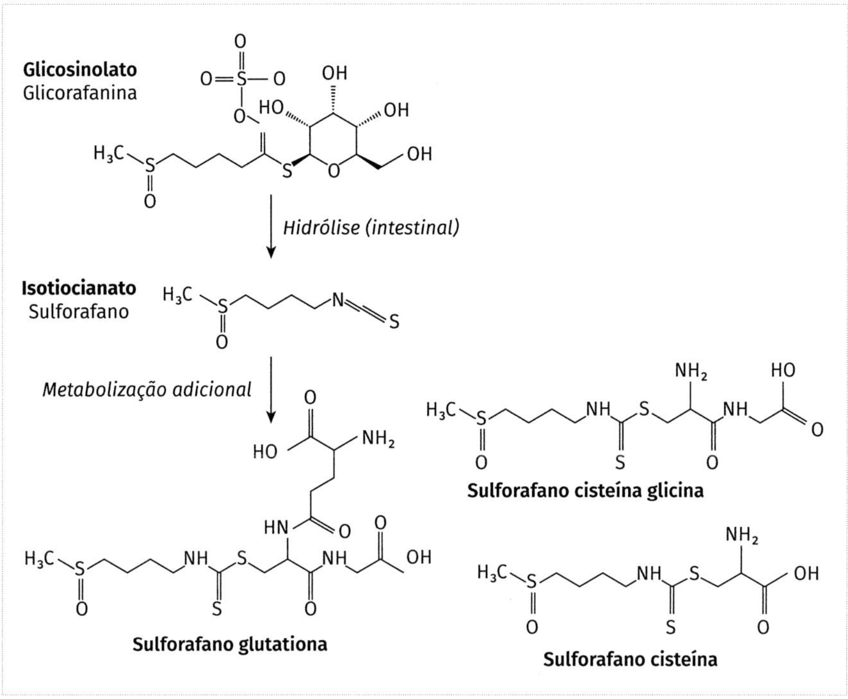

FIGURA 4 Exemplo de metabolismo da glicorafanina, gerando sulforafano, sulforafano glicina, sulforafano glutationa e sulforafano cisteína.
Fonte: elaboração dos autores.

pylori, muitas das quais resistentes a antibióticos convencionais.[46] No entanto, os mecanismos antimicrobianos dos isotiocianatos não são bem compreendidos.

PROPRIEDADES FARMACOLÓGICAS

Os benefícios para a saúde da inclusão de brássicas na dieta têm chamado a atenção dos cientistas por mais de 25 anos, mas ainda há debate sobre os mecanismos envolvidos. A lista de benefícios para a saúde está crescendo e inclui impactos positivos em doenças como diabetes, doenças cardíacas e várias doenças cognitivas e neurodegenerativas. Infelizmente, muitos ensaios clínicos falharam em confirmar os benefícios para a saúde observados em estudos com animais. Um grande problema parece ser a variação na resposta entre os sujeitos. Normalmente, estudos pré-clínicos em roedores mostram efeitos promissores; e mesmo estudos epidemiológicos, com frequência, sugerem eficácia, mas em razão da alta variabilidade interindividual nas respostas os estudos clínicos falham em confirmar esses efeitos. Um papel importante nessa variabilidade está associado à composição do microbioma intestinal.

Câncer

A evidência epidemiológica da proteção contra o câncer associada ao consumo de vegetais crucíferos é atribuída aos glicosinolatos.[47,48] No entanto, os glicosinolatos não são bioativos, conforme demonstrado em experimentos de toxicidade com células cancerígenas. Em contraste, seus produtos de degradação, os isotiocianatos, são extremamente potentes e têm mostrado notável capacidade de atuar no processo de carcinogênese, afetando a fase de iniciação, promoção e progressão do tumor, e suprimindo as etapas finais da carcinogênese: angiogênese e metástase. De longe, o isotiocianato mais bem estudado é o sulforafano, derivado do brócolis, embora haja evidências fortes, mas limitadas, das propriedades anticarcinogênicas de outros isotiocianatos, como feniletil isotiocianato (PEITC), benzil isotiocianato (BITC) e alil isotiocianato (AITC).[47-49] A evidência da atividade quimiopreventiva vem do trabalho em modelos animais, em que a administração de isotiocianatos impediu a formação de tumores induzidos por carcinógenos na mama, estômago, intestino e pulmão[50-57] e reduziu a formação de pólipos no modelo APCmin de carcinogênese intestinal.[58,59] A base mecanística por trás do efeito quimioprotetor dos isotiocianatos parece envolver a modulação de múltiplas vias que são os principais reguladores da carcinogênese e das doenças crônicas: 1) proteção contra fatores ambientais/externos, visando ao metabolismo xenobiótico, 2) aumento da capacidade antioxidante das células e 3) inibição do crescimento de células tumorais.[47,50,51]

Doenças cardiovasculares (DCV)

O estresse oxidativo desempenha um papel crítico na patogênese das doenças cardíacas, e o aumento da produção de espécies reativas de oxigênio e/ou nitrogênio tem sido implicado no desenvolvimento de lesão miocárdica isquêmica e disfunção cardíaca.[60] Da mesma forma, a inflamação contribui para o aparecimento e progressão de DCV,[61-63] e a apoptose de cardiomiócitos piora o desfecho da doença.[64] A liberação do gás sulfeto de hidrogênio (H_2S) de compostos contendo enxofre (como os isotiocianatos) é uma nova faceta mecanística do efeito cardioprotetor dos isotiocianatos.[65] Os isotiocianatos liberam H_2S, formando aduto com cisteína, que sofre ciclização intramolecular com liberação de H_2S e derivados de di-hidrotiazol ou amina orgânica e ácido rafanusâmico.[66-68] Entre os glicosinolatos e isotiocianatos, o sulforafano, a glicorafanina, o isotiocianato de glicomoringina e a sinigrina são os principais compostos associados à atividade cardioprotetora,[65,69] enquanto a moringina normaliza o perfil de glicose e colesterol no sangue em modelos de diabetes *mellitus* e estimula a função cardíaca em modelos de DCV.[70] Em um estudo de coorte prospectivo de base populacional, foi relatado que o aumento da ingestão de vegetais crucíferos promove a saúde cardiovascular e reduz a mortalidade relacionada.[71] No entanto, nenhum efeito direto foi encontrado na redução do risco de diabetes tipo 2 pelo consumo de vegetais crucíferos.[72]

Doenças neurodegenerativas

Uma ampla variedade de doenças neurodegenerativas, incluindo Alzheimer, Parkinson e doença de Huntington, bem como esclerose múltipla, esclerose lateral amiotrófica etc., compartilha características comuns, como estresse oxidativo, proteínas mal dobradas, excitotoxicidade, inflamação e perda neuronal. Os isotiocianatos têm demonstrado efeitos neuroprotetores *in vitro* e *in vivo* em modelos de neurodegeneração, especialmente por sua capacidade de ativar a via Nrf2/ARE, agindo consequentemente como antioxidantes. Além disso, os isotiocianatos são capazes de modular outras vias, como a inflamação e a apoptose envolvidas no desenvolvimento de doenças neurodegenerativas.[73] Estudos recentes demonstraram que os isotiocianatos podem ser usados como potenciais candidatos para o tratamento e prevenção da doença de Parkinson, em virtude da sua capacidade de modular diferentes vias, envolvendo eventos inflamatórios e oxidativos, bem como morte celular em células neuronais.[74,75] Os isotiocianatos podem funcionar como agentes neuroprotetores na doença de Huntington em razão da sua capacidade de reduzir o estresse oxidativo. Eles podem restaurar o equilíbrio entre a produção excessiva de espécies reativas de oxigênio e uma deficiência relativa nas propriedades antioxidantes, atuando como sequestrantes de espécies reativas de oxigênio, bem como melhorando as enzimas antioxidantes por meio da ativação de vias de sinalização desencadeadas por Nrf2. Além disso, outro mecanismo proposto para os efeitos neuroprotetores dos isotiocianatos envolve o proteassoma.[73,76,77]

ESTUDOS CLÍNICOS

Conforme mencionado nas seções anteriores, estudos epidemiológicos e em modelos animais sugerem um papel importante dos glicosinolatos e isotiocianatos na saúde humana. No entanto, as evidências de estudos de intervenção, em virtude da heterogeneidade nas características do desenho do estudo, duração, perfil dos participantes, alimentos ou componentes alimentares administrados e resultados analisados, ainda são insuficientes. O sulforafano foi o composto mais investigado, enquanto o brócolis foi o alimento mais frequentemente testado nos ensaios. A maioria dos estudos avaliou os efeitos dos glicosinolatos na saúde com foco nos resultados relacionados ao câncer e à função cognitiva, mas os achados atuais não são unívocos. Os últimos 15 anos de intervenções clínicas estão relatados na tabela disponibilizada como material suplementar deste capítulo, acessível pelo *QR Code* a seguir. O site https://clinicaltrials.gov/ foi consultado em outubro de 2023, e relatou 137 estudos, dos quais 42 foram concluídos e os resultados disponibilizados na forma de artigos científicos.

Aponte seu celular para o *QR Code* abaixo e veja o material suplementar deste capítulo.

REFERÊNCIAS

1. Blažević I et al. Glucosinolate structural diversity, identification, chemical synthesis and metabolism in plants. Phytochemistry. 2020;169:112100.
2. Melrose J. The glucosinolates: a sulphur glucoside family of mustard anti-tumour and antimicrobial phytochemicals of potential therapeutic application. Biomedicines. 2019;7:62.
3. Clarke DB. Glucosinolates, structures and analysis in food. Anal Methods. 2010;2310.
4. Blažević I, Montaut S, Burčul F, Rollin P. Glucosinolates: novel sources and biological potential. Cham.: Springer; 2017. p.3-60.
5. Ettlinger MG, Lundeen AJ. The structures of sinigrin and sinalbin; an enzymatic rearrangement. J Am Chem Soc. 1956;78:4172-4173.
6. Burow M, Bergner A, Gershenzon J, Wittstock U. Glucosinolate hydrolysis in Lepidium sativum – identification of the thiocyanate-forming protein. Plant Mol Biol. 2006;63:49-61.
7. Agerbirk N, De Vos M, Kim JH, Jander G. Indole glucosinolate breakdown and its biological effects. Phytochem Rev. 2009;8:101-120.
8. Zabala MT et al. Characterisation of recombinant epithiospecifier protein and its over-expression in Arabidopsis thaliana. Phytochemistry. 2005;66:859-867.
9. Wittstock U et al. Successful herbivore attack due to metabolic diversion of a plant chemical defense. Proc Natl Acad Sci. 2004;101:4859-4864.
10. Kissen R, Bones AM. Nitrile-specifier proteins involved in glucosinolate hydrolysis in Arabidopsis thaliana. J Biol Chem. 2009;284:12057-12070.

11. Karanikolopoulou S, Revelou P-K, Xagoraris M, Kokotou MG, Constantinou-Kokotou V. Current methods for the extraction and analysis of isothiocyanates and indoles in cruciferous vegetables. Analytica. 2021;2:93-120.
12. Franklin SJ, Dickinson SE, Karlage KL, Bowden GT, Myrdal PB. Stability of sulforaphane for topical formulation. Drug Dev Ind Pharm. 2014;40:494-502.
13. Langston-Cox A et al. Measuring sulforaphane and its metabolites in human plasma: a high throughput method. Molecules. 2020;25:829.
14. Verkerk R et al. Glucosinolates in Brassica vegetables: The influence of the food supply chain on intake, bioavailability and human health. Mol Nutr Food Res. 2009;53:S219-S219.
15. Renaud ENC et al. Variation in broccoli cultivar phytochemical content under organic and conventional management systems: implications in breeding for nutrition. PLoS One. 2014;9:e95683.
16. Fahey JW, Zalcmann AT, Talalay P. The chemical diversity and distribution of glucosinolates and isothiocyanates among plants. Phytochemistry. 2001;56:5-51.
17. Rosa EAS, Heaney RK, Fenwick GR, Portas CAM. Glucosinolates in crop plants. In: Horticultural reviews. John Wiley & Sons, Inc.; 2010. p.99-215.
18. O´Hare TJ, Wong LS, Irving DE. Asian and western horticultural species of the brassica family with anti-cancer potential. Acta Hortic. 2005;457-462.
19. Bennett RN, Mellon FA, Kroon PA. Screening crucifer seeds as sources of specific intact glucosinolates using ion-pair high-performance liquid chromatography negative ion electrospray mass spectrometry. J Agric Food Chem. 2004;52:428-438.
20. Bennett RN et al. Profiling glucosinolates and phenolics in vegetative and reproductive tissues of the multi-purpose trees Moringa oleifera L. (Horseradish Tree) and Moringa stenopetala L. J Agric Food Chem. 2003;51:3546-3553.
21. Carlson DG, Daxenbichler ME, VanEtten CH, Tookey HL, Williams PH. Glucosinolates in crucifer vegetables: turnips and rutabagas. J Agric Food Chem. 1981;29:1235-1239.
22. Chen X, Zhu Z, Gerendás J, Zimmermann N. Glucosinolates in chinese Brassica campestris vegetables: chinese cabbage, purple cai-tai, choysum, pakchoi, and turnip. HortScience. 2008;43:571-574.
23. Carlson DG, Daxenbichler ME, VanEtten CH, Kwolek WF, Williams PH. Glucosinolates in crucifer vegetables: broccoli, brussels sprouts, cauliflower, collards, kale, mustard greens, and kohlrabi. J Am Soc Hortic Sci. 1987;112:173-178.
24. Kushad, M. M. et al. Variation of glucosinolates in vegetable crops of brassica o leracea. J Agric Food Chem. 1999;47:1541-1548.
25. Rose P. 7-Methylsulfinylheptyl and 8-methylsulfinyloctyl isothiocyanates from watercress are potent inducers of phase II enzymes. Carcinogenesis. 2000;21:1983-1988.
26. Matusheski NV, Juvik JA, Jeffery EH. Heating decreases epithiospecifier protein activity and increases sulforaphane formation in broccoli. Phytochemistry. 2004;65:1273-1281.
27. Sarikamis G et al. High glucosinolate broccoli: a delivery system for sulforaphane. Mol Breed. 2006;18:219-228.
28. Kissen R, Rossiter JT, Bones AM. The "mustard oil bomb": not so easy to assemble?! Localization, expression and distribution of the components of the myrosinase enzyme system. Phytochem Rev. 2009;8:69-86.
29. Jones AME, Winge P, Bones AM, Cole R, Rossiter JT. Characterization and evolution of a myrosinase from the cabbage aphid Brevicoryne brassicae. Insect Biochem Mol Biol. 2002;32:275-284.
30. Krul C et al. Metabolism of sinigrin (2-propenyl glucosinolate) by the human colonic microflora in a dynamic in vitro large-intestinal model. Carcinogenesis. 2002;23:1009-1016.
31. Palop MLl, Smiths JP, ten Brink B. Degradation of sinigrin by Lactobacillus agilis strain R16. Int J Food Microbiol. 1995;26:219-229.

32. Elfoul L et al. Formation of allyl isothiocyanate from sinigrin in the digestive tract of rats monoassociated with a human colonic strain of Bacteroides thetaiotaomicron. FEMS Microbiol Lett. 2001;197:99-103.
33. Brabban AD, Edwards C. Isolation of glucosinolate degrading microorganisms and their potential for reducing the glucosinolate content of rapemeal. FEMS Microbiol Lett. 1994;119:83-88.
34. Cheng D-L, Hashimoto K, Uda Y. In vitro digestion of sinigrin and glucotropaeolin by single strains of Bifidobacterium and identification of the digestive products. Food Chem Toxicol. 2004;42:351-357.
35. Tani N, Ohtsuru M, Hata T. Isolation of myrosinase producing microorganism. Agric Biol Chem. 1974;38:1617-1622.
36. Tani N, Ohtsuru M, Hata T. Purification and general characteristics of bacterial myrosinase produced by Enterobacter cloacae. Agric Biol Chem. 1974;38:1623-1630.
37. Luang-In V et al. The metabolism of methylsulfinylalkyl- and methylthioalkyl-glucosinolates by a selection of human gut bacteria. Mol Nutr Food Res. 2014;58:875-883.
38. Luang-In V, Narbad A, Cebeci F, Bennett M, Rossiter JT. Identification of proteins possibly involved in glucosinolate metabolism in L. agilis R16 and E. coli VL8. Protein J. 2015;34:135-146.
39. Mullaney JA, Kelly WJ, McGhie TK, Ansell J, Heyes JA. Lactic acid bacteria convert glucosinolates to nitriles efficiently yet differently from Enterobacteriaceae. J Agric Food Chem. 2013;61:3039-3046.
40. Zhang Y, Callaway EC. High cellular accumulation of sulphoraphane, a dietary anticarcinogen, is followed by rapid transporter-mediated export as a glutathione conjugate. Biochem J. 2002;364:301-307.
41. Thornalley PJ. Isothiocyanates: mechanism of cancer chemopreventive action. Anticancer Drugs. 2002;13:331-338.
42. Meyer DJ, Crease DJ, Ketterer B. Forward and reverse catalysis and product sequestration by human glutathione S-transferases in the reaction of GSH with dietary aralkyl isothiocyanates. Biochem J. 1995;306:565-569.
43. Gasper AV et al. Glutathione S-transferase M1 polymorphism and metabolism of sulforaphane from standard and high-glucosinolate broccoli. Am J Clin Nutr. 2005;82:1283-1291.
44. Fahey JW et al. Stabilized sulforaphane for clinical use: Phytochemical delivery efficiency. Mol Nutr Food Res. 2017;61:1600766.
45. Stefanson A, Bakovic M. Dietary regulation of Keap1/Nrf2/ARE pathway: focus on plant-derived compounds and trace minerals. Nutrients. 2014;6:3777-3801.
46. Haristoy X, Fahey JW, Scholtus I, Lozniewski A. Evaluation of the antimicrobial effects of several isothiocyanates on helicobacter pylori. Planta Med. 2005;71:326-330.
47. Traka M, Mithen R. Glucosinolates, isothiocyanates and human health. Phytochem Rev. 2009;8:269-282.
48. Abdull Razis AF, Noor NM. Cruciferous vegetables: dietary phytochemicals for cancer prevention. Asian Pacific J Cancer Prev. 2013;14:1565-1570.
49. Mandrich L, Caputo E. Brassicaceae-derived anticancer agents: towards a green approach to beat cancer. Nutrients. 2020;12:868.
50. Clarke JD, Dashwood RH, Ho E. Multi-targeted prevention of cancer by sulforaphane. Cancer Lett. 2008;269:291-304.
51. Myzak MC, Tong P, Dashwood WM, Dashwood RH, Ho E. Sulforaphane retards the growth of human PC-3 xenografts and inhibits HDAC activity in human subjects. Exp Biol Med (Maywood). 2007;2332:227-234.
52. Sugie S, Okamoto K, Okumura A, Tanaka T, Mori H. Inhibitory effects of benzyl thiocyanate and benzyl isothiocyanate on methylazoxymethanol acetate-induced intestinal carcinogenesis in rats. Carcinogenesis. 1994;15:1555-1560.

53. Zhang Y, Kensler TW, Cho CG, Posner GH, Talalay P. Anticarcinogenic activities of sulforaphane and structurally related synthetic norbornyl isothiocyanates. Proc Natl Acad Sci. 1994;91:3147-3150.
54. Gerhäuser C et al. Cancer chemopreventive potential of sulforamate, a novel analogue of sulforaphane that induces phase 2 drug-metabolizing enzymes. Cancer Res. 1997;57:272-8.
55. Chung F-L. Chemoprevention of colonic aberrant crypt foci in Fischer rats by sulforaphane and phenethyl isothiocyanate. Carcinogenesis. 2000;21:2287-2291.
56. Fahey JW et al. Sulforaphane inhibits extracellular, intracellular, and antibiotic-resistant strains of Helicobacter pylori and prevents benzo[a]pyrene-induced stomach tumors. Proc Natl Acad Sci. 2002;99:7610-7615.
57. Conaway CC et al. Phenethyl isothiocyanate and sulforaphane and their N-acetylcysteine conjugates inhibit malignant progression of lung adenomas induced by tobacco carcinogens in A/J mice. Cancer Res. 2005;65:8548-8557.
58. Hu R. Cancer chemoprevention of intestinal polyposis in ApcMin/+ mice by sulforaphane, a natural product derived from cruciferous vegetable. Carcinogenesis. 2006;27:2038-2046.
59. Khor TO, Cheung WKL, Prawan A, Reddy BS, Kong A-NT. Chemoprevention of familial adenomatous polyposis inApcMin/+ mice by phenethyl isothiocyanate (PEITC). Mol Carcinog. 2008;47:321-325.
60. Bai Y et al. Sulforaphane protects against cardiovascular disease via Nrf2 activation. Oxid Med Cell Longev. 2015:1-13.
61. Katsiari CG, Bogdanos DP, Sakkas LI. Inflammation and cardiovascular disease. World J Transl Med. 2019;8:1-8.
62. Sorriento D, Iaccarino G. Inflammation and cardiovascular diseases: the most recent findings. Int J Mol Sci. 2019;20:3879.
63. Sethwala AM, Goh I, Amerena JV. Combating inflammation in cardiovascular disease. Hear Lung Circ. 2021;30:197-206.
64. Shah SMA, Akram M, Riaz M, Munir N, Rasool G. Cardioprotective potential of plant-derived molecules: a scientific and medicinal approach. Dose-Response. 2019;17:155932581985224.
65. Citi V et al. Structure-activity relationships study of isothiocyanates for H2S releasing properties: 3-Pyridyl-isothiocyanate as a new promising cardioprotective agent. J Adv Res. 2021;27:41-53.
66. Lin Y, Yang X, Lu Y, Liang D, Huang D. Isothiocyanates as H 2 S donors triggered by cysteine: reaction mechanism and structure and activity relationship. Org Lett. 2019;21:5977-5980.
67. Lu Y et al. Moringin and its structural analogues as slow H 2 S donors: their mechanisms and bioactivity. J Agric Food Chem. 2020;68:7235-7245.
68. Wang X et al. Hydrogen sulfide (H2S) releasing capacity of isothiocyanates from moringa oleifera lam. Molecules. 2018;23:2809.
69. Arauna D et al. Natural bioactive compounds as protectors of mitochondrial dysfunction in cardiovascular diseases and aging. Molecules. 2019;24:4259.
70. Lakshmana Prabu S, Umamaheswari A, Puratchikody A. Phytopharmacological potential of the natural gift Moringa oleifera Lam and its therapeutic application: An overview. Asian Pac J Trop Med. 2019;12:485.
71. Zhang X et al. Cruciferous vegetable consumption is associated with a reduced risk of total and cardiovascular disease mortality. Am J Clin Nutr. 2011;94:240-246.
72. Chen G-C, Koh W-P, Yuan J-M, Qin L-Q, van Dam RM. Green leafy and cruciferous vegetable consumption and risk of type 2 diabetes: results from the Singapore Chinese Health Study and meta-analysis. Br J Nutr. 2018;119:1057-1067.
73. Giacoppo S et al. An overview on neuroprotective effects of isothiocyanates for the treatment of neurodegenerative diseases. Fitoterapia. 2015;106:12-21.

74. Dinkova-Kostova AT, Kostov RV. Glucosinolates and isothiocyanates in health and disease. Trends Mol Med. 2012;18:337-347.
75. Tarozzi A et al. Sulforaphane as a potential protective phytochemical against neurodegenerative diseases. Oxid Med Cell Longev. 2013:1-10.
76. Kwak M-K, Cho J-M, Huang B, Shin S, Kensler TW. Role of increased expression of the proteasome in the protective effects of sulforaphane against hydrogen peroxide-mediated cytotoxicity in murine neuroblastoma cells. Free Radic Biol Med. 2007;43:809-817.
77. Liu Y et al. Sulforaphane enhances proteasomal and autophagic activities in mice and is a potential therapeutic reagent for Huntington's disease. J Neurochem. 2014;129:539-547.

12

Alcaloides

Patricia Y. Saiki
Daniel Pecoraro Demarque

INTRODUÇÃO

Os alcaloides constituem a principal classe dentro dos metabólitos secundários, e diversos medicamentos que estão no mercado hoje são fitofármacos obtidos de fontes naturais ou derivados semissintéticos. Possuem importantes relatos históricos da utilização de plantas com fins medicinais e em envenenamentos, como é o caso da morte de Sócrates em 1787, em que a descrição dos sintomas apresentados durante sua execução indica que pode ter sido causada pelo alcaloide coniina.

Os relatos da utilização no Brasil de plantas ricas em alcaloides pelos indígenas durante caças e guerras tribais remetem ao seu potencial analgésico. Preparados conhecidos em curas indígenas, o *curare*, eram feitos com ervas ricas em alcaloides que diminuíam espasmos musculares (como a tubocurarina) e vieram, posteriormente, a dar origem à classe dos bloqueadores neuromusculares.

Definições dessa importante e versátil classe química foram propostas ao longo dos anos, porém sempre uma exceção era encontrada. O termo alcaloide vem de *alkalis*, ou seja, são substâncias naturais que reagem como base, em decorrência da presença de nitrogênio. Cunhou-se que alcaloides são "substâncias orgânicas cíclicas que contêm um nitrogênio e reagem como base". Essa definição foi apresentada pelo farmacêutico W. Meisner no século XIX para agrupar substâncias básicas obtidas de plantas que começavam a ser isoladas na época.[1]

Outra definição foi proposta por S. W. Pelletier em 1983, que define alcaloide como "um composto orgânico cíclico (um anel em alguma parte da molécula) que contém um nitrogênio em um estado negativo de oxidação e com uma distribuição limitada nos seres vivos". Nessa definição mais aceita, derivados nitratos, amidas acíclicas e poliaminas estão excluídas. Dessa forma, podemos considerar de maneira mais ampla que alcaloides são metabólitos secundários nitrogenados obtidos de fontes naturais (plantas, microrganismos e animais).

Já foram isolados cerca de 12 mil alcaloides desde a descoberta da morfina em 1806 (pioneira), e eles representam aproximadamente 20% dos metabólitos secundários descritos. Possuem diversos efeitos fisiológicos em humanos e outros animais, porém as funções em plantas ainda não estão totalmente compreendidas. Algumas plantas possuem funções mais claras, por exemplo, repelir predadores.[2]

São estruturalmente diversificados, como podemos perceber ao comparar a complexidade da vincristina (Figura 1B) em relação à coniina (Figura 1A). A vincristina é um fitofármaco usado contra diversos tipos de cânceres.

CLASSIFICAÇÃO

Os alcaloides podem ser classificados: (1) pela atividade biológica e ecológica; (2) pelas estruturas químicas; (3) pela rota biossintética. Neste capítulo abordaremos a classificação de acordo com a rota biossintética, em que temos os alcaloides verdadeiros, os protoalcaloides e os pseudoalcaloides. Os alcaloides verdadeiros e os protoalcaloides são derivados biossinteticamente a partir dos aminoácidos fenilalanina, ornitina, lisina, tirosina, triptofano, histidina e ácido antranílico (p. ex.: morfina – Figura 2). Os protoalcaloides são os compostos que não possuem nitrogênio em um anel, como a capsaicina (Figura 2), presente na pimenta-malagueta e responsável pela ardência das pimentas. Os pseudoalcaloides não são originados a partir de aminoácidos e adquirem o nitrogênio por

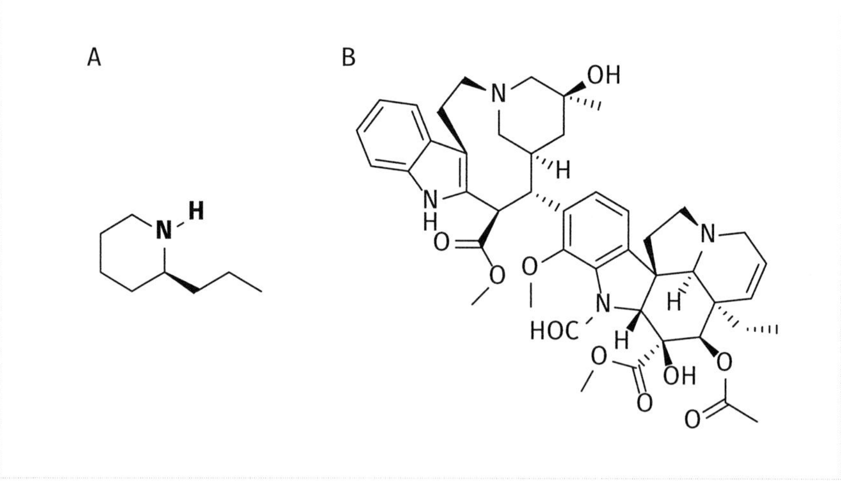

FIGURA 1 Estruturas químicas dos alcaloides coniina (A) e vincristina (B).
Fonte: elaboração dos autores.

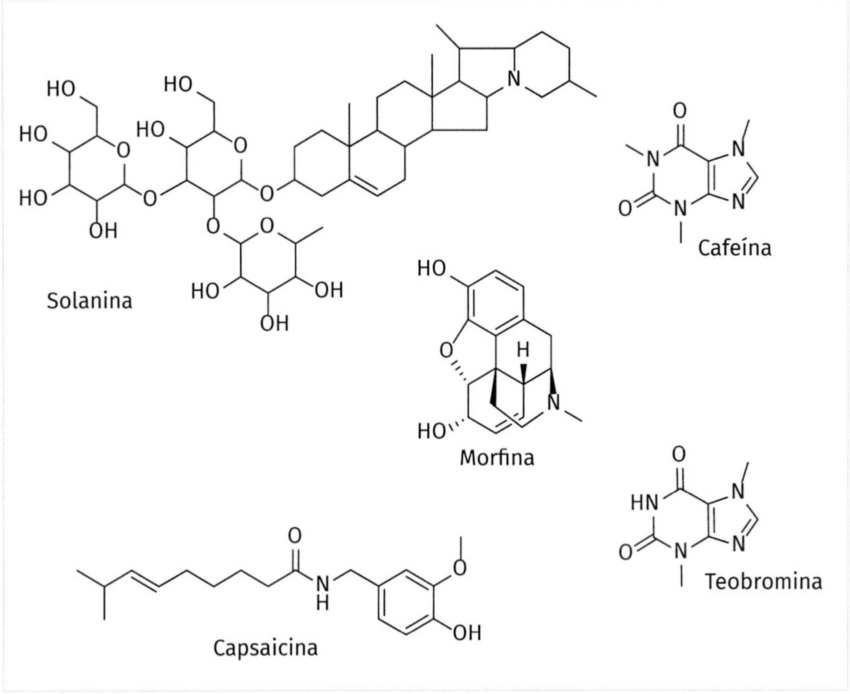

FIGURA 2 Exemplos de alcaloide verdadeiro (morfina), protoalcaloide (capsaicina), pseudoalcaloides (solanina) e alcaloides purínicos (cafeína e teobromina).
Fonte: elaboração dos autores.

processos posteriores de reações de transaminação. Como exemplo dos pseudoalcaloides, temos os alcaloides esteroides ou saponinas alcaloídicas presentes na família Solanaceae, gênero *Solanum* (Figura 2). A solanina está presente na batata, sendo necessários 2 kg de batata (*Solanum tuberosum* L.) para obter 130 mg de solanina.[3] Sua dose letal é de 200 a 400 mg. A tomatina é um exemplo de pseudoalcaloide que pode ser obtido do tomate.

Os alcaloides purínicos não são considerados alcaloides por alguns autores, uma vez que sua origem biossintética não envolve aminoácido, mas núcleos pirimidínicos. Esse é o caso da cafeína, presente no café, e da teobromina, presente no chocolate.

Em termos de nomenclatura, os alcaloides vão terminar com o sufixo "ina", como codeína, cocaína e papaverina. O nome pode também remeter à espécie ou ao gênero em que esse alcaloide ocorre, como a efedrina, que ocorre no gênero *Ephedra*. Pode estar relacionado com a atividade farmacológica, como a emetina, que é um poderoso emético.

PROPRIEDADES FÍSICO-QUÍMICAS E EXTRAÇÃO

De maneira geral, os alcaloides são pouco ou nada hidrossolúveis quando estão em sua forma livre, isto é, quando utilizamos um pH neutro. Em soluções ácidas, o nitrogênio do alcaloide pode protonar-se, formando um sal hidrossolúvel. Alcaloides livres são normalmente solúveis em éter, clorofórmio e outros solventes orgânicos de média polaridade a apolares, nos quais seus sais são insolúveis. A maioria se apresenta como sólidos cristalinos que, em raros casos, são coloridos. Alcaloides que não possuem oxigênio em sua estrutura são geralmente líquidos à temperatura ambiente (como coniina, nicotina).

A extração de alcaloides e a purificação por meio da "marcha química" são baseadas na capacidade dos alcaloides de se solubilizarem em fases aquosas ou orgânicas de acordo com o pH. Dessa forma, alcaloides, por serem bases fracas, são convertidos em sal em soluções aquosas acidificadas, tornando-se hidrossolúveis, ao passo que, em meio básico, tornam-se solúveis em solvente orgânico.

Assim, o processo pode ser iniciado em meio ácido ou alcalino. Em meio alcalino (Figura 3), a droga vegetal é normalmente umidificada com uma so-

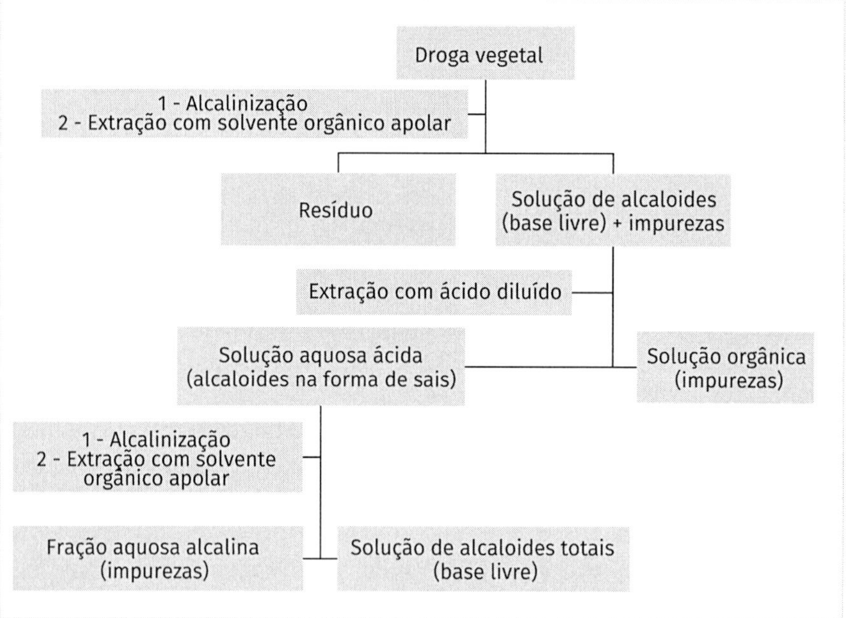

FIGURA 3 Marcha química para a extração e purificação de fração de alcaloides totais iniciando-se em meio básico.

Fonte: elaboração dos autores.

lução contendo uma base (NH_4OH) e macerada sob agitação com um solvente orgânico apolar (diclorometano, clorofórmio, acetato de etila ou éter de petróleo, por exemplo). Nessa primeira etapa, temos o resíduo com a matriz celular e os alcaloides na forma de bases livres solúveis em solvente orgânico. Juntamente com os alcaloides, impurezas, como pigmentos e lipídios, podem estar presentes. Uma estratégia que pode ser adotada para evitar carrear um excesso dessas substâncias no processo extrativo é realizar um desengorduramento prévio. Na próxima etapa, a solução orgânica é extraída com ácido diluído (HCl, H_2SO_4), carreando os alcaloides na forma de sal para a fase aquosa. Em uma última etapa, a alcalinização permite que os alcaloides passem para a fase orgânica na forma de bases livres, deixando impurezas polares na fração aquosa alcalina. O solvente orgânico pode ser facilmente removido da fração de alcaloides totais.

Iniciando-se a extração com água (ou soluções hidroalcoólicas) em meio ácido (Figura 4), obtêm-se os alcaloides na forma de sais de amônio com impurezas. A extração com solvente orgânico nessa etapa visa eliminar impurezas de média polaridade. Em uma próxima etapa, o meio é alcalinizado para extração com solvente orgânico e obtenção da solução de alcaloides totais na forma de base livre, deixando na fração aquosa alcalina impurezas polares.

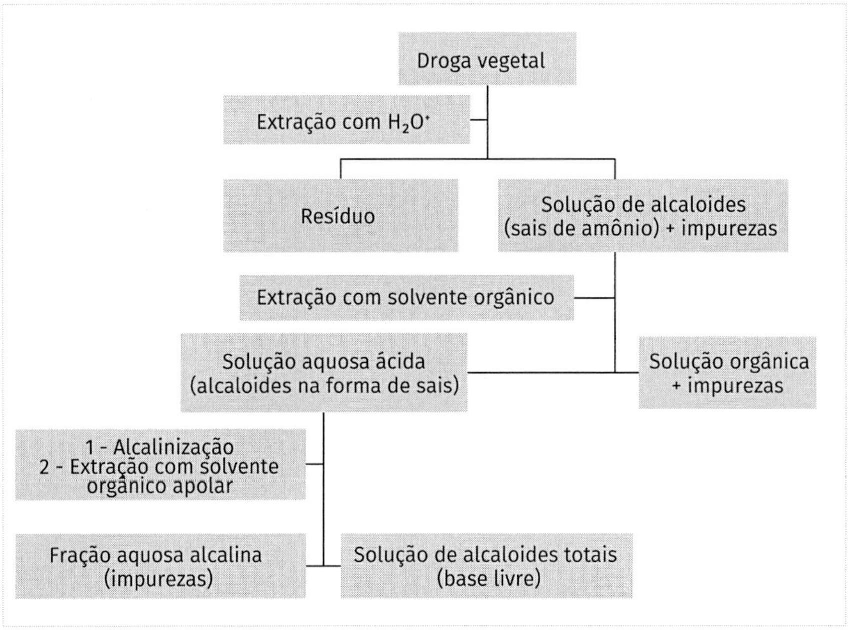

FIGURA 4 Marcha química para a extração e purificação de fração de alcaloides totais iniciando-se em meio ácido.

Fonte: elaboração dos autores.

Vale ressaltar que os sais de amônio quaternário ou N-óxidos não são passíveis de serem purificados pela marcha química, uma vez que, já possuindo carga, são sempre solúveis na fase aquosa.

CARACTERIZAÇÃO

Os métodos fitoquímicos clássicos de caracterização de alcaloides lançam mão da propriedade destes de formar sais complexos com metais, precipitando soluções neutras a levemente ácidas com os reativos que contêm metais. Esse é o caso do reativo de Bouchardat ou Wagner, cuja reação com solução de iodo e iodeto de potássio gera um precipitado marrom; o reativo de Mayer, que é uma solução de iodeto de potássio e cloreto de mercúrio e gera um precipitado branco, e o reativo de Dragendorff, cuja precipitação dos alcaloides com solução de iodeto de potássio e carbonato de bismuto gera um precipitado alaranjado. Outros reativos gerais encontram-se no Quadro 1. Ressalta-se a possibilidade de falso-positivos com proteínas, purinas, alfa-pironas, algumas cumarinas, hidroxifenóis e lignanas.

QUADRO 1 Reagentes gerais de caracterização de alcaloides

Reagente	Composição	Cor do precipitado
Dragendorff	Carbonato de bismuto Iodeto de potássio	Alaranjado
Mayer	Cloreto de mercúrio Iodeto de potássio	Branco
Bertrand	Ácido sílico-túngstico	Branco
Bouchardat/Wagner	Iodo Iodeto de potássio	Marrom
Sonnenschein	Carbonato de sódio Ácido molíbdico Fosfato de sódio	Branco
–	Ácido tânico	Bege
Hager	Ácido pícrico	Amarelo

Fonte: elaboração dos autores.

Alguns reagentes são mais seletivos para determinadas classes de alcaloides, como a reação de murexida para o núcleo purínico, a reação de Grahe para alcaloides com o núcleo quinolínico e a reação de Vitali-Morin e Wasicky para o núcleo tropânico.

As técnicas cromatográficas, como cromatografia em camada delgada (CCD), cromatografia líquida de alta eficiência (CLAE) e demais variações, também são aplicáveis aos alcaloides. A cromatografia gasosa tem o uso mais limitado.

CLASSES, PROPRIEDADES FARMACOLÓGICAS E FONTES NATURAIS

Alcaloides derivados de ornitina

Tropânicos

Os alcaloides tropânicos (Figura 5) são agentes parassimpaticolíticos, ou seja, inibem a função do sistema nervoso parassimpático ligando-se aos receptores muscarínicos e, consequentemente, inibindo a ação da acetilcolina. A absorção desses compostos ocorre via gastrintestinal, e a excreção, via renal, predominantemente.[4,5]

Os principais usos terapêuticos já descritos incluem ação como agentes antiespasmódicos, tratamento de úlcera péptica, doença de Parkinson e agente broncodilatador, entretanto, os efeitos adversos, como constipação, midríase, visão turva e boca seca, também são consequências da ação parassimpaticolítica. De fato, os frutos da planta *Atropa belladonna* L. (beladona) eram utilizados historicamente para a dilatação da pupila, o que, segundo o pensamento da época, tornava as mulheres mais belas (e, de certa forma, os homens também!).

Apesar de a atropina e escopolamina (Figura 6) possuírem mecanismos de ação e efeitos similares, a primeira possui uma ação mais potente relacionada ao aumento dos batimentos cardíacos, diminuição dos espasmos intestinais e promoção da broncodilatação, além de não deprimir o SNC; e a segunda, na promoção da midríase, inibição da salivação e depressão do SNC.

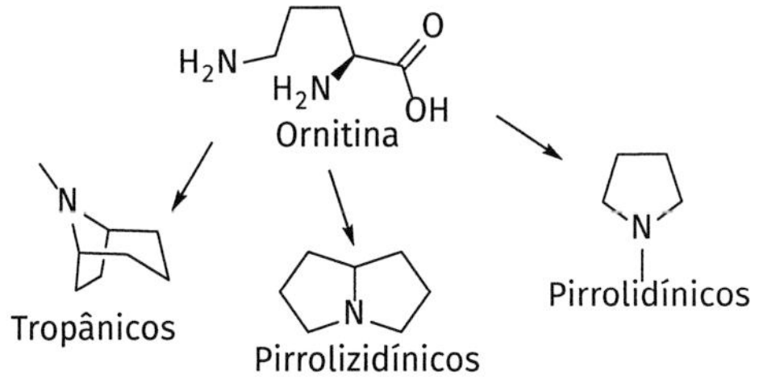

FIGURA 5 Alcaloides derivados da ornitina.
Fonte: elaboração dos autores.

A cocaína, outra representante do grupo, é utilizada como anestésico local para uso terapêutico, especialmente em cirurgias realizadas na região dos olhos, nariz e garganta. O mecanismo de ação do uso tópico dessa substância consiste no bloqueio dos canais iônicos e, consequentemente, no potencial de ação nas membranas neurais. O uso recreativo ocorre em virtude das propriedades estimulantes no SNC, promovendo uma sensação de euforia decorrente do excesso de dopamina após o consumo da substância.

Pirrolizidínicos

Os alcaloides pirrolizidínicos são conhecidos pela sua toxicidade elevada. Muitos casos de intoxicação já foram relatados em razão do consumo de alimentos e medicamentos à base de plantas contaminados com essas substâncias.[6] A genotoxicidade foi apontada na metade dos alcaloides pirrolizidínicos já identificados, além da tumorigenicidade em muitos deles. No Brasil, a RDC n. 26, de 13 de maio de 2014, preconiza que a exposição diária a esse tipo de substância não pode ser superior a 1 ppm. O efeito hepatotóxico dos alcaloides pirrolizidínicos advém da ativação metabólica que ocorre no fígado, pela ação das oxidases hepáticas que transformam essas substâncias em pirróis ativos e que, posteriormente, reagem com os ácidos nucleicos e proteínas. A carcinogênese é proveniente da ação desses metabólitos nas cadeias de DNA e RNA, e o poder de alquilação promove sua citotoxicidade.

Apesar da predominante caracterização tóxica dos alcaloides pirrolizidínicos, muitos estudos clínicos demonstraram a eficácia tópica do confrei (*Symphytum officinale* L.) no tratamento de dores musculares e articulações, em virtude da ação anti-inflamatória da substância licopsamina.[7]

Com relação aos alcaloides pirrolidínicos, não temos representantes de grande importância medicinal.

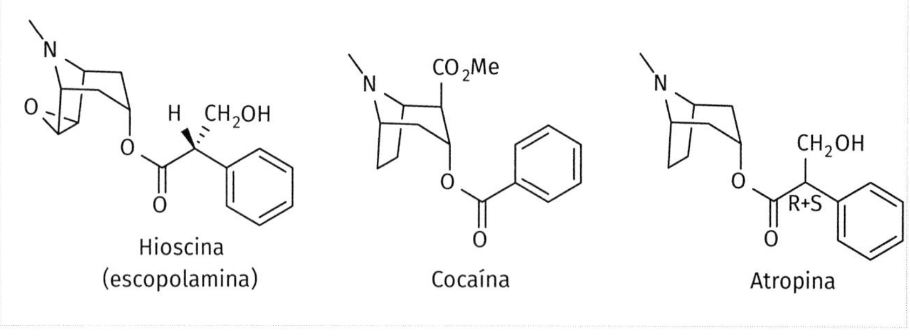

FIGURA 6 Estrutura química dos alcaloides tropânicos hioscina, cocaína e atropina.
Fonte: elaboração dos autores.

Alcaloides derivados de lisina

Piperidínicos

Os alcaloides piperidínicos (Figura 7) são os mais importantes entre os alcaloides derivados da lisina. Apresentam propriedades bactericidas, anticancerígenas, anti-histamínicas e atuam no sistema nervoso central. Entretanto, apresentam toxicidade aguda em algumas espécies de animais, relacionada principalmente à teratogênese nessas espécies.[8]

Um dos representantes desse grupo é a lobelina, utilizada no tratamento de asma e bronquite por sua propriedade como estimulante respiratório. Além disso, seu uso pode ser empregado em algumas doenças, como Parkinson e Alzheimer em decorrência da sua ação no SNC e, por sua atividade como antagonista dos receptores nicotínicos, é utilizada no tratamento contra o tabagismo.[9]

A pimenta-do-reino (*Piper nigrum* L., Piperaceae) também apresenta um alcaloide do gênero: a piperina. Possui ação nas mucosas e estimula a digestão.

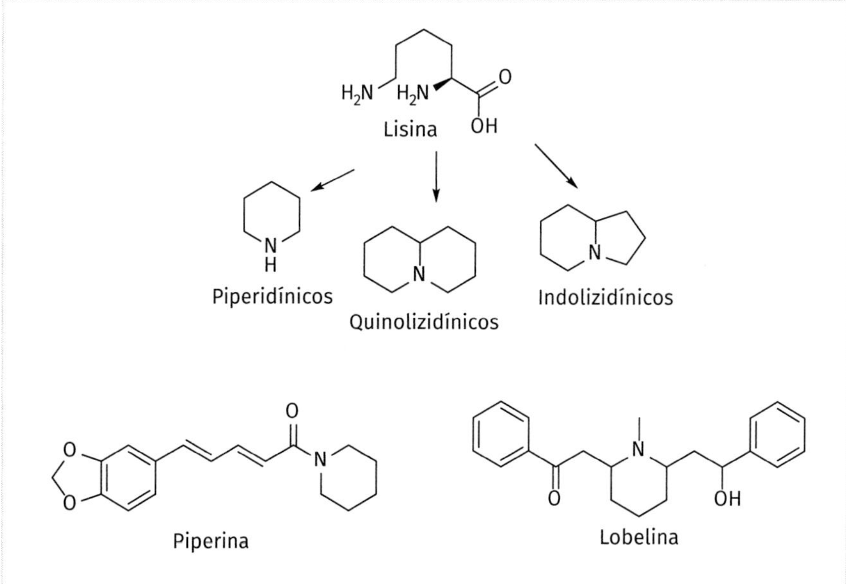

FIGURA 7 Estrutura química dos alcaloides derivados da lisina.
Fonte: elaboração dos autores.

Alcaloides derivados da tirosina

Isoquinolínicos

Os alcaloides isoquinolínicos (Figura 8) possuem diversos representantes, como tubocurarina, boldina, emetina e galantamina, além de uma gama de propriedades medicinais como antioxidante, antiviral, antifúngica, antiespasmódica e outras. O curare, por exemplo, é um preparado a partir das cascas e caules da *Chondrodendron tomentosum* Ruiz & Pav (Menispermaceae) amplamente utilizado nas atividades de caça por sua ação na paralisação da musculatura esquelética dos animais atingidos por flechas envenenadas pela substância tubocurarina. É considerado precursor da classe terapêutica dos bloqueadores ganglionares.[10]

A boldina, principal alcaloide encontrado nas folhas do boldo-do-chile (*Peumus boldus* Molina – Monimiaceae), possui diversas propriedades farmacológicas *in vitro*, como relaxante da musculatura intestinal, antitumoral pela

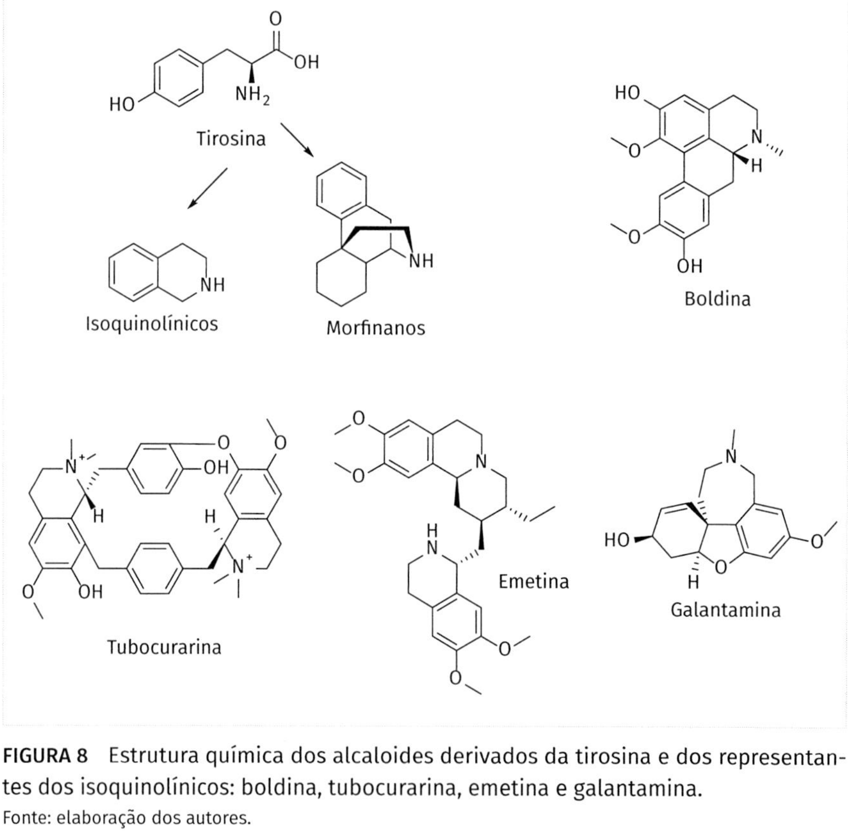

FIGURA 8 Estrutura química dos alcaloides derivados da tirosina e dos representantes dos isoquinolínicos: boldina, tubocurarina, emetina e galantamina.
Fonte: elaboração dos autores.

capacidade sequestradora de radicais livres, antioxidante proveniente da inibição da produção de óxido nítrico em mitocôndrias.[11]

Outro composto desse mesmo grupo é a emetina, utilizada principalmente como indutor de vômito e expectorante, entretanto, há evidências de outras propriedades biológicas, como atividade antiparasitária e anticâncer pela inibição da síntese proteica de ribossomas e mitocôndrias.[12]

A galantamina atua como um inibidor competitivo e reversível da acetilcolinesterase (AChE), sendo utilizada no tratamento da doença de Alzheimer, promovendo melhora nas atividades diárias de pacientes acometidos pela doença em decorrência da redução da taxa de perda cognitiva.[13]

Morfinanos

A morfina (Figura 9), assim como a codeína, tebaína e a papaverina, é naturalmente extraída do ópio, um exsudato dos frutos de *Papaver somniferum* L. As primeiras, entretanto, estão relacionadas à ação direta no SNC, com ação analgésica e anestésica; e a última à ação espasmolítica gástrica, intestinal, bronquial, angina no peito e disritmias cardíacas, além de ser utilizada em

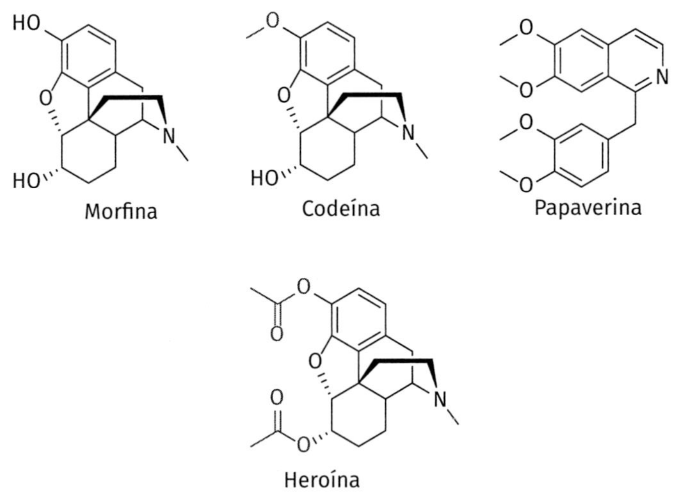

FIGURA 9 Estrutura química dos alcaloides morfinanos morfina, codeína, papaverina e heroína.

Fonte: elaboração dos autores.

casos de embolia arterial, periférica e pulmonar, em virtude da poderosa ação vasodilatadora. Posteriormente, a partir dos derivados naturais do ópio, em especial a morfina e a tebaína, substâncias semissintéticas foram produzidas, por exemplo, a heroína.[14]

Alcaloides derivados da fenilalanina

Efedrina e pseudoefedrina (Figura 10), classificadas como protoalcaloides, são substâncias caracterizadas como adrenérgicos de ação mista, pois liberam norepinefrina armazenada nos terminais nervosos, assim como estimulam diretamente os receptores α e β, levando à vasoconstrição dos vasos periféricos e melhora dos sintomas de alergia e congestionamento. O nome efedrina advém da planta de onde foi isolada, *Ephedra sinica* Stapf (Ephedraceae).

Em razão da estrutura química semelhante à anfetamina e derivados, a efedrina passou a ser utilizada para perda de peso e ganho muscular, entretanto, em 2004, o Food and Drug Administration (FDA) baniu a comercialização relacionada a essas finalidades nos Estados Unidos. Na atualidade, os usos da efedrina e pseudoefedrina são direcionados ao tratamento da hipotensão por raquianestesia na sua forma de administração IV e como descongestionante nasal, respectivamente.[15-17]

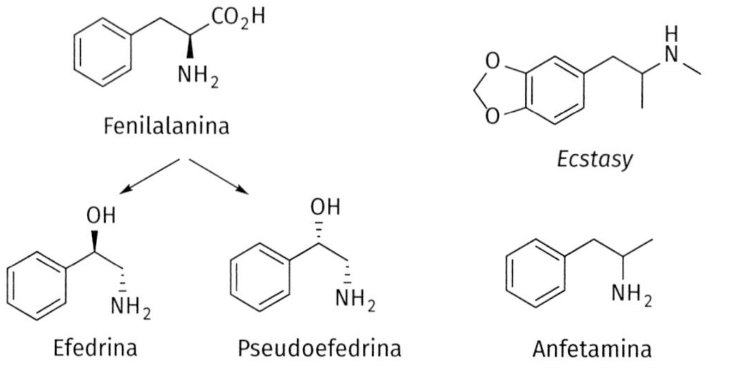

FIGURA 10 Estrutura química dos alcaloides derivados da fenilalanina e de derivados sintéticos.

Fonte: elaboração dos autores.

Alcaloides derivados do triptofano

Indólicos simples

Muitos alcaloides apresentam atividade no SNC em virtude da estrutura similar aos neurotransmissores, e sua ação decorre da interação agonista ou antagonista com um ou mais receptores. A serotonina (Figura 12) é uma substância neurotransmissora endógena com ação em diversos tipos de receptores e, dessa forma, atua em muitas frentes, por exemplo, na contração do músculo liso, vasoconstrição, ingestão de alimentos, sono, percepção da dor e memória. Além

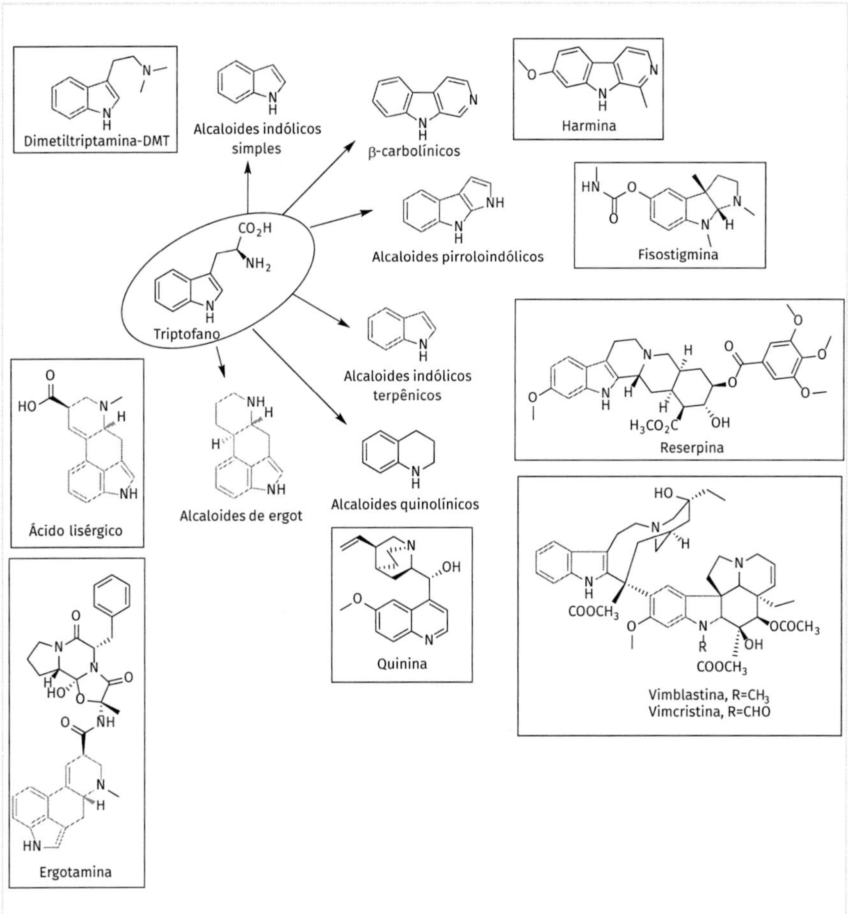

FIGURA 11 Estrutura química dos alcaloides derivados do triptofano e representantes notórios.

Fonte: elaboração dos autores.

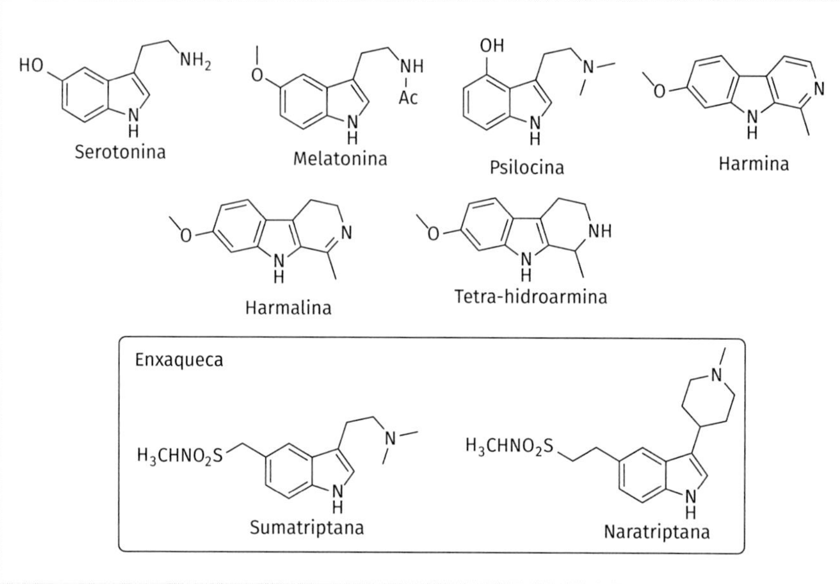

FIGURA 12 Estrutura química dos alcaloides indólicos e de derivados sintéticos sumatriptana e naratriptana.
Fonte: elaboração dos autores.

disso, tem sua ação potencializada pela ação de substâncias antidepressivas. Outra substância endógena é a melatonina, responsável pela regulação do sono e do ritmo circadiano. Já a psilocibina, presente nos "cogumelos mágicos" (*Psilocybe cubensis*), é conhecida pelas propriedades alucinógenas e efeitos antidepressivos significativos. O mecanismo de ação dessa substância decorre da sua interação com os receptores serotoninérgicos 5-HT2A, assim como acontece com outra substância do grupo denominada dimetiltriptamina (DMT), encontrada na ayahuasca/santo-daime (*Psychotria viridis* Ruiz & Pav. – Rubiaceae, Chacrona).[18]

Os derivados sintéticos sumatriptana e naratriptana foram desenvolvidos para tratamento de enxaquecas. Acredita-se que seu mecanismo de ação está relacionado com a propriedade vasoconstritora, uma vez que é agonista seletivo dos receptores da 5-hidroxitriptamina (5-HT1), que medeiam a contração vascular.

Beta-carbolínicos

Os alcaloides β-carbolínicos harmina e harmalina (Figura 13) atuam inibindo a degradação do DMT, consequentemente permitindo que seu efeito psicotrópico seja alcançado a partir da interação dessas substâncias com os receptores

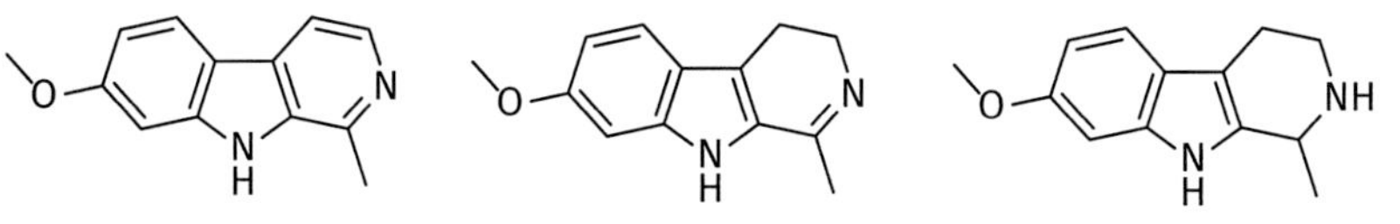

FIGURA 13 Estrutura química dos alcaloides β-carbolínicos: harmina, harmalina e tetra-hidroarmina.
Fonte: elaboração dos autores.

serotonérgicos e não serotonérgicos do cérebro. Os alcaloides harmânicos atuam como inibidores da monoamina oxidase A (MAO-A).[19]

A ayahuasca é um preparado com plantas ricas em dimetiltriptamina (DMT). As partes aéreas da *Psychotria viridis* Ruiz & Pav. – Rubiaceae (Chacrona), que fazem parte do preparado, são ricas em DMT, porém sofrem com o metabolismo de primeira passagem, reduzindo os níveis de DMT. A associação com o cipó mariri (*Banisteriopsis caapi* (Spruce ex Griseb.) C.V. Morton, Malpighiaceae) inibe a ação das enzimas que degradam o DMT, favorecendo os efeitos alucinógenos. Esta última é rica nos alcaloides β-carbolínicos: harmina, harmalina e tetra-hidroarmina.

Pirroloindólicos

A fisostigmina (Figura 11) é a substância inibidora de acetilcolinesterase mais antiga já reportada e foi de grande importância para a descoberta das funções da AChE como neurotransmissor. Essa substância atua inibindo de forma estereosseletiva as enzimas acetilcolinesterase e butilcolinesterase por causa da transferência de um carbamato residual ao sítio ativo das enzimas, que, posteriormente, podem ser regeneradas a partir de uma hidrólise espontânea. Atualmente, sua utilização está relacionada à doença de Alzheimer, glaucoma e ao tratamento de doses excessivas de fármacos com ações anticolinérgicas, como a atropina. Alguns efeitos adversos foram reportados durante a administração da substância, como hipersalivação, náuseas e vômitos.

Indólicos terpênicos

A reserpina (Figura 11) é utilizada no tratamento de hipertensão e doenças psiquiátricas. Essa substância atua diminuindo a ação do SNC por meio do bloqueio da norepinefrina na fenda sináptica, depletando as aminas biogênicas, catecolaminas e serotonina em alguns órgãos e, consequentemente, diminuindo a pressão sanguínea.

Outros alcaloides do grupo são utilizados por seu efeito antitumoral, como é o caso da vimblastina e da vincristina, isoladas a partir da vinca ou maria-sem--vergonha (*Catharanthus roseus* (L.) G. Don – Apocynaceae). A vimblastina se liga reversivelmente às unidades β das tubulinas, promovendo uma inibição da mitose celular, e alguns de seus derivados semissintéticos são utilizados no tratamento de câncer de mama e melanoma. Já a vincristina é empregada em terapias para leucemias e linfomas, entretanto, alguns dos efeitos colaterais dessa substância incluem neurotoxicidade e neutropenia.

A *Strychnos nux-vomica* L. (Loganiaceae) possui estricnina e brucina como seus principais alcaloides, substâncias indólicas terpênicas que possuem uma potente ação na medula espinal; entretanto, em decorrência da alta toxicidade, sua aplicação é limitada.

Quinolínicos

Os principais representantes do grupo dos alcaloides quinolínicos são a cinchonina, cinchonidina, quinina (Figura 11) e quinidina. Inicialmente, essas substâncias foram estudadas para utilização como agentes antimaláricos, e, a partir de estudos comparativos entre as quatro, a quinina acabou sendo a substância química escolhida para tratar a doença. Outras utilizações clínicas da quinina foram sendo desenvolvidas ao longo dos anos como agente antiarrítmico e relaxante da musculatura esquelética, além de seu emprego como aditivo alimentar, por exemplo, na água tônica. Já a quinidina atua bloqueando os canais de sódio e potássio e, consequentemente, inibindo a fibrilação cardíaca; entretanto, por sua rápida metabolização, deve ser utilizada com cuidado. Os efeitos colaterais da administração de quinina e quinidina são conhecidos como cinchonismo.

A quinina inspirou a síntese dos medicamentos cloroquina e hidroxicloroquina, utilizados para malária e para o tratamento de lúpus.

De ergot (esporão)

Os alcaloides de ergot (Figura 11) são produzidos pelo fungo *Claviceps purpurea* e são responsáveis pela doença conhecida como ergotismo ou "fogo de Santo Antônio", causada pelo consumo do centeio contaminado pelo fungo, levando a manifestações convulsivas ou gangrenosas, enfermidade epidêmica que acometeu muitos países da Europa durante a Idade Média. Atualmente, a ergotamina e a ergometrina são as principais substâncias isoladas do esporão de centeio; a primeira é utilizada no tratamento de enxaqueca em virtude da ação vasoconstritora nos vasos intracranianos, e a segunda na prevenção e tratamento de hemorragias pós-parto e pós-aborto.

Alcaloides derivados de histidina

A histamina é um mediador de reações inflamatórias e alérgicas, além de atuar como neurotransmissor. A maior parte dessa substância é armazenada na sua forma inativada nos mastócitos, e sua liberação e circulação na forma livre é dependente de estímulos.

Outra substância derivada da histidina é a pilocarpina, isolada da planta brasileira jaborandi (*Pilocarpus jaborandi* Holmes - Rutaceae), utilizada no tratamento de xerostomia após exposição à radioterapia e glaucoma, por sua ação estimulante do sistema parassimpático, atuando como um agonista de receptores muscarínicos. O principal efeito adverso é a sudorese, que provém, sobretudo, quando a administração ocorre por via oral.

Outros alcaloides

Derivados de ácido nicotínico

O ácido nicotínico e seus derivados, como a nicotinamida, são vitaminas hidrossolúveis do complexo B e formadoras dos cofatores enzimáticos NAD^+ e $NADP^+$. Estudos indicaram que a administração de ácido nicotínico levou à redução do colesterol total em voluntários, entretanto, foram seguidos de rubor e sensação de queimação cutânea. A nicotina, outro derivado do ácido nicotínico, promove um aumento da frequência cardíaca e pressão arterial decorrente da estimulação do sistema simpático e aumento da circulação das catecolaminas.[20]

Metilxantinas

As principais representantes do grupo das metilxantinas são cafeína, teofilina e teobromina (Figura 14) e são encontradas, principalmente, no café e no cacau. Dentre muitas das suas ações farmacológicas, é possível destacar o estí-

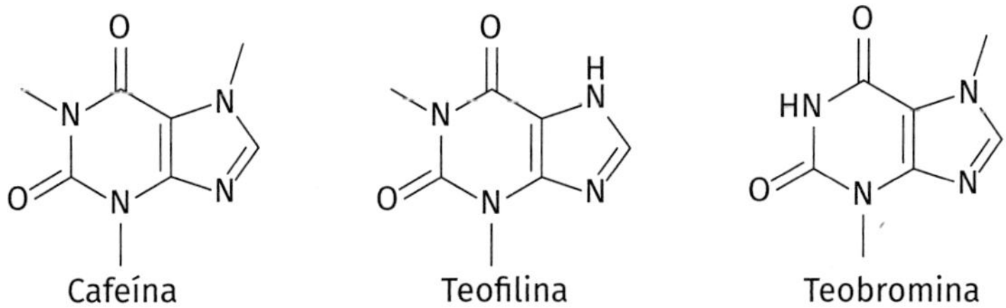

FIGURA 14 Estrutura química das metilxantinas cafeína, teofilina e teobromina.
Fonte: elaboração dos autores.

mulo ao sistema nervoso central e cardiovascular, relaxamento da musculatura lisa, contração da musculatura estriada e diurese, provenientes da inibição da fosfodiesterase, atuação no cálcio intracelular e em receptores de adenosina. O uso crônico exige precaução em razão da faixa terapêutica estreita de alguns dos compostos desse grupo.

REFERÊNCIAS

1. Simões CMO, Schenkel EP, Mello JCP. Farmacognosia do produto natural ao medicamento. Porto Alegre: Artmed; 2017.
2. Ziegler J, Facchini PJ. Alkaloid biosynthesis: Metabolism and trafficking. Annu Rev Plant Biol. 2008;59:735-769.
3. Barceloux DG. Potatoes, tomatoes, and solanine toxicity (Solanum tuberosum L., Solanum lycopersicum L.). Disease-a-Month. 2009;55:391-402.
4. Lounasmaa M, Tamminen T. The tropane alkaloids. Alkaloids: Chemistry and Pharmacology. 1993;44.
5. Kohnen-Johannsen KL, Kayser O. Tropane alkaloids: Chemistry, pharmacology, biosynthesis and production. Molecules. 2019;24:1-23.
6. Wei X, Ruan W, Vrieling K. Current knowledge and perspectives of pyrrolizidine alkaloids in pharmacological applications: A mini-review. Molecules. 2021;26:1-13.
7. Staiger C. Comfrey: A clinical overview. Phyther Res. 2012;26:1441-1448.
8. Green BT, Lee ST, Panter KE, Brown DR. Piperidine alkaloids: Human and food animal teratogens. Food Chem Toxicol. 2012;50:2049-2055.
9. Kursinszki L, Ludányi K, Szoke É. LC-DAD and LC-MS-MS analysis of piperidine alkaloids of Lobelia inflata L. (in vitro and in vivo). Chromatographia. 2008;68:27-33.
10. Calixto JB. The role of natural products in modern drug discovery. An Acad Bras Cienc. 2019;91: 1-7.
11. Schwanz M et al. Caracterização farmacobotânica de Peumus boldus (Monimiaceae) e avaliação de atividades biológicas do alcaloide boldina. Lat Am J Pharm. 2008;27:871-879.
12. Akinboye ES, Bakare O. Biological activities of emetine. Open Nat Prod J. 2011;4:8-15.
13. Lilienfeld S. Galantamine – A novel cholinergic drug with a unique dual mode of action for the treatment of patients with Alzheimer's disease. CNS Drug Rev. 2002;8:159-176.
14. Duarte DF. Opium and opiates: a brief history. Rev Bras Anestesiol. 2005;55:135-146.
15. Pipe A. Efficacy and safety of ephedra and ephedrine for weight loss and athletic performance. Clin J Sport Med. 2004;14188-189.
16. Hyuga S et al. Ephedrine alkaloids-free Ephedra Herb extract: a safer alternative to ephedra with comparable analgesic, anticancer, and anti-influenza activities. J Nat Med. 2016;70:571-583.
17. Abourashed EA, El-Alfy AT, Khan IA, Walker L. Ephedra in perspective – A current review. Phyther Res. 2003;17:703-712.
18. Nkadimeng SM, Steinmann CML, Eloff JN. Effects and safety of Psilocybe cubensis and Panaeolus cyanescens magic mushroom extracts on endothelin-1-induced hypertrophy and cell injury in cardiomyocytes. Sci Rep. 2020;10:1-11.
19. Brito-da-Costa AM, Dias-da-Silva D, Gomes NGM, Dinis-Oliveira RJ, Madureira-Carvalho Á. Toxicokinetics and toxicodynamics of ayahuasca alkaloids N,N-dimethyltryptamine (DMT), harmine, harmaline and tetrahydroharmine: Clinical and forensic impact. Pharmaceuticals. 2020;13:1-39.
20. Gille A, Bodor ET, Ahmed K, Offermanns S. Nicotinic acid: Pharmacological effects and mechanisms of action. Annu Rev Pharmacol Toxicol. 2008;48:79-106.

13

Metabolismo de fitoquímicos em mamíferos

Carlos M. Donado-Pestana
Jarlei Fiamoncini

INTRODUÇÃO

Plantas e animais são expostos, com muita frequência, a numerosos agentes químicos ambientais com potencial tóxico, coletivamente chamados de xenobióticos. Drogas, aditivos alimentares, toxinas ambientais e fitoquímicos são as classes de xenobióticos de maior relevância para os humanos.[1] Em animais, o principal local de metabolismo dos xenobióticos é o fígado, onde essas substâncias são geralmente metabolizadas em formas mais solúveis, passíveis de serem excretadas na urina.

O metabolismo de xenobióticos é classicamente dividido em duas fases: metabolismo de fase I e fase II, de acordo com definições estabelecidas desde a década de 1950.[2] Na fase I, catalisada por enzimas responsáveis principalmente pela hidrólise, oxidação, redução e hidroxilação, os compostos originais são convertidos em moléculas menores e são modificados pela adição de grupamentos funcionais, como grupos hidroxila ou carboxila. Esses podem servir como "alças" para posterior conjugação a glicuronato, sulfato, glutationa ou outras moléculas de alta solubilidade em água, por meio de reações catalisadas pelas enzimas da fase II. Inicialmente, os estudos acerca do metabolismo de xenobióticos preocupavam-se com as etapas das transformações dos compostos, sem focar os processos de transporte. A partir de 1992, a excreção dos metabólitos a partir das células que os produzem passou a ser chamada de fase III.[3] Em 2006 o termo fase 0 foi introduzido, referindo-se ao processo de captação de um composto pela célula que irá realizar sua metabolização.[4] Essas etapas do metabolismo de xenobióticos podem ser resumidas pela sigla ADME: Absorção, Distribuição,

Metabolismo e Eliminação. A metabolização dos xenobióticos geralmente leva à desintoxicação do organismo.[5]

Os fitoquímicos são compostos químicos produzidos por plantas que podem apresentar efeitos tóxicos ou propriedades biológicas benéficas à saúde humana. Apesar de serem encontrados em uma variedade de alimentos, a maior parte desses compostos não é classificada como nutriente.[6,7] Em sua maioria, os compostos fitoquímicos não são facilmente absorvidos pelo corpo humano e, para se tornarem bioativos, devem ser metabolizados. Ao serem ingeridos, os fitoquímicos sofrem um processo de metabolização ou biotransformação, como o de drogas e outros xenobióticos.[8]

A biotransformação de compostos fitoquímicos e a sua baixa estabilidade em condições fisiológicas contribuem para que concentrações muito baixas das formas livres desses compostos sejam encontradas no sangue, mesmo em indivíduos com dietas ricas em frutas e vegetais. Assim, em condições normais, independentemente da quantidade de alimentos ricos em fitoquímicos ingeridos, a biodisponibilidade desses compostos tende a ser mantida em concentrações abaixo de 1 μmol/L.[9]

Os fitoquímicos são metabolizados em diversos órgãos do corpo humano, incluindo fígado, intestino, rim, pulmão, cérebro e tecido adiposo.[10] O fígado é um dos principais órgãos envolvidos na metabolização. Ele contém uma variedade de enzimas, incluindo as do sistema citocromo P450 (CYP) e as glicuroniltransferases (UGT), que estão envolvidas na oxidação e conjugação dos compostos.[11] O intestino é outro órgão importante na metabolização de compostos fitoquímicos: os microrganismos que compõem a microbiota intestinal são capazes de transformar os fitoquímicos em metabólitos que podem ser absorvidos pelos enterócitos e passam para a corrente sanguínea.[12] Além disso, os enterócitos, que são os tipos celulares envolvidos na absorção dos componentes da dieta, também são sítios muito ativos no metabolismo de fase I dos compostos fitoquímicos. O rim é um importante órgão de excreção de metabólitos originados dos fitoquímicos. O transporte ativo de metabólitos pelo transportador de ânions orgânicos (OAT, na sigla em inglês para *organic anion transporter*) e de outras proteínas de transporte nos rins auxilia na remoção dos metabólitos do corpo. O pulmão também metaboliza compostos fitoquímicos, particularmente os voláteis. O cérebro e o tecido adiposo também são capazes de metabolizar alguns compostos fitoquímicos. No cérebro, os compostos podem afetar a função neuronal e a plasticidade sináptica. No tecido adiposo, os compostos podem afetar a inflamação e o metabolismo lipídico.[13]

A metabolização de compostos fitoquímicos pode ter um papel importante na sua toxicidade. Alguns compostos fitoquímicos são considerados tóxicos quando estão em sua forma original, mas podem ser metabolizados em compostos menos tóxicos ou até mesmo em compostos com atividade benéfica para o organismo. Por outro lado, existem compostos fitoquímicos que não apresentam toxicidade, mas que ao serem biotransformados produzem metabólitos tóxicos. Por exemplo, o glicosídeo cianogênico presente na mandioca e em algumas frutas pode ser metabolizado em cianeto quando ingerido em grandes quantidades. No entanto, a ação da enzima cianase pode converter o cianeto em tiocianato, que é excretado na urina. A atividade da enzima cianase é influenciada por fatores como a genética e a microbiota intestinal, o que pode explicar a variabilidade na toxicidade do glicosídeo cianogênico entre diferentes indivíduos.[14] Alguns fitoquímicos também podem apresentar toxicidade em suas formas metabolizadas. Por exemplo, a piranocumarina, um tipo estrutural de cumarina presente em algumas plantas, pode ser metabolizada pelo fígado em uma forma moderadamente reativa que pode causar dano ao DNA e aumentar o risco de câncer.[15] Além disso, a interação de compostos fitoquímicos com outras substâncias pode afetar sua metabolização e toxicidade. A presença de compostos presentes no tabaco pode aumentar a atividade da enzima CYP1A2,[16] responsável pela metabolização de compostos como a cafeína e os flavonoides. Isso pode aumentar a concentração desses compostos e seus metabólitos no organismo e, consequentemente, aumentar o risco de toxicidade.

METABOLISMO DE FASES I E II DOS COMPOSTOS FITOQUÍMICOS

O metabolismo de fase I é o primeiro estágio do processo de biotransformação dos fitoquímicos, em que os compostos são modificados e recebem grupos funcionais que favorecem a conjugação a moléculas orgânicas hidrofílicas. Essas modificações estruturais também tornam esses metabólitos mais solúveis em água, facilitando sua excreção.

As reações do metabolismo de fase I são em sua grande maioria realizadas por uma família de enzimas conhecidas como citocromo P450 (CYP). As enzimas CYP são encontradas principalmente no fígado, mas também estão presentes em outros tecidos, incluindo intestino, pulmão e cérebro.[17] Essas enzimas são responsáveis por catalisar reações de oxidação, hidroxilação, desalquilação e desaminação, que modificam a estrutura química dos compostos fitoquímicos bioativos. A oxidação é a reação química mais comum catalisada pelas enzimas CYP, que envolve a adição de oxigênio às moléculas. A hidroxilação é outra reação comum, na qual um grupo hidroxila é adicionado às moléculas do composto precursor, aumentando sua polaridade e solubilidade em água. A desalquilação é a remoção de um grupo alquila, enquanto a desaminação é a remoção de um grupo amina.

No metabolismo de fase II, os compostos fitoquímicos ou os metabólitos produzidos pelo metabolismo de fase I são conjugados com moléculas orgânicas como glicuronídeos, sulfatos e glutationa, para torná-los ainda mais solúveis em água e facilitar sua excreção pelo corpo. As conjugações são realizadas por uma série de enzimas, incluindo a UDP-glicuroniltransferase (UGT), sulfotransferases (SULT) e glutationa-S-transferases (GST).[18] A conjugação com glicuronídeos é a forma mais comum de conjugação em humanos.[19] Apesar de os metabólitos de fase II, em sua maioria, serem mais hidrossolúveis que os compostos que os originaram e terem sua excreção urinária facilitada, em alguns casos os metabólitos gerados são mais hidrofóbicos e são eliminados por meio da bile nas fezes.

A solubilidade dos compostos fitoquímicos e seus metabólitos em água pode ser indicada pelo seu coeficiente de partição (logP). O logP indica a distribuição do composto em um sistema formado por dois solventes com polaridades diferentes e imiscíveis. Quanto maior a hidrofobicidade do composto (menor afinidade por água), maior será sua distribuição na fase orgânica e, assim, o composto apresentará maior valor de logP. A Figura 1 ilustra a metabolização de fase I e fase II de dois compostos fitoquímicos e a geração de metabólitos, indicando a alteração do valor de logP ao longo do processo.

A atividade dos metabólitos produzidos pelo metabolismo de fase II é alvo de debate, e ainda faltam estudos para definir se os metabólitos de compostos fitoquímicos perdem sua atividade biológica ao serem conjugados, ou se mantêm ou adquirem novas propriedades biológicas. Tanto o metabolismo de fase I quanto o de fase II dos compostos fitoquímicos podem ser influenciados por uma variedade de fatores intrínsecos ao indivíduo ou ambientais. Por exemplo, a presença de outras substâncias químicas pode competir pela atividade das enzimas CYP, reduzindo a capacidade do corpo de metabolizar os compostos fitoquímicos, e a presença de compostos que inibem as enzimas CYP pode reduzir a taxa de metabolização.

TRANSPORTADORES DE COMPOSTOS FITOQUÍMICOS E SUA IMPORTÂNCIA NO METABOLISMO

Os transportadores de compostos fitoquímicos são proteínas de membrana que estão envolvidas na absorção, distribuição e excreção desses compostos. Esses transportadores podem influenciar significativamente a metabolização dos fitoquímicos, uma vez que afetam sua biodisponibilidade e concentrações nos tecidos.

Os transportadores comumente estudados em relação aos compostos fitoquímicos são os transportadores de solutos orgânicos (OST, da sigla em inglês de *organic solute transporter*) e as proteínas transportadoras de ânion orgânico

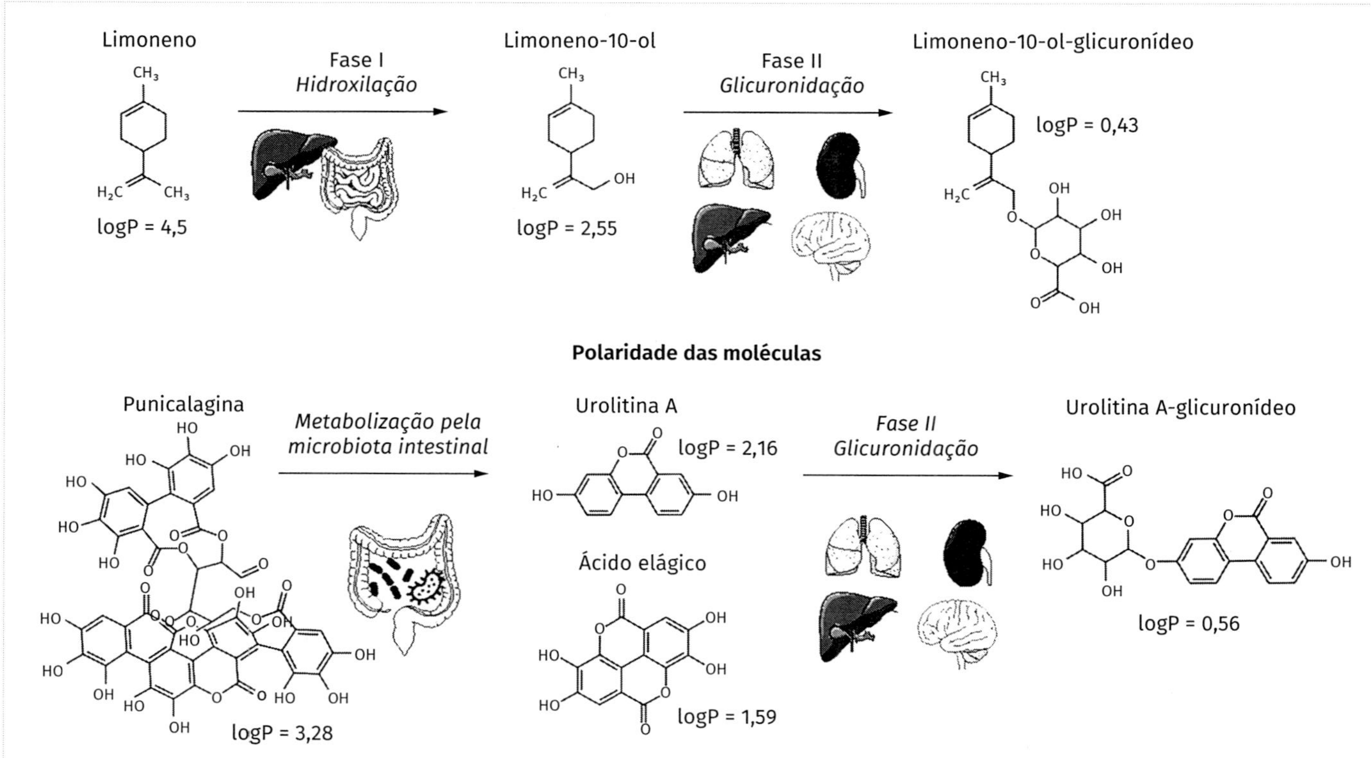

FIGURA 1 Exemplo do metabolismo de compostos fitoquímicos. O metabolismo do limoneno, um monoterpeno, envolve reações de fase I e II, que geram compostos cada vez mais hidrossolúveis. A punicalagina é um elagitanino que sofre extensa metabolização pela microbiota intestinal, gerando metabólitos de menor peso molecular. Após serem absorvidos, esses metabólitos passam por reações de fase II, gerando compostos de maior hidrofilicidade.

Fonte: elaboração dos autores.

(OATP ou OAT, da sigla em inglês de *organic anion transport proteins*). Os OST são responsáveis pelo transporte de ácidos biliares e outros solutos orgânicos,[20] enquanto os OATP são responsáveis pelo transporte de ânions orgânicos, incluindo compostos fitoquímicos como flavonoides e antocianinas.[21] A atividade desses transportadores pode afetar a absorção dos compostos fitoquímicos no trato gastrintestinal, bem como sua distribuição em diferentes tecidos. No fígado, o transportador OATP1B1 é responsável pela captação de muitos compostos fitoquímicos e drogas pelos hepatócitos, onde eles podem ser metabolizados por enzimas como CYP e UGT. Fitoquímicos como as antocianinas podem influenciar a expressão desse transportador.[22]

Os transportadores também podem afetar a excreção dos compostos fitoquímicos, principalmente pelos rins. O transportador OAT3, por exemplo, é responsável pelo transporte de muitos fitoquímicos e seus metabólitos para fora das células renais e para a urina.[10] Os metabólitos de compostos fitoquímicos conjugados podem causar uma inibição competitiva dos transportadores OAT, levando à redução da sua excreção. Os metabólitos sulfoconjugados de quercetina e genisteína são captados do sangue por OAT1 expressos no rim para sua posterior excreção, enquanto conjugados glicuronídeos de daidzeína, genisteína e quercetina são absorvidos pelo OAT3. No entanto, as atividades de OAT1 e OAT3 podem ser inibidas por essas estruturas conjugadas, dependendo de sua concentração, sendo esse um fator limitante da taxa de excreção renal.[10]

Alterações na atividade dos transportadores de compostos fitoquímicos e seus metabólitos podem afetar a eficácia terapêutica dos compostos, bem como o risco de efeitos adversos. Assim, é importante considerar a influência dos transportadores de fitoquímicos na sua metabolização ao projetar estudos clínicos e de recomendação de doses.

VARIABILIDADE INTERINDIVIDUAL NA METABOLIZAÇÃO DE FITOQUÍMICOS

A metabolização dos fitoquímicos e, em geral, dos xenobióticos pode variar consideravelmente entre indivíduos, em decorrência de fatores genéticos e ambientais. Essa variabilidade interindividual pode ter implicações clínicas relevantes, uma vez que afeta a biodisponibilidade, bioatividade e segurança dos xenobióticos, bem como a suscetibilidade a doenças associadas à exposição a substâncias tóxicas.

Desde que o consumo de fitoquímicos da dieta tem sido associado a diversos benefícios à saúde e atividades biológicas relevantes, postula-se que as biotransformações desses compostos reguladas pela microbiota intestinal e metabolismo de fases I/II/III contribuem não apenas para sua depuração metabólica, mas também para sua bioativação. Uma série de fatores, incluindo idade, genética, sexo, condições fisiopatológicas e a interação com outros fitoquímicos dietéticos, contribui para a variabilidade interindividual observada em estudos clínicos que investigam as atividades biológicas dos fitoquímicos.[23] De fato, concentrações circulantes de metabólitos de fitoquímicos como flavonoides (naringenina e hesperidina) e lignanas podem variar amplamente entre indivíduos, mesmo em estudos conduzidos com alimentação controlada.[8]

A genética está entre os fatores mais importantes que influenciam essa variabilidade. Polimorfismos em genes que codificam UGT, SULT e GST podem afetar a taxa de conjugação dos compostos fitoquímicos e influenciar a variabilidade na eficácia e depuração dos compostos.[24] Além disso, a idade e o sexo também podem influenciar na metabolização. As atividades de UGT e SULT podem diminuir com a idade,[25] enquanto a atividade da GST pode aumentar.[26] Ao mesmo tempo, é possível que exista um dimorfismo sexual na taxa metabólica das reações associadas a enzimas como a CYP. Por exemplo, a expressão de CYP3A4 é maior em mulheres que em homens, resultando em maior atividade dessa enzima. Por outro lado, os homens exibem maior expressão de CYP1A2 e CYP2E1.[23] A dieta e outros fatores ambientais também podem afetar o metabolismo dos fitoquímicos. Por exemplo, o ácido ascórbico (vitamina C) presente em alguns alimentos pode aumentar a atividade da GST.[27]

A microbiota intestinal humana é um componente crucial do metabolismo de compostos dietéticos, pois o conjunto de bactérias, fungos e vírus alojado no intestino fornece inúmeras vias bioquímicas para a metabolização de compostos fitoquímicos que os humanos não possuem endogenamente. A grande variabilidade na composição da microbiota intestinal entre diferentes indivíduos justifica grande parte da variabilidade interindividual característica na metabolização de fitoquímicos.[1]

Além dos fatores que determinam a variabilidade interindividual já apresentados, a forma como os alimentos são preparados e consumidos também pode afetar a metabolização de fitoquímicos e pode variar amplamente entre grupos de indivíduos com diferentes tradições gastronômicas. Por exemplo, fitoquímicos apolares como carotenoides podem ser mais facilmente absorvidos e biodisponíveis quando consumidos com alimentos ricos em gordura.[28]

Para maximizar os benefícios dos compostos fitoquímicos e minimizar os efeitos adversos potenciais, é importante considerar a variabilidade interindividual na metabolização desses compostos. A identificação de biomarcadores que ajudem a monitorar a resposta individual aos compostos pode otimizar a terapia com compostos fitoquímicos.

FERRAMENTAS *IN SILICO* PARA PREDIÇÃO DO METABOLISMO

Diversos estudos longitudinais demonstraram há muito tempo que dietas ricas em alimentos de origem vegetal são promotoras da saúde e previnem a incidência de doenças crônicas.[29,30] Apesar disso, ainda conhecemos pouco sobre os mecanismos de ação dos compostos fitoquímicos abundantes em tais dietas. A identificação dos metabólitos de compostos fitoquímicos é de extrema importância para a compreensão dos efeitos biológicos e dos mecanismos de ação desses compostos e dos alimentos que os contêm. A identificação dos metabólitos derivados de compostos fitoquímicos presentes na dieta também é o foco de pesquisadores que buscam marcadores de ingestão de alimentos. A expectativa dessa área da nutrição é que, uma vez conhecidos os metabólitos característicos de compostos presentes em alimentos ou grupos de alimentos, seja possível avaliar a composição da dieta de indivíduos com base na análise dos metabólitos presentes na urina, por exemplo.[31] Essa possibilidade é desejável quando se busca associar a ingestão de alimentos com efeitos biológicos, sem depender da aplicação de inquéritos alimentares, que são passíveis de vieses.

Nas últimas décadas, as ciências analíticas deram um grande salto pelo aprimoramento e popularização de técnicas como a espectrometria de massas, que permite identificar a estrutura molecular de compostos presentes mesmo em baixíssimas concentrações em matrizes complexas como o plasma sanguíneo. Apesar desse avanço, é muito frequente, em estudos que avaliam o metaboloma do plasma ou urina, que se identifique a presença de determinados compostos ou metabólitos associados à ingestão de alimentos, mas não se consiga determinar sua estrutura molecular. A anotação dos espectros de massa pode levar muito tempo e, muitas vezes, não ser suficiente para identificar a estrutura de uma dada molécula.

O uso de ferramentas *in silico* para predição do metabolismo de xenobióticos vem ganhando popularidade para auxiliar na identificação da estrutura de metabólitos de compostos fitoquímicos ainda não descritos. Esses softwares funcionam pelo uso de regras preestabelecidas, reconhecimento de padrões moleculares ou o emprego de aprendizado de máquina para identificar o sítio de reação (sítio de metabolismo) em uma dada molécula, cujos possíveis metabólitos se deseje conhecer. A partir da identificação na molécula dos sítios mais suscetíveis às reações como oxidação, redução, esterificação etc., possíveis metabólitos são sugeridos. Assim, partindo de um composto original (molécula-mãe), podem-se prever gerações sucessivas de metabólitos e atribuir um índice de plausibilidade para os metabólitos hipotéticos, preditos pelo algoritmo. Essas ferramentas podem incorporar regras para prever a geração de metabólitos de fase I, fase II ou ambos (Meteor Nexus e SyGMa, por exemplo).[32,33] Outras ferramentas mais completas, como o BioTransformer, aplicam regras extraídas do metabolismo microbiano e as combinam com reações do metabolismo de fases I e II.[34] Existem ferramentas disponíveis comercialmente, como a Meteor Nexus, ou ferramentas gratuitas, como o XenoSite e BioTransformer.[34,35] Ao processarem um dado composto ou molécula-mãe, esses softwares geram possíveis metabólitos, indicando sua estrutura e massa molecular monoisotópica, que pode ser buscada em um espectro de massas de uma amostra de interesse (p. ex., amostras de urina coletadas antes e após a ingestão do composto fitoquímico cujo metabolismo se busca investigar).

As ferramentas de predição do metabolismo de xenobióticos/fitoquímicos podem ainda ser associadas a ferramentas de predição de fragmentação como CFM-ID e MetFrag.[36,37] Esses softwares funcionam a partir da estrutura de um dado composto ou metabólito, predizendo seu padrão de fragmentação em um experimento de espectrometria de massas, gerando um espectro de massas hipotético, que pode ajudar na identificação de metabólitos desconhecidos.

EXEMPLOS DE METABOLIZAÇÃO DE COMPOSTOS FITOQUÍMICOS

Listamos a seguir particularidades do metabolismo de algumas classes de compostos fitoquímicos abundantes na dieta humana.

Fitosteróis

São esteróis de origem vegetal encontrados em diversos alimentos, como frutas, verduras, cereais e óleos vegetais. Esses compostos são estruturalmente semelhantes ao colesterol, o principal esterol presente em animais, e têm sido amplamente estudados por suas propriedades benéficas à saúde, incluindo a capacidade de reduzir os níveis de colesterol no sangue.

Estudos têm demonstrado que apenas cerca de 2% dos fitosteróis presentes nos alimentos são absorvidos pelo intestino delgado e passam para a corrente sanguínea.[38] O restante dos fitosteróis permanece no lúmen intestinal e é excretado nas fezes. Os fitosteróis absorvidos, ao serem captados pelos hepatócitos, são esterificados com ácidos graxos, tornando-se moléculas mais hidrofóbicas e menos solúveis em água do que os fitosteróis livres. Os ésteres de fitosterol são excretados na bile e secretados no intestino delgado, onde são hidrolisados por enzimas pancreáticas, liberando os fitosteróis livres, que podem ser reabsorvidos pelo intestino delgado e passar novamente para a circulação êntero-hepática, ou ser eliminados nas fezes.[39] Apesar da baixa absorção, uma pequena quantidade de fitosteróis pode entrar na circulação sistêmica e ser encontrada em tecidos como o tecido adiposo ou o hipotálamo.

Monoterpenos

Constituem uma classe de compostos orgânicos encontrados em plantas, como ervas aromáticas e frutas. Esses compostos possuem um aroma característico e são amplamente utilizados na indústria de alimentos, cosméticos e fragrâncias. Em geral, os monoterpenos são considerados compostos seguros para consumo humano, pois são rapidamente eliminados do organismo sem causar toxicidade. No entanto, alguns estudos têm mostrado que esses compostos podem ter efeitos biológicos, como ação anti-inflamatória, antimicrobiana e antitumoral.[40]

Os monoterpenos são absorvidos no trato gastrintestinal e passam pelo processo de metabolização no fígado. Sua principal via de metabolização em mamíferos é a oxidação pelas CYP.[41] Os metabólitos dos monoterpenos são geralmente conjugados com ácido glicurônico ou sulfato, aumentando sua solubilidade na água e facilitando a eliminação desses compostos pela urina.

Flavonoides

São compostos bioativos encontrados em alimentos de origem vegetal e chás. Estudos têm mostrado que os flavonoides possuem diversas atividades biológicas, incluindo ação antioxidante, anti-inflamatória, anticancerígena e neuroprotetora.

Os flavonoides são absorvidos no trato gastrintestinal e passam pelo processo de metabolização no fígado, onde podem ser metabolizados por enzimas, incluindo as CYP.[42] Em mamíferos, os flavonoides são conjugados ao ácido glicurônico ou sulfato, aumentando sua solubilidade na água e facilitando sua eliminação do organismo por meio da urina ou das fezes.[43] Além disso, essa conjugação também torna os flavonoides menos reativos e menos tóxicos para as células do corpo. A metabolização dos flavonoides em mamíferos é complexa e pode ocorrer em diferentes vias metabólicas, resultando em uma grande variedade de metabólitos. Essa classe de compostos também sofre metabolização pela microbiota intestinal, gerando compostos de menor peso molecular e passíveis de serem absorvidos.

CONSIDERAÇÕES FINAIS

É fundamental entender como os compostos fitoquímicos são metabolizados pelo organismo para que se possa maximizar seus benefícios à saúde e minimizar os efeitos indesejáveis. A compreensão do metabolismo de compostos fitoquímicos é fundamental para a elucidação de suas atividades biológicas e mecanismos de ação. Essa é uma área de intensa pesquisa há várias décadas, que ganhou grande impulso pela popularização e refinamento de técnicas analíticas que permitem detectar baixas concentrações desses metabólitos em biofluidos e tecidos animais, bem como elucidar sua estrutura.

O conhecimento gerado a partir da investigação do metabolismo dos compostos fitoquímicos pode auxiliar no estabelecimento de novos alvos moleculares para o tratamento e prevenção de doenças. Além disso, a identificação de padrões distintos de metabolização desses compostos contribui para a identificação de metabotipos na população e o desenvolvimento da medicina e nutrição personalizadas, uma área que guarda grandes promessas para o futuro.

REFERÊNCIAS

1. Spanogiannopoulos P, Bess EN, Carmody RN, Turnbaugh PJ. The microbial pharmacists within us: A metagenomic view of xenobiotic metabolism. Nat Rev Microbiol. 2016;14:273-287.
2. Williams RT. Detoxication mechanisms. The metabolism and detoxification of drugs, toxic substances and other organic compounds. Chapman and Hall Ltd.; 1959.
3. Ishikawa T. The ATP-dependent glutathione S-conjugate export pump. Trends Biocehm Sci. 1992;17:463-468.
4. Petzinger E, Geyer J. Drug transporters in pharmacokinetics. Naunyn Schmiedebergs Arch Pharmacol. 2006;372:465-475.
5. Chen G. Xenobiotic metabolism and disposition. In: An introduction to interdisciplinary toxicology: from molecules to man. Elsevier; 2020. p.31-42.
6. Saxena M, Saxena J, Nema R, Singh D, Gupta A. Phytochemistry of medicinal plants. J Pharmacogn Phytochem. 2013;1:168-182.
7. Doughari JH, Human IS, Bennade S, Ndakidemi PA. Phytochemicals as chemotherapeutic agents and antioxidants: Possible solution to the control of antibiotic resistant verocytotoxin producing bacteria. Journal of Medicinal Plants Research. 2009;3:839-848.
8. Lampe JW, Chang J-L. Interindividual differences in phytochemical metabolism and disposition. Semin Cancer Biol. 2007;17:347-353.
9. Goszcz K, Duthie GG, Stewart D, Leslie SJ, Megson IL. Bioactive polyphenols and cardiovascular-disease: chemical antagonists,pharmacological agents or xenobiotics thatdrive an adaptive response? Br J Pharmacol. 2017;174:1209-1225.
10. Rathaur P, Johar K. Metabolism and pharmacokinetics of phytochemicals in the human body. Curr Drug Metab. 2020;20:1085-1102.
11. Li L, Hu H, Xu S, Zhou Q, Zeng S. Roles of UDP-glucuronosyltransferases in phytochemical metabolism of herbal medicines and the associated herb-drug interactions. Curr Drug Metab. 2012;13:615-623.
12. Possemiers S, Bolca S, Verstraete W, Heyerick A. The intestinal microbiome: A separate organ inside the body with the metabolic potential to influence the bioactivity of botanicals. Fitoterapia. 2011;82:53-66.
13. Dinda B, Chakraborty A. Pharmacokinetics and metabolism of phytochemicals having anti-obesity and antidiabetic activity. In: Dinda B (ed.). Natural products in obesity and diabetes: therapeutic potential and role in prevention and treatment. Springer International Publishing; 2022. p.469-505.
14. Abraham K, Buhrke T, Lampen A. Bioavailability of cyanide after consumption of a single meal of foods containing high levels of cyanogenic glycosides: a crossover study in humans. Arch Toxicol. 2016;90:559-574.
15. Gunatilaka AAL et al. Biological activity of some coumarins from Sri Lankan Rutaceae. J Nat Prod. 1994;57:31.

16. He XM et al. Effects of long-term smoking on the activity and mRNA expression of CYP isozymes in rats. J Thorac Dis. 2015;7:1725-1731.
17. Pavek P, Dvorak Z. Xenobiotic-induced transcriptional regulation of xenobiotic metabolizing enzymes of the cytochrome P450 superfamily in human extrahepatic tissues. Curr Drug Metab. 2008;9:129-143.
18. Westerink WMA, Schoonen WGEJ. Phase II enzyme levels in HepG2 cells and cryopreserved primary human hepatocytes and their induction in HepG2 cells. Toxicology in Vitro. 2007;21:1592-1602.
19. Jancova P, Anzenbacher P, Anzenbacherova E. Phase II drug metabolizing enzymes. Biomedical Papers of the Medical Faculty of the University Palacky, Olomouc, Czech Republic. 2010;154:103-116.
20. Dawson PA, Hubbert ML, Rao A. Getting the mOST from OST: Role of organic solute transporter, OSTα-OSTβ, in bile acid and steroid metabolism. Biochim Biophys Acta Mol Cell Biol Lipids. 2010;1801:994-1004.
21. Williamson G, Kay CD, Crozier A. The bioavailability, transport, and bioactivity of dietary flavonoids: A review from a historical perspective. Compr Rev Food Sci Food Saf. 2018;17:1054-1112.
22. Riha J et al. Effects of anthocyans on the expression of organic anion transporting polypeptides (SLCOs/OATPs) in primary human hepatocytes. Food Funct. 2015;6:772-779.
23. Boronat A et al. Contribution of biotransformations carried out by the microbiota, drug-metabolizing enzymes, and transport proteins to the biological activities of phytochemicals found in the diet. Advances in Nutrition. 2021;12:2172-2189.
24. Hodges RE, Minich DM. Modulation of metabolic detoxification pathways using foods and food--derived components: A scientific review with clinical application. J Nutr Metab. 2015.
25. Xu SF et al. Age-associated changes of cytochrome P450 and related phase-2 gene/proteins in livers of rats. PeerJ. 2019;8:1-20.
26. Maurya PK, Rizvi SI. Age-dependent changes in glutathione-S-transferase: Correlation with total plasma antioxidant potential and red cell intracellular glutathione. Indian Journal of Clinical Biochemistry. 2010;25398-400.
27. Koc M, Imik H, Odabasoglu F. Gastroprotective and anti-oxidative properties of ascorbic acid on indomethacin-induced gastric injuries in rats. Biol Trace Elem Res. 2008;126:222-236.
28. Yonekura L, Nagao A. Intestinal absorption of dietary carotenoids. Mol Nutr Food Res. 2007;51:107-115.
29. Stanaway JD et al. Health effects associated with vegetable consumption: a Burden of Proof study. Nat Med. 2022;28:2066-2074.
30. Wang DD et al. Fruit and vegetable intake and mortality results from 2 prospective cohort studies of US men and women and a meta-analysis of 26 cohort studies. Circulation. 2021;143:1642-1654.
31. Praticò G et al. Guidelines for biomarker of food intake reviews (BFIRev): How to conduct an extensive literature search for biomarker of food intake discovery. Genes and Nutrition. 2018;13:3.
32. Marchant CA, Briggs KA, Long A. In silico tools for sharing data and knowledge on toxicity and metabolism: Derek for windows, meteor, and vitic. Toxicology Mechanisms and Methods. 2008;18:177-187.
33. Ridder L, Wagener M. SyGMa: Combining expert knowledge and empirical scoring in the prediction of metabolites. ChemMedChem. 2008;3:821-832.
34. Djoumbou-Feunang Y et al. BioTransformer: A comprehensive computational tool for small molecule metabolism prediction and metabolite identification. J Cheminform. 2019;11:1-25.
35. Zaretzki J, Matlock M, Swamidass SJ. XenoSite: Accurately predicting cyp-mediated sites of metabolism with neural networks. J Chem Inf Model. 2013;53:3373-3383.
36. Ruttkies C, Schymanski EL, Wolf S, Hollender J, Neumann S. MetFrag relaunched: Incorporating strategies beyond in silico fragmentation. J Cheminform. 2016;8.

37. Allen F, Pon A, Wilson M, Greiner R, Wishart D. CFM-ID: A web server for annotation, spectrum prediction and metabolite identification from tandem mass spectra. Nucleic Acids Res. 2014;42.
38. Cabral CE, Klein MRST. Phytosterols in the treatment of hypercholesterolemia and prevention of cardiovascular diseases. Arq Bras Cardiol. 2017;109:475-482.
39. Smet E, Mensink RP, Plat J. Effects of plant sterols and stanols on intestinal cholesterol metabolism: Suggested mechanisms from past to present. Mol Nutr Food Res. 2012;56:1058-1072.
40. de Alvarenga JFR et al. Monoterpenes: Current knowledge on food source, metabolism, and health effects. Crit Rev Food Sci Nutr. 2021;13:1-38.
41. Miyazawa M, Shindo M, Shimada T. Roles of cytochrome P450 3A enzymes in the 2-hydroxylation of 1,4-cineole, a monoterpene cyclic ether, by rat and human liver microsomes. Xenobiotica. 2001;31:713-723.
42. Di Nardo G, Gilardi G. Natural compounds as pharmaceuticals: The key role of cytochromes P450 reactivity. Trends Biochem Sci. 2020;45:511-525.
43. Lila MA, Burton-Freeman B, Grace M, Kalt W. Unraveling anthocyanin bioavailability for human health. Annu Rev Food Sci Technol. 2016;7:375-393.

14

Metabólitos de compostos fitoquímicos como marcadores da ingestão de alimentos

Jéssica Levy
Alexsandro Macedo Silva
Leandro Teixeira Cacau
Eduardo De Carli
Dirce Maria Lobo Marchioni

INTRODUÇÃO

Fitoquímicos são compostos de origem vegetal encontrados em diferentes partes das plantas, tais como sementes, frutos, folhas, raízes, bulbos, caules e flores.[1,2] Como produto do metabolismo secundário, estima-se que existam mais de 49 mil fitoquímicos, com aproximadamente 26 mil identificados e caracterizados em alimentos, sendo eles classificados quanto à estrutura química em: carotenoides (α-caroteno, betacaroteno, β-criptoxantina, luteína, zeaxantina, astaxantina e licopeno); compostos fenólicos: ácidos fenólicos (ácidos hidroxibenzoicos e ácidos hidroxicinâmicos), flavonoides (flavonóis, flavonas, flavanóis, flavanonas, antocianidinas e isoflavonoides), estibenos, cumarinas e taninos; alcaloides; compostos azotados (derivados da clorofila, aminoácidos e aminas) e compostos organossulforados (isotiocianatos, indoles, compostos de enxofre alílicos) (Figura 1).[3-5] Os fitoquímicos mais estudados são os compostos fenólicos e os carotenoides.

Os compostos fenólicos possuem um ou mais anéis aromáticos com um ou mais grupos hidroxilas.[6] Pertencem a esse grupo: ácidos fenólicos (ácido vanílico, ácido gálico, ácido cafeico, ácido ferrúlico, curcumina); flavonoides (flavonóis, flavonas, flavanonas, antocianidinas, isoflavonoides, quercetinas, catequinas, epicatequinas), taninos, entre outros.[7] Os fenólicos fornecem coloração a frutas e vegetais com tons de vermelho, azul e roxo e são muito comuns na dieta humana.[8]

Os compostos carotenoides possuem uma cadeia acíclica longa de 40 carbonos com uma série variável de duplas ligações na parte central da molécula, podendo apresentar estruturas cíclicas em uma ou nas duas terminações que, por sua vez, apresentam vários arranjos com grupos oxigenados. Pertencem

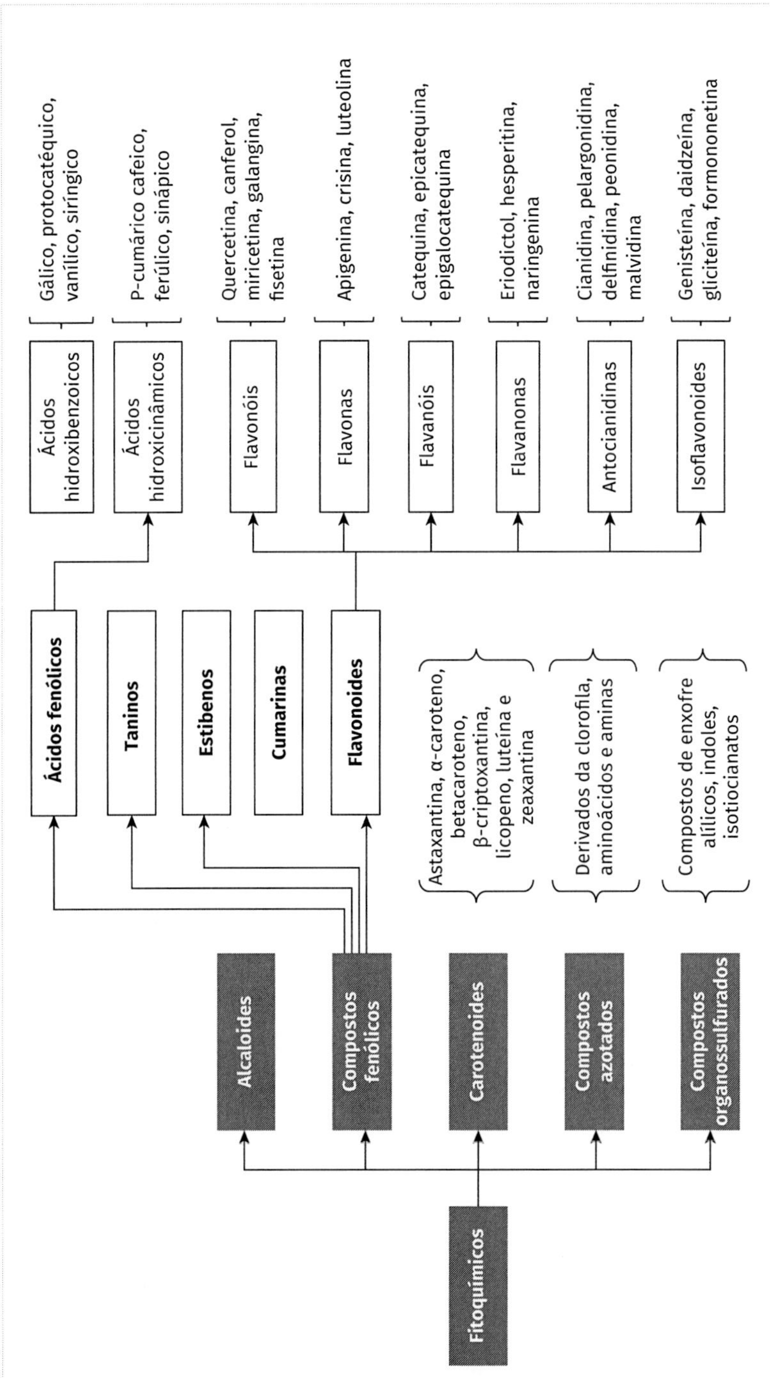

FIGURA 1 Principais classes de fitoquímicos naturais.

Fonte: Liu.[3]

a esse grupo: α-caroteno, betacaroteno, β-criptoxantina, luteína, zeaxantina, astaxantina e licopeno.[9] Os carotenoides colorem as frutas e vegetais com tons de amarelo, laranja e vermelho.[8]

Múltiplos fatores ambientais, tais como luminosidade solar, umidade do solo, salinidade e modo de produção, podem influenciar a biossíntese e o acúmulo de fitoquímicos nas plantas. Condições de transporte, armazenamento, processamento e preparo também contribuem para variações no conteúdo de fitoquímicos nos alimentos. Após sua ingestão, alguns desses compostos podem ser absorvidos diretamente no intestino e aparecerem intactos na circulação sanguínea, sendo excretados integralmente pela urina ou fezes. Alterações em suas conformações químicas originais podem ainda ocorrer no fígado, com metabólitos sendo encontrados no sangue, urina e fezes. Além disso, muitos compostos podem sofrer metabolização pela microbiota intestinal, antes de serem absorvidos pelo hospedeiro. Nesse contexto, apesar da possibilidade de grandes variações na matriz alimentar e das diversas alterações químicas metabólicas e cinéticas, tais compostos ou metabólitos quantificados em materiais biológicos como urina, sangue ou fezes representam promissores biomarcadores qualitativos ou quantitativos do consumo alimentar.[10]

Biomarcadores são medidas capazes de caracterizar uma condição biológica em função de uma exposição. Na área da Nutrição, biomarcadores dietéticos geralmente representam componentes químicos isolados ou em combinação, determinados em material biológico, e que apresentam uma clara resposta dose e tempo-dependente com o consumo de um alimento ou grupo de alimentos específicos. As predições do consumo alimentar obtidas a partir de biomarcadores são propostas como medidas complementares às obtidas por métodos de avaliação dietética baseados no relato, tais como os recordatórios alimentares de 24 horas, registros alimentares e questionários de frequência alimentar. Os dados dietéticos coletados por esses métodos estão associados a erros de medição, incluindo subnotificação e estimativa incorreta do tamanho de porções, os quais podem enviesar resultados e, em estudos epidemiológicos, atenuar medidas de associação entre a dieta e desfechos de saúde-doença. Assim, biomarcadores são importantes para a melhora da precisão e da confiabilidade de medidas do consumo alimentar obtidas por métodos tradicionais.[11]

Biomarcadores dietéticos podem ser classificados quanto à sua relação temporal com a ingestão de alimentos, entre aqueles de curto prazo (refletem o consumo realizado há poucas horas); médio prazo (refletem o consumo dietético realizado por semanas ou meses); ou longo prazo (refletem o consumo ao longo de meses ou anos). Quanto à sua relação com a estimativa de ingestão alimentar, podem ainda ser classificados como biomarcadores de recuperação (são diretamente encontrados nos fluidos biológicos e não sofrem interferências interindividuais); biomarcadores preditivos (são tempo-dependentes e estão relacionados com a quantidade consumida, mas não diretamente); biomarcadores de concentração (apresentam correlação com a ingestão, mas geralmente fraca); e biomarcadores de reposição (compostos para os quais informações nas bases de dados de composição de alimentos são indisponíveis ou insatisfatórias). De maneira geral, os biomarcadores do consumo alimentar têm o objetivo de avaliar a ingestão de diferentes alimentos ou padrões alimentares pela identificação de componentes da dieta ou de seus metabólitos gerados pelas vias de primeira e segunda passagens e/ou pela microbiota intestinal;[12] alguns exemplos de biomarcadores e seus respectivos alimentos são citados no Quadro 1.

QUADRO 1 Relação de possíveis biomarcadores para o consumo de alimentos

Alimento	Biomarcador	Referência
Aveia	Ácido 2,6 hidroxibenzoico	Johansson-Persson et al., 2013.
	Sulfato 2 aminofenol	Johansson-Persson et al., 2013.
Centeio e derivados	Ácido 2,6 hidroxibenzoico	Johansson-Persson et al., 2013.
	Sulfato 2 aminofenol	Johansson-Persson et al., 2013.
	Ácido 3(3,5-di-hidroxifenil)-propanoico	Moazzami et al., 2014; Coulomb et al., 2015; Wierzbicka et al., 2015; Wierzbicka et al., 2017.
Trigo	Ácido 3(3,5-di-hidroxifenil)-propanoico	Moazzami et al., 2014; Coulomb et al., 2015; Wierzbicka et al., 2015; Wierzbicka et al., 2017.
Arroz	Metionina sulfona	Li et al., 2018.
	Alfa-hidroxicaproato	Li et al., 2018.
	Linoleoillinolenoil-glicerol,	Li et al., 2018.
	Palmitoil-linolenoilglicerol,	Li et al., 2018.
	Piridoxal	Li et al., 2018.
	2-hidroxi-hipurato	Li et al., 2018.
	Salicilato	Li et al., 2018.
	Gamaglutamilglutamato	Li et al., 2018.
	Gamaglutamiltreonina	Li et al., 2018.
	Hipoxantina	Li et al., 2018.
	Diidroorotato	Li et al., 2018.

(continua)

QUADRO 1 Relação de possíveis biomarcadores para o consumo de alimentos (*continuação*)

Alimento	Biomarcador	Referência
Fibra de beterraba	Ácido 2,6 hidroxibenzoico	Johansson-Persson et al., 2013.
	Sulfato 2 aminofenol	Johansson-Persson et al., 2013.
Pele de amêndoa	Ácido hidroxifenilvalérico	Llorach et al., 2010.
	Ácido hidroxifenilpropiônico	Llorach et al., 2010.
	Ácido hidroxifenil	Llorach et al., 2010.
Café	Polifenóis da cafeína	Cornelis et al., 2018.
	Esteróis da cafeína	Cornelis et al., 2018.
Azeite de oliva	Hidroxitirosol	Guasch-Ferré et al., 2018.
Vinho	Hidroxitirosol	Guasch-Ferré et al., 2018.
Maçã	Prolina-betaína	Heinzmann et al., 2010; Lloyd et al., 2013.
Laranja	Prolina-betaína	Heinzmann et al., 2010; Favé et al., 2011; Lloyd et al., 2013.
	Hesperitina	Ito et al., 2005; Mennen et al., 2006; Krogholm et al., 2010.[58]
	Naringenina	Ito et al., 2005; Krogholm et al., 2010.
Uva	Prolina-betaína	Heinzmann et al., 2010; Lloyd et al., 2013.
	Ácido tartárico	Garcia-Perez et al., 2016; Vázquez-Manjarrez et al., 2020; McNamara e Brennan, 2020.
Mexerica	Prolina-betaína	Lloyd et al., 2013.
Tangerina/ toranja	Prolina-betaína	Lloyd et al., 2013.
	Naringenina	Mennen et al., 2006.
Frutas cítricas em geral	Prolina-betaína	Heinzmann et al., 2010; Lloyd et al., 2011; May et al., 2013; Lloyd et al., 2013; McNamara e Brennan; 2020.
	Hesperitina	Mennen et al., 2006; Brantsæter et al., 2007;[59] Krogholm et al., 2010.
	Naringenina	Mennen et al., 2006; Brantsæter et al., 2007; Krogholm et al., 2010.

(continua)

QUADRO 1 Relação de possíveis biomarcadores para o consumo de alimentos (*continuação*)

Alimento	Biomarcador	Referência
Frutas vermelhas (mirtilo, morango, framboesa, amora, outras)	Polifenóis de frutas vermelhas	Cerdá et al., 2005; Carkeet et al., 2008; Hollands et al., 2008; Lloyd, et al., 2011; Cuparencu et al., 2016.
Morango	Antocianina	Carkeet et al., 2008; Hollands et al., 2008.
Ameixa	Ácidos hidroxicinâmicos (ácidos cafeico, ferúlico e glorogênico)	Cremin et al., 2001.
Banana	Ácido 5 hidroxi indole acético	Vázquez-Manjarrez et al., 2020.
Papaia	Carotenoide	Irwig et al., 2002; Edwards et al., 2003;[60] Gouado et al., 2007; Vázquez-Manjarrez et al., 2020.
	Licopeno	Vázquez-Manjarrez et al., 2020.
	Betacaroteno	Vázquez-Manjarrez et al., 2020.
	β-criptoxantina	Vázquez-Manjarrez et al., 2020.
	Luteína	Irwig et al., 2002; Vázquez--Manjarrez et al., 2020.
Melancia	Carotenoide	Irwig et al., 2002; Edwards et al., 2003; Gouado et al., 2007; Vázquez-Manjarrez et al., 2020.
	Licopeno	Vázquez-Manjarrez et al., 2020; Maiani et al., 2009.
	Betacaroteno	Vázquez-Manjarrez et al., 2020.
	β-criptoxantina	Vázquez-Manjarrez et al., 2020.
	Citrulina	Carkeet et al., 2008; Cuparencu et al., 2016; Hollands et al., 2008; Kaore et al., 2013.
Manga	Carotenoide	Vázquez-Manjarrez et al., 2020; Edwards et al., 2003; Gouado et al., 2007; Irwig et al., 2002.
	Luteína	Irwig et al., 2002.
	Betacaroteno	Vázquez-Manjarrez et al., 2020.

(continua)

QUADRO 1 Relação de possíveis biomarcadores para o consumo de alimentos (*continuação*)

Alimento	Biomarcador	Referência
Pimentão	β-criptoxantina	Maiani et al., 2009; Hendrickson et al., 2013.
Abóbora	β-criptoxantina	Maiani et al., 2009; Hendrickson et al., 2013.
Soja e produtos à base de soja	Isoflavonas e seus metabólitos	Chen et al., 1999; Lampe et al., 1999; Maskarinec et al., 1998.
	O-desmetilangolensina	Tseng et al., 2008; Frankenfeld et al., 2002.
Feijão	Ácido pipecólico	Perera et al., 2015.
	S-metil cisteína	Perera et al., 2015.
Lentilha	Sulfato de dopamina	Garcia-Aloy et al., 2020.
	Metabólitos da epicatequina	Garcia-Aloy et al., 2020.
Grão-de-bico	Ácido protocatecuico	Garcia-Aloy et al., 2020.
Vegetais em geral	Carotenoide	Serafini et al., 2002; DuPont et al., 2004; Maiani et al., 2009; Hendrickson et al., 2013; Chao et al., 2018.
	Luteína	Serafini et al., 2002; DuPont et al., 2004; Maiani et al., 2009; Hendrickson et al., 2013; Chao et al., 2018.
	Oxalato	Serafini et al., 2002; DuPont et al., 2004; Maiani et al., 2009; Hendrickson et al., 2013; Chao et al., 2018.
Espinafre	Ácido 4-guanidino-butanóico	Serafini et al., 2002; DuPont et al., 2004; Chao et al., 2018.
	Ácido ρ-cumárico	Serafini et al., 2002; DuPont et al., 2004; Chao et al., 2018.
	Kaempferol-3-glicosídeo	Serafini et al., 2002; DuPont et al., 2004; Chao et al., 2018.

(continua)

QUADRO 1 Relação de possíveis biomarcadores para o consumo de alimentos (*continuação*)

Alimento	Biomarcador	Referência
Alface	Ácido 4-guanidino-butanoico	Serafini et al., 2002; DuPont et al., 2004; Chao et al., 2018.
	Ácido p-cumárico	Serafini et al., 2002; DuPont et al., 2004; Chao et al., 2018.
	Kaempferol-3-glicosídeo	Serafini et al., 2002; DuPont et al., 2004; Chao et al., 2018.
Endívia	Ácido 4-guanidino-butanoico	Serafini et al., 2002; DuPont et al., 2004; Chao et al., 2018.
	Ácido p-cumárico	Serafini et al., 2002; DuPont et al., 2004; Chao et al., 2018.
	Kaempferol-3-glicosídeo	Serafini et al., 2002; DuPont et al., 2004; Chao et al., 2018.

Fonte: elaboração dos autores.

Partindo do resultado de estudos clínicos com intervenções dietéticas de curto a médio prazos, alguns exemplos de fitoquímicos identificados e descritos na literatura como potenciais biomarcadores do consumo alimentar incluem: ácido 2,6 hidroxibenzoico e sulfato 2 aminofenol plasmáticos com a ingestão de fibras alimentares provenientes de farelo de aveia, farelo de centeio e fibra de beterraba;[13] ácido hidroxifenilvalérico, ácido hidroxifenilpropiônico e ácido hidroxifenil acético urinários, com a ingestão de extrato da pele de amêndoa;[14] polifenóis da cafeína oriundos da microbiota intestinal, e de esteróis séricos com a ingestão de café;[15] e hidroxitirosol com a ingestão de azeite de oliva e vinho tinto.[16]

No entanto, apesar da proliferação de evidências quanto a biomarcadores baseados em fitoquímicos com potencial de predizer a ingestão alimentar, sobretudo após as facilitações trazidas com o advento da metabolômica em estudos observacionais e experimentais, até o momento, poucos compostos foram extensivamente validados. A validação consiste em verificar a acurácia e a especificidade desses biomarcadores em indicar a ingestão de determinados alimentos, bebidas ou padrões alimentares. O tipo de amostra biológica a ser analisada, os momentos ideais da amostragem e as metodologias analíticas empregadas têm limitado suas aplicações práticas a certos grupos de alimentos.[10] Os principais biomarcadores candidatos descritos para frutas, vegetais e cereais serão apresentados a seguir.

TECNOLOGIAS PARA DETECÇÃO

Os compostos fenólicos totais são determinados pelos métodos espectrofotométricos de Folin-Ciocalteu[17] ou do azul da Prússia modificado,[18] que se baseiam nas reações de oxirredução entre os compostos fenólicos e íons metálicos. O método que usa o reagente de Folin-Ciocalteu utiliza a redução em meio alcalino do fosfomolibdato-fosfotungstato a molibdênio, cuja coloração é azul. O método chamado de azul da Prússia consiste na redução pelos grupos hidroxifenólicos de íons Fe+3 a Fe+2, que formam complexos com ferrocianeto, produzindo pigmentos de coloração azul. Essa metodologia é recomendada para análise de fenóis em uma grande variedade de matrizes, pois é menos suscetível à interferência de proteínas que o método de Folin-Ciocalteu.

Para a quantificação e identificação de carotenoides e polifenóis individuais são utilizadas a cromatografia gasosa de pressão atmosférica ou cromatografia líquida de alta eficiência.[19] A identificação é geralmente realizada por comparação dos tempos de retenção e espectro de absorção dos picos desconhecidos com os padrões de referência e/ou adição de padrões à amostra para cocromatografia. Para a quantificação são utilizadas curvas de calibração com soluções de compostos-padrão na absorção específica máxima.

METABÓLITOS DE FRUTAS

Várias análises metabolômicas realizadas em estudos observacionais e de intervenção identificaram centenas de biomarcadores potenciais de ingestão alimentar,[20] alguns deles relacionados ao consumo total ou específico de frutas.[21,22,23]

A prolina-betaína (Figura 2) foi apontada em diversos estudos como um composto forte e linearmente correlacionado com a ingestão de frutas, incluindo maçã, laranja, uva, mexerica, tangerina e outras frutas cítricas isoladas ou em combinação.[21,22,24-26] Para a ingestão de laranja, em específico, também já foram identificados os biomarcadores hesperitina e naringenina,[27] que pertencem ao grupo dos flavonoides, presentes nessa e em outras frutas do gênero *Citrus* (p. ex.: tangerina, *grapefruit* e limão).[28] No entanto, predições quantitativas do consumo de frutas cítricas, a partir de um biomarcador, somente puderam ser demonstradas em estudos de validação com o uso de curvas de calibração obtidas com valores de prolina-betaína urinária.[29]

Correlacionado ao consumo de uvas, um fitoquímico frequentemente identificado em estudos metabolômicos é o ácido tartárico.[23,30] Esse fitoquímico é o principal ácido orgânico presente em diversos tipos de uva.[23] Utilidade semelhante à demostrada para a prolina-betaína na quantificação de cítricos foi também descrita para o ácido tartárico urinário na predição do consumo de

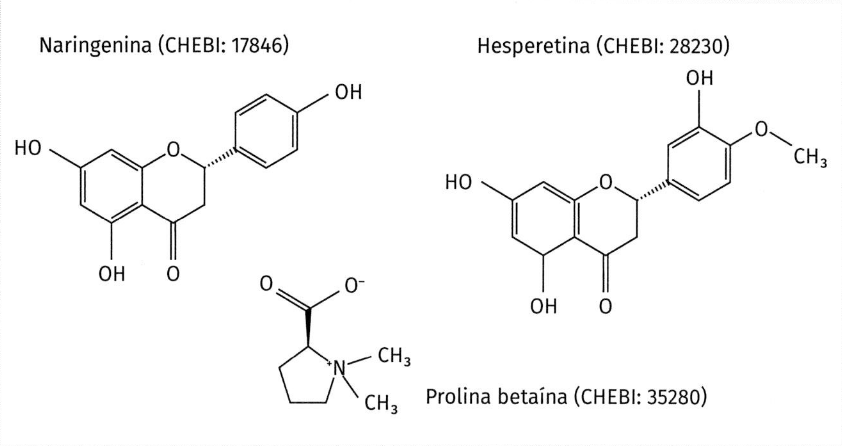

FIGURA 2 Estruturas químicas dos principais fitoquímicos usados como biomarcador para o consumo de frutas cítricas.
Fonte: elaboração dos autores.

uvas, destacando esses dois fitoquímicos como exemplos de biomarcadores com relação dose-dependente bem caracterizada por estudos externos.[29]

A ingestão de frutas vermelhas (mirtilo, morango, framboesa, amora, entre outras) está relacionada com a presença de polifenóis totais e seus derivados nos fluidos biológicos.[22,31-34] Para os morangos, também foi encontrada correlação linear dose-dependente com antocianinas na urina.[31,35] Já o consumo de ameixa foi descrito como correlacionado com a presença de compostos derivados dos ácidos hidroxicinâmicos (ácidos cafeico, ferúlico e glorogênico) no plasma e na urina, porém há necessidade de mais estudos com essa fruta para comprovar os biomarcadores.[35]

A banana é uma das frutas mais consumidas no mundo,[36] portanto têm sido vastamente estudados os potenciais biomarcadores da sua ingestão. O metabólito mais estudado até o momento é o ácido 5-hidroxi-indolacético, um derivado do catabolismo da serotonina, cuja concentração é alta em bananas. No entanto, não foram encontrados outros fitoquímicos específicos para refletir o consumo de banana em estudos com diversas populações.[23]

Descreve-se que diversos carotenoides estão associados com o consumo de papaia, melancia e manga.[23,37,38] Concentrações de licopeno, betacatoteno e a β-criptoxantina plasmáticos mostraram-se aumentadas após o consumo de papaia e de melancia em estudos clínicos randomizados.[23] Concentrações circulantes aumentadas de luteína e de betacaroteno também foram descritas após o consumo de papaia e de manga.[23,38]

Os carotenoides estão presentes em várias frutas, especialmente nas frutas tropicais, podendo ser uma boa fonte de exploração de biomarcadores para esse grupo de frutas.[38] Por exemplo, a β-criptoxantina, que fornece a cor laranja e vermelha das frutas, pode estar relacionada com o consumo de manga, pimentão e abóbora.[39,40] Para a melancia, o licopeno pode ser um forte candidato a biomarcador de consumo, porém também pode ser encontrado em tomate e produtos derivados.[39] Em contrapartida, a citrulina parece ser um fitoquímico mais adequado para ser usado como biomarcador do consumo de melancia, pois foi encontrado na circulação sanguínea 1 hora após o consumo da fruta e continuou em alta concentração mesmo 8 horas depois.[31-33,41]

METABÓLITOS DE VEGETAIS (VERDURAS, HORTALIÇAS, LEGUMES E LEGUMINOSAS)

Diversos estudos observacionais identificaram as isoflavonas e seus metabólitos como potenciais biomarcadores do consumo de soja e de produtos à base de soja.[42-44.] O O-desmetilangolensina (*O*-DMA) urinário correlaciona-se com o consumo de soja, tofu e alimentos à base de soja. Além deste, a genisteína, daidzeína e gliciteína são descritas como potenciais biomarcadores do consumo total de soja e alimentos à base de soja.[45,46]

Em contrapartida, poucos estudos identificaram biomarcadores do consumo de outras leguminosas (p. ex., feijão, grão-de-bico, lentilha etc.). Em um estudo controlado randomizado e *cross-over*, os participantes seguiram uma dieta rica em feijão durante quatro semanas e tiveram aumento observado nas concentrações séricas de ácido pipecólico, S-metil-cisteína, N-acetilornitina, trigonelina, e indolpropionato.[47] No entanto, em um estudo com metabolômica direcionada, apenas o ácido pipecólico e a S-metil-cisteína séricos associaram-se com o consumo de feijões.[47] Esses dois biomarcadores foram replicados em amostras de urina em um segundo estudo randomizado, no qual também foi identificado aumento das concentrações de sulfato de dopamina e metabólitos da epicatequina, com seus derivados microbianos, após o consumo de lentilhas, e de ácido protocatecuico após o consumo de grão-de-bico.[48]

Os carotenoides e seus produtos são comumente descritos como biomarcadores do consumo de vegetais, assim como a luteína e o oxalato.[39,40,49-51] No entanto, a literatura sinaliza que não há muita especificidade quanto a esses biomarcadores, uma vez que refletem o consumo de muitos outros alimentos, como as frutas e o amendoim. Alguns metabólitos circulantes foram identificados como potenciais biomarcadores do consumo de espinafre, alface e endívia, sendo eles: ácido 4-guanidino-butanoico, ácido ρ-cumárico e kaempferol-3-glicosídeo, respectivamente.[49-51]

METABÓLITOS DE CEREAIS

Até o momento, poucos compostos foram identificados como potenciais biomarcadores do consumo de cereais integrais ou refinados,[52] não existindo a indicação de um único biomarcador correlacionado. Porém, já foram descritos alguns biomarcadores como compostos fenólicos e seus metabólitos para cereais específicos como trigo, centeio e seus derivados, como ácido 3(3,5-di-hidroxi-fenil)-propanoico (dhppa).[53-56]

Alguns metabólitos relacionados com o consumo de arroz incluem: metionina sulfona, alfa-hidroxicaproato, linoleoil-linolenoil-glicerol, palmitoil-linolenoilglicerol, piridoxal, 2-hidroxi-hipurato, salicilato, gamaglutamil-glutamato, gamaglutamil-treonina, hipoxantina e di-hidrorotato. Entretanto, ainda não está estabelecido se tais metabólitos, isolados ou em combinações, seriam biomarcadores específicos do cereal.[57]

CONSIDERAÇÕES FINAIS

O objetivo final de um biomarcador dietético é quantificar a ingestão de um ou mais alimentos, bebidas e seus ingredientes, de maneira específica e acurada. Com as facilitações da metabolômica, nos últimos anos, uma variedade de potenciais biomarcadores do consumo de plantas baseados em fitoquímicos, seus metabólitos ou derivados microbianos, vem sendo descrita, com destaque principal, mas não limitado, aos compostos fenólicos e carotenoides. Muitos desses biomarcadores candidatos, entretanto, ainda carecem de reprodutibilidade e de validação externa para atestar sua utilidade prática na predição do consumo alimentar, especialmente em longo prazo, o que abre espaço a uma promissora área para futuras investigações.

No atual contexto, em que recomendações internacionais para adoção de dietas baseadas em alimentos de origem vegetal emergem como urgência em saúde pública e com impacto na saúde planetária, biomarcadores dietéticos baseados em fitoquímicos podem contribuir como extremamente úteis não apenas para atenuar erros de medição do consumo autorrelatado de frutas e vegetais, mas também para o monitoramento da adesão de indivíduos e populações a padrões alimentares saudáveis. Informações assim aprimoradas podem desempenhar um importante papel para um melhor entendimento do impacto e das interações dos componentes alimentares nos diversos processos e vias metabólicas e na elucidação das complexas relações entre a dieta e os desfechos de saúde-doença.

REFERÊNCIAS

1. Ramarathnam N, Osawa T, Ochi H, Kawakishi S. The contribution of plant food antioxidants to human health. Trends Food Sci Technol. 1995;6:75-82.
2. Škerget M et al. Phenols, proanthocyanidins, flavones and flavonols in some plant materials and their antioxidant activities. Food Chem. 2005;89:191-198.
3. Liu RH. Health benefits of fruit and vegetables are from additive and synergistic combinations of phytochemicals. Am J Clin Nutr. 2003;78:517S-520S.
4. Liu RH. Health benefits of phytochemicals in whole foods. In: Nutritional health. Humana Press; 2012. p.293-310.
5. Barabási A-L, Menichetti G, Loscalzo J. The unmapped chemical complexity of our diet. Nat Food. 2020;1:33-37.
6. Ángel MH, González EAP. Plantas que contienen polifenoles antioxidantes dentro del estilo de vida. Rev Cubana Invest Biomed. 1999;18:12-16.
7. Shahidi F, Naczk M. Food phenolics: sources, chemistry, effects, applications. Technomic. 1995.
8. Garzón GA. Las antocianinas como colorantes naturales y compuestos bioactivos: revisión. Acta Biol Colomb. 2008;13:27-36.
9. Fontana JD, Mendes SV, Persike DS, Peracetta LF, Passos M. Carotenoides. Biotecnologia, Ciência & Desenvolvimento. 2000;40-45.
10. Dragsted LO et al. Validation of biomarkers of food intake – critical assessment of candidate biomarkers. Genes Nutr. 2018;13:14.
11. Giudici KV, Rogero MM, Marchioni DML. Biomarcadores de consumo alimentar, de estado nutricional e de saúde/doença. In: Marchioni DML, Gorgulho BM, Steluti J (eds.). Consumo alimentar: guia para avaliação. Barueri: Manole; 2019.
12. Gao Q et al. A scheme for a flexible classification of dietary and health biomarkers. Genes Nutr. 2017;12:34.
13. Johansson-Persson A, Barri T, Ulmius M, Önning G, Dragsted LO. LC-QTOF/MS metabolomic profiles in human plasma after a 5-week high dietary fiber intake. Anal Bioanal Chem. 2013;405:4799-4809.
14. Llorach R et al. Metabolomics study of human urinary metabolome modifications after intake of almond (Prunus dulcis (Mill.) D.A. Webb) skin polyphenols. J Proteome Res. 2010;9:5859-5867.
15. Cornelis MC et al. Metabolomic response to coffee consumption: application to a three-stage clinical trial. J Intern Med. 2018;283:544-557.
16. Guasch-Ferré M, Bhupathiraju SN, Hu FB. Use of metabolomics in improving assessment of dietary intake. Clin Chem. 2018;64:82-98.
17. Singleton VL, Rossi JA. Colorimetry of total phenolics with phosphomolybdic-phosphotungstic acid reagents. Am J Enol Vitic. 1965;16.
18. Graham HD. Stabilization of the Prussian blue color in the determination of polyphenols. J Agric Food Chem. 1992;40:801-805.
19. Chanwitheesuk A, Teerawutgulrag A, Rakariyatham N. Screening of antioxidant activity and antioxidant compounds of some edible plants of Thailand. Food Chem. 2005;92:491-497.
20. Guertin KA et al. Metabolomics in nutritional epidemiology: identifying metabolites associated with diet and quantifying their potential to uncover diet-disease relations in populations. Am J Clin Nutr. 2014;100:208-217.
21. Heinzmann SS et al. Metabolic profiling strategy for discovery of nutritional biomarkers: proline betaine as a marker of citrus consumption. Am J Clin Nutr. 2010;92:436-443.
22. Lloyd AJ, Beckmann M, Favé G, Mathers JC, Draper J. Proline betaine and its biotransformation products in fasting urine samples are potential biomarkers of habitual citrus fruit consumption. Br J Nutr. 2011;106:812-824.

23. Vázquez-Manjarrez N et al. Biomarkers of intake for tropical fruits. Genes Nutr. 2020;15:11.
24. May DH et al. Metabolomic profiling of urine: response to a randomised, controlled feeding study of select fruits and vegetables, and application to an observational study. Br J Nutr. 2013;110:1760-1770.
25. Lloyd AJ et al. Data-driven strategy for the discovery of potential urinary biomarkers of habitual dietary exposure. Am J Clin Nutr. 2013;97:377-389.
26. Favé G et al. Development and validation of a standardized protocol to monitor human dietary exposure by metabolite fingerprinting of urine samples. Metabolomics. 2011;7:469-484.
27. Ito H et al. Polyphenol levels in human urine after intake of six different polyphenol-rich beverages. Br J Nutr. 2005;94:500-509.
28. Mennen LI et al. Urinary flavonoids and phenolic acids as biomarkers of intake for polyphenol-rich foods. Br J Nutr. 2006;96:191.
29. McNamara AE, Brennan L. Potential of food intake biomarkers in nutrition research. Proc Nutr Soc. 2020;79:487-497.
30. Garcia-Perez I et al. An analytical pipeline for quantitative characterization of dietary intake: application to assess grape intake. J Agric Food Chem. 2016;64:2423-2431.
31. Carkeet C, Clevidence BA, Novotny JA. Anthocyanin excretion by humans increases linearly with increasing strawberry dose. J Nutr. 2008;138:897-902.
32. Cuparencu CS et al. Identification of urinary biomarkers after consumption of sea buckthorn and strawberry, by untargeted LC–MS metabolomics: a meal study in adult men. Metabolomics. 2016;12:31.
33. Hollands W, Brett GM, Dainty JR, Teucher B, Kroon PA. Urinary excretion of strawberry anthocyanins is dose dependent for physiological oral doses of fresh fruit. Mol Nutr Food Res. 2008;52:1097-1105.
34. Cerdá B, Tomás-Barberán FA, Espín JC. Metabolism of antioxidant and chemopreventive ellagitannins from strawberries, raspberries, walnuts, and oak-aged wine in humans: identification of biomarkers and individual variability. J Agric Food Chem. 2005;53:227-235.
35. Cremin P, Kasim-Karakas S, Waterhouse Al. Lc/Es–Ms detection of hydroxycinnamates in human plasma and urine. J Agric Food Chem. 2001;49:1747-1750.
36. Food and Agriculture Organization of the United Nations. Banana market review — Preliminary results 2020 (2021). Disponível em: https://www.fao.org/markets-and-trade/publications/detail/en/c/1438440/. Acesso em: 12 jun. 2023.
37. Gouado I, Schweigert FJ, Ejeh RA, Tchouanguep MF, Camp JV. Systemic levels of carotenoids from mangoes and papaya consumed in three forms (juice, fresh and dry slice). Eur J Clin Nutr. 2007;61:1180-1188.
38. Irwig MS, El-Sohemy A, Baylin A, Rifai N, Campos H. Frequent intake of tropical fruits that are rich in β-cryptoxanthin is associated with higher plasma β-cryptoxanthin concentrations in Costa Rican adolescents. J Nutr. 2002;132:3161-3167.
39. Hendrickson S, Willett W, Rosner B, Eliassen A. Food predictors of plasma carotenoids. Nutrients. 2013;5:4051-4066.
40. Maiani G et al. Carotenoids: Actual knowledge on food sources, intakes, stability and bioavailability and their protective role in humans. Mol Nutr Food Res. 2009;53:S194-S218.
41. Kaore SN, Amane HS, Kaore NM. Citrulline: pharmacological perspectives and its role as an emerging biomarker in future. Fundam Clin Pharmacol. 2013;27:35-50.
42. Chen Z et al. Usual dietary consumption of soy foods and its correlation with the excretion rate of isoflavonoids in overnight urine samples among Chinese women in shanghai. Nutr Cancer. 1999;33:82-87.
43. Lampe JW et al. Urinary isoflavonoid and lignan excretion on a Western diet: relation to soy, vegetable, and fruit intake. Cancer Epidemiol Biomarkers Prev. 1999;8:699-707.

44. Maskarinec G, Singh S, Meng L, Franke AA. Dietary soy intake and urinary isoflavone excretion among women from a multiethnic population. Cancer Epidemiol Biomarkers Prev. 1998;7:613-9.
45. Tseng M et al. Food frequency questionnaires and overnight urines are valid indicators of daidzein and genistein intake in U.S. Women relative to multiple 24-h urine samples. Nutr Cancer. 2008;60:619-626.
46. Frankenfeld CL et al. Validation of a soy food frequency questionnaire with plasma concentrations of isoflavones in US adults. J Am Diet Assoc. 2002;102:1407-1413.
47. Perera T et al. Identification and monitoring of metabolite markers of dry bean consumption in parallel human and mouse studies. Mol Nutr Food Res. 2015;59:795-806.
48. Garcia-Aloy M et al. Discovery of intake biomarkers of lentils, chickpeas, and white beans by untargeted LC–MS metabolomics in serum and urine. Mol Nutr Food Res. 2020;64:1901137.
49. Chao P-Y et al. Study of chlorophyll-related compounds from dietary spinach in human blood. Not Bot Horti Agrobot Cluj-Napoca. 2018;46:309-316.
50. Serafini M et al. Effect of acute ingestion of fresh and stored lettuce (Lactuca sativa) on plasma total antioxidant capacity and antioxidant levels in human subjects. Br J Nutr. 2002;88:615-623.
51. DuPont MS, Day AJ, Bennett RN, Mellon FA, Kroon PA. Absorption of kaempferol from endive, a source of kaempferol-3-glucuronide, in humans. Eur J Clin Nutr. 2004;58:947-954.
52. Landberg R et al. Biomarkers of cereal food intake. Genes Nutr. 2019;14:28.
53. Coulomb M, Gombert A, Moazzami A. Metabolomics study of cereal grains reveals the discriminative metabolic markers associated with anatomical compartments. Ital J Food Sci. 2015;27:142-150.
54. Moazzami AA, Shrestha A, Morrison DA, Poutanen K, Mykkänen H. Metabolomics reveals differences in postprandial responses to breads and fasting metabolic characteristics associated with postprandial insulin demand in postmenopausal women. J Nutr. 2014;144:807-814.
55. Wierzbicka R, Zamaratskaia G, Kamal-Eldin A, Landberg R. Novel urinary alkylresorcinol metabolites as biomarkers of whole grain intake in free-living Swedish adults. Mol Nutr Food Res. 2017;61:1700015.
56. Wierzbicka R, Wu H, Franek M, Kamal-Eldin A, Landberg R. Determination of alkylresorcinols and their metabolites in biological samples by gas chromatography–mass spectrometry. J Chromatogr B Analyt Technol Biomed Life Sci. 2015;1000:120-129.
57. Li KJ, Borresen EC, Jenkins-Puccetti N, Luckasen G, Ryan EP. Navy bean and rice bran intake alters the plasma metabolome of children at risk for cardiovascular disease. Front Nutr. 2018;4.
58. Krogholm, K. S. et al. Free fruit at workplace intervention increases total fruit intake: a validation study using 24 h dietary recall and urinary flavonoid excretion. Eur J Clin Nutr. 2010;64:1222–1228.
59. Brantsæter, A. L. et al. Urine flavonoids and plasma carotenoids in the validation of fruit, vegetable and tea intake during pregnancy in the Norwegian Mother and Child Cohort Study (MoBa). Public Health Nutr. 2007;10:838-847.
60. Edwards, A. J. et al. Consumption of watermelon juice increases plasma concentrations of lycopene and β-carotene in humans. J Nutr. 2003;133:1043-1050.

15

Análise fitoquímica

Maria Valdeline Sousa Teixeira
Jennyfer Andrea Aldana-Mejía
Niege Araçari Jacometti Cardoso Furtado

INTRODUÇÃO

Fitoquímicos são substâncias de origem natural que não fazem parte dos nutrientes essenciais, mas exercem um papel importante na defesa das plantas, conferindo proteção contra patógenos microbianos, insetos, poluição e raios UV.[1] Apesar de as plantas produzirem essas substâncias, conhecidas também como metabólitos secundários, para se defender de predadores, muitos estudos apontam que tais substâncias causam efeitos benéficos à saúde humana, o que impulsionou diversos pesquisadores da indústria e acadêmicos a extrair esses princípios ativos para assim avaliar o possível potencial biológico.[2,3]

As plantas, as quais têm sido utilizadas pela humanidade há séculos, constituem uma fonte importante de princípios ativos que podem ser utilizados na terapêutica, isoladamente ou em misturas complexas contidas em extratos ou frações padronizadas.[4] Sua utilização vai desde a medicina tradicional e popular, a qual geralmente ocorre por meio da ingestão de chás ou aplicações tópicas *in natura*, até o uso em formulações, como as formas farmacêuticas que contêm nutracêuticos e que são conhecidas como suplementos alimentares. Além disso, fitoquímicos isolados de plantas podem ser utilizados como protótipos para o desenvolvimento de novos fármacos mais potentes e menos tóxicos.

Os processos de obtenção de fitoquímicos incluem várias etapas, partindo da seleção do material vegetal, passando pela extração e isolamento e finalizando com a avaliação das atividades biológicas. Vários métodos de extração estão disponíveis na literatura, entre os quais podem ser citados a maceração, decocção, extração assistida por ultrassom e micro-ondas. Além disso, algumas técnicas, modernas ou não, de separação e purificação têm sido bem-aceitas pela comunidade científica, como cromatografia líquida de alta eficiência ou em coluna e cromatografia em camada delgada preparativa.[5]

O sucesso de uma análise fitoquímica depende da adequada seleção de parâmetros, como solvente, técnica de extração e técnicas de isolamento e purificação, e, atualmente, com as exigências de agências reguladoras como a Anvisa, métodos de quantificação também são de grande importância.[5,6] Diante do exposto, este capítulo tem por objetivo fazer uma breve descrição dos fatores determinantes para a extração de fitoquímicos.

PREPARO DE AMOSTRA

Seleção do material vegetal

A busca por novos medicamentos, fármacos e nutracêuticos tem impulsionado tanto a comunidade científica quanto a indústria a procurar novos princípios ativos em fontes naturais; entretanto, a seleção do objeto de estudo não é uma tarefa fácil, principalmente em um país tão biodiverso quanto o Brasil. Para ajudar nessa escolha, várias abordagens são descritas na literatura com o intuito de otimizar esse processo, aumentando as chances de acerto na seleção do material vegetal. As principais técnicas de seleção do material vegetal estão descritas a seguir.

Abordagem randômica

Consiste em selecionar o material de estudo de acordo com as plantas encontradas em determinada região, ou seja, a seleção é feita de forma aleatória, sem nenhum critério ou estudo prévio, estando de acordo apenas com a disponibilidade do material vegetal. Esse não é um método muito usual, porém tem como vantagem o fácil acesso e a maior probabilidade de encontrar substâncias inéditas. Um caso de sucesso desse tipo de abordagem é o da descoberta do taxol, isolado das cascas de *Taxus brevifolia*, durante uma pesquisa realizada pelo Instituto Nacional do Câncer dos Estados Unidos.[7-10]

Abordagem filogenética ou quimiotaxonômica

A seleção filogenética é baseada na ocorrência da classe estrutural de metabólitos de interesse em determinada família ou gênero. Em comparação com a abordagem anterior, a quiomiotaxonômica apresenta maior probabilidade de sucesso por utilizar relatos prévios, sendo ainda utilizada como um indicador negativo, ajudando a excluir plantas tóxicas ou sem relatos de princípios ativos.[7,11] Como exemplo desse tipo de abordagem, pode ser mencionado o estudo realizado com plantas do gênero *Mikania*, popularmente conhecidas como guaco.

O guaco tem importância na indústria, tendo duas espécies, a *M. laevigata* e *M. glomerata*, reconhecidas na Farmacopeia Brasileira. Entre as classes estruturais presentes no guaco podem-se citar diterpenos, flavonoides, ácidos cafeoilquínicos e cumarina.[12,13]

Zoofarmacognosia

Fundamentada na observação de interações entre animais e plantas. Os animais procuram por instinto os vegetais como fontes medicamentosas para combater alguma enfermidade, como verminoses e cicatrização de feridas.[11] Por exemplo, animais feridos instintivamente esfregavam-se em árvores do gênero *Copaifera*, buscando cicatrizar as feridas. Muitos anos depois, o potencial cicatrizante dessa árvore foi comprovado cientificamente.[14] A ideia de estudar os efeitos digestivos das folhas de *Ficus exasperata* surgiu a partir da observação do comportamento de chimpanzés, que deglutiam as folhas para aliviar dores abdominais causadas por parasitas intestinais.[15]

Etnofarmacológica

Essa é a abordagem mais utilizada e, sem dúvida, a que fornece maior êxito, sendo apontada como a que mais evoluiu e contribuiu para a descoberta de substâncias bioativas. Consiste na seleção baseada em relatos terapêuticos feitos por um determinado grupo étnico, levando em consideração o uso tradicional da planta para determinada enfermidade.[11,16] A abordagem etnofarmacológica contribui tanto para o isolamento de substâncias quanto para a obtenção de extratos bioativos padronizados e, de certa forma, ocorre em conjunto com a zoofarmacognosia, pois a medicina tradicional e a popular nasceram a partir das observações comportamentais dos animais.[17]

Atualmente, com o avanço da tecnologia, é comum selecionar ou excluir vegetais de pesquisas científicas a partir de banco de dados, que tornam disponíveis diversas informações sobre aplicações e composição química. As bases de dados podem ser utilizadas como um complemento das abordagens citadas na busca por materiais ativos que possuem estudos prévios de substâncias bioativas e atividades biológicas. O objetivo desses programas é encontrar um material que já possua resultados promissores que necessitam de mais investigações e dispensar aqueles que já foram bastante explorados, focando sempre os materiais que não tiveram princípios ativos isolados ou que precisam de mais ensaios.[18]

Coleta e identificação

Aspectos éticos e legislação

Antes da etapa de coleta, o pesquisador deve dar atenção aos aspectos legais que envolvem uma pesquisa fitoquímica e estar de acordo com a Lei da Biodiversidade (n. 13.123/2015), que regula tanto o acesso ao patrimônio genético e conhecimento tradicional associado, quanto a exploração de produtos que podem ser oriundos desse acesso. O objetivo geral dessa lei é promover o uso sustentável da biodiversidade brasileira e regularizar as atividades relacionadas. Para a área de pesquisa e desenvolvimento tecnológico, um cadastro de todo o material vegetal utilizado, bem como a finalidade da pesquisa, deve ser registrado no Sistema Nacional de Gestão do Patrimônio Genético e do Conhecimento Tradicional Associado (SisGen). Todos os detalhes da Lei da Biodiversidade podem ser conferidos na íntegra em: https://www.planalto.gov.br/ccivil_03/_ato2015-2018/2015/lei/l13123.htm.[19]

Coleta do material vegetal

A coleta geralmente é realizada pelo pesquisador em conjunto com um conhecedor da região e do material botânico que o indica baseado no conhecimento popular de nome, uso terapêutico, via e dose de administração, contraindicações e efeitos adversos. Todas essas informações são importantes e devem ser registradas em duas fichas, a *Ficha de dados etnobotânicos* (inclui dados morfológicos – tamanho, forma das folhas, tipos de flores e frutos – e organolépticos – cor, odor e textura) e a *Ficha de dados botânicos* (nome popular, família, nome científico, partes coletadas, local de coleta, coletor e data). Aliado a esses registros, a planta deve ser fotografada e então coletada.

Em um estudo fitoquímico, a quantidade necessária de material botânico deve ser estipulada pelo pesquisador e estar de acordo com o objetivo do trabalho. Muitas vezes, só existe uma oportunidade de coleta, portanto a quantidade deve ser bem estimada para que a pesquisa seja concluída. Além do material que será submetido aos procedimentos experimentais, recomenda-se a coleta de três a cinco amostras para posterior identificação.[20,21]

Identificação botânica

Amostras contendo o máximo de estruturas vegetativas (raiz, rizoma, bulbo ou tubérculo, caule e folhas) e estruturas reprodutivas (flores, frutos, sementes ou esporos) devem ser separadas e enviadas a um herbário para identificação. As plantas coletadas são então armazenadas entre folhas de papel, geralmente utiliza-se jornal, prensadas em treliças de madeira e levadas até o herbário, onde serão desidratadas em estufa a 70°C. Após a desidratação, um botânico irá fazer a identificação da espécie e o depósito da exsicata receberá um registro denominado *voucher*. A todo esse processo dá-se o nome de herborização.[22]

Maiores informações sobre a coleta e a herborização de plantas estão disponíveis no site da Empresa Brasileira de Pesquisa Agropecuária (Embrapa), que pode ser conferido em https://www.infoteca.cnptia.embrapa.br/handle/doc/315636.

Preparo do material botânico

A parcela do material vegetal que será submetida aos procedimentos experimentais deve ter suas estruturas acondicionadas separadamente, ou seja, cascas, folhas, talos, caules e flores devem ser mantidos em recipientes diferentes, mesmo que pertençam à mesma fonte botânica. O material então deve ser limpo, lavado e, se necessário, descascado para posterior secagem.[23]

Cerca de 60 a 80% do material vegetal é composto por água e, para evitar crescimento microbiano ou degradação dos metabólitos secundários, esse conteúdo deve ser diminuído até cerca de 8 a 12%. A etapa de secagem deve ser feita corretamente para evitar degradação dos constituintes de interesse e preservar algumas características como cor, aroma e sabor. O tempo de secagem, a temperatura e o fluxo de ar variam de acordo com a parte da planta a ser seca e com o tipo de substância presente no material vegetal e pode ser realizado de forma natural ou artificial.

Secagem natural

É a forma mais antiga de secagem, que consiste em dispor o material vegetal em bandejas para secar à temperatura ambiente e, se possível, à sombra, para evitar que o sol degrade os metabólitos de interesse. Apesar da simplicidade, esse método demanda grandes locais, tempo e não é recomendado em regiões com umidade muito alta e com riscos de chuva.[1]

Secagem artificial

Para contornar o problema de tempo que pode durar dias ou até mesmo semanas, a depender da situação climática da região, a secagem natural pode ser substituída pela secagem artificial. Atualmente, vários métodos de secagem artificial estão disponíveis, entre os quais podemos citar:[1,24,25]

- Uso de secadoras: esse método pode ser realizado com ou sem aquecimento. O material é colocado em bandejas, as quais são inseridas na secadora, e a secagem pode se dar com a circulação de ar frio ou de ar aquecido por alguma fonte de calor.

- Liofilização (*freeze dryer*): apropriado para materiais termoestáveis, pois a secagem é feita por congelamento ou criodesidratação. O material é seco por sublimação e consegue manter as propriedades físico-químicas ou biológicas.
- Secagem em micro-ondas: o material é envolvido em papel absorvente e seco por um curto período de tempo em micro-ondas (500 a 700 W). Recomenda-se fazer três ciclos de poucos segundos com intervalos de no mínimo 20 segundos.
- Ultrassom: aplica-se a energia de ultrassom em baixa frequência (20 a 100 kHz) e alta intensidade (10 a 1.000 W/cm) ao material para induzir a formação de microporos na sua superfície, estimulando a remoção da água.

Com a secagem completa, as amostras são submetidas ao processo de pulverização, realizado com o auxílio de um moinho. A seleção do tipo de moinho deve ser feita com base nas características mecânicas do material vegetal. A cominuição é muito importante, pois facilitará a penetração do solvente extrator nas organelas vegetais; mas como nesse tipo de processo há geração de calor, deve-se ter cautela para minimizar as perdas de princípios ativos por degradação térmica. Após a moagem, o material vegetal pode ser armazenado por longos períodos, desde que em condições adequadas, sem ocasionar danos à qualidade da amostra, e o processo de extração de fitoquímicos pode ser iniciado.[23]

PROCESSO DE EXTRAÇÃO

A extração de fitoquímicos tem por objetivo a retirada do princípio ativo por meio do emprego de um solvente, resultando em um extrato concentrado. Esse processo é baseado na diferença de solubilidade relativa das substâncias de interesse e pode ser feito em duas etapas: a extração por um solvente seguida pela eliminação deste.[26]

Os passos seguidos na extração devem estar de acordo com a natureza da amostra para que durante a execução nada seja perdido; além disso, alguns fatores, como parte da planta (folhas, flores, caule), solvente e técnica de extração, devem ser considerados. Alguns autores reforçam ainda que os vegetais selecionados a partir de relatos etnofarmacológicos devem ser submetidos a processos de extração, tendo como base as recomendações populares de preparo para garantir a extração do princípio ativo.[5,27,28]

Seleção do solvente

Por definição, solventes são um grupo estruturalmente diverso capaz de diluir ou solubilizar substâncias, cuja habilidade depende da estrutura molecular e das propriedades físicas, tanto do solvente quanto da substância a ser solubilizada. Em resumo, semelhante dissolve semelhante. Os solventes podem ser categorizados de algumas formas; entretanto, em uma análise fitoquímica, é comum classificá-los e selecioná-los de acordo com a polaridade.[26]

Solventes polares, como água e álcoois, possuem hidrogênios ligados a átomos eletronegativos (-OH), são polarizáveis e doadores de H^+ e, ao entrar em contato com um metabólito de polaridade semelhante, são capazes de formar ligações de hidrogênio, solubilizando-o. Portanto, são adequados para a extração de substâncias polares como heterosídeos flavonoides e antocianinas.[26]

Solventes polares que não possuem grupos com diferentes eletronegatividades (solventes apróticos dipolares) não são doadores de H^+, mas têm alta permissividade e doam pares de elétrons, por isso conseguem solvatar cátions. Estão incluídas nessa categoria a acetona e a acetonitrila. São úteis em misturas com água e álcoois na extração de compostos fenólicos como taninos.[25,29]

Apesar de a polaridade ter influência na escolha do solvente, ela por si só não o classifica como ótimo para a extração, já que outras propriedades devem ser observadas e consideradas, como:[2,25]

- Baixa toxicidade: tanto para o operador quanto para a amostra, principalmente se a total remoção do solvente não for possível.
- Fácil evaporação: o solvente deve ser removido de forma rápida e preferencialmente em temperaturas mais baixas.
- Rápida absorção na matriz: o solvente deve penetrar na matriz com certa rapidez para uma extração efetiva dos fitoquímicos de interesse.
- Inatividade: para evitar reações de complexação ou degradação dos metabólitos de interesse.

Cabe ressaltar que misturas de solventes também podem e são utilizadas como líquido extrator, sendo a mistura hidroalcoólica etanol:água (7:3, v/v) uma das mais utilizadas para extração de grande variedade de fitoquímicos.

No Quadro 1 estão apresentados alguns solventes utilizados para obtenção de fitoquímicos.[1,2,25,30,31]

Técnicas de extração

A literatura disponibiliza várias técnicas de extração de produtos naturais, que vão desde as mais clássicas, como maceração, percolação e extração por Soxhlet, até as mais modernas, que, apesar de demandarem equipamentos mais sofisticados, têm como vantagem a economia de tempo, dinheiro e diminuição

QUADRO 1 Solventes utilizados em processos de extração para obtenção de fitoquímicos

Solvente	Polaridade	Toxicidade	Exemplos de fitoquímicos
Éter	Apolar	Tóxico	Terpenos, alcaloides
Clorofórmio	Intermediária	Tóxico	Terpenos, alcaloides
Diclorometano	Intermediária	Tóxico	Terpenos, cumarinas, alcaloides
Acetona	Intermediária	Toxicidade moderada	Taninos
Acetato de etila	Intermediária	Toxicidade moderada	Flavonoides, taninos, alcaloides, sapogeninas
Metanol	Polar	Tóxico	Taninos, terpenos, saponinas, flavonoides
Etanol	Polar	Não tóxico	Flavonoides, taninos, alcaloides, saponinas
Água	Polar	Não tóxico	Saponinas, taninos, antocianinas, alcaloides*

* Em pH ácido.
Fonte: elaboração dos autores.

de resíduos. Entre os métodos mais modernos estão a extração por ultrassom e por micro-ondas.[32] Algumas dessas técnicas estão descritas a seguir.

Soxhlet

A extração por Soxhlet é um dos métodos mais tradicionais de extração. Criado em 1897 por Franz Soxhlet, foi utilizado pela primeira vez para a extração de lipídios em amostras de leite e desde então tem sido uma ferramenta importante para a obtenção de compostos bioativos, incluindo extração de lipídios em amostras de alimentos.[33] O aparelho Soxhlet é simples e constituído de um balão de fundo redondo, uma câmara de extração acoplada a um tubo sifão e um condensador.

A amostra seca e moída é colocada em um saco poroso e armazenada dentro da câmara de extração que fica suspensa entre o balão com solvente (abaixo) e o condensador (acima). O solvente é então aquecido e evapora, passando pelo condensador, onde é convertido a líquido e goteja na amostra. Então, o solvente líquido junto com a amostra atinge o topo do sifão e transborda de volta para o balão. Esse ciclo é repetido por várias vezes até a completa extração dos metabólitos.[5,33]

A extração por Soxhlet é adequada para separar aqueles materiais parcialmente solúveis no solvente selecionado com impurezas insolúveis, mas as substâncias de interesse precisam ser termoestáveis.

Maceração, infusão e decocção

Esses três métodos de extração possuem o mesmo princípio, que consiste em submergir o material vegetal pulverizado em um solvente adequado. As formas como esses processos são realizados é que são diferentes.[27]

Na maceração o material é colocado em um recipiente limpo e o solvente adicionado até que o conteúdo esteja completamente submerso. Em seguida, o recipiente é lacrado e mantido em repouso. Como não há renovação do solvente, após o estabelecimento do equilíbrio difusional entre o solvente extrator e o interior das células vegetais, a extração pode ser interrompida. Nesse processo, sem renovação de solvente, a extração não acontece de modo completo. Assim, para aumentar a capacidade extrativa do processo podem-se realizar substituições do líquido extrator de modo a propiciar o esgotamento da matéria-prima vegetal.

A infusão é o processo mais comum utilizado no preparo de chás. A água é o líquido extrator e é aquecida até sua ebulição. Posteriormente, é vertida em um recipiente onde o material vegetal está acondicionado e esse recipiente permanece fechado em repouso. Geralmente a infusão é utilizada quando existe a necessidade de um extrato fresco, e é comum o uso de misturas de solventes em diferentes proporções.[34]

Na decocção o material vegetal é fervido por 15 minutos em água pura ou em misturas definidas para formar o decocto. Após o aquecimento, a amostra é esfriada à temperatura ambiente e filtrada. Durante a filtração pode-se acrescentar água fria para produzir o volume necessário de extrato. Esse método de extração é bem estabelecido para materiais mais duros, como cascas e raízes, e só pode ser utilizado quando os fitoquímicos de interesse são termoestáveis.[35]

Extração por ultrassom

O uso dessa técnica tem crescido na área de alimentos por apresentar algumas vantagens, como redução do tempo de extração e aumento no rendimento sem prejudicar o valor nutricional. Na literatura consta que o uso de frequências entre 20 e 100 kHz, com potência variando de 100 a 800 W, propicia bons rendimentos. A extração de substâncias de interesse por esse método se dá por meio do fenômeno de cavitação, que consiste na formação de bolhas de gás causadas pelas passagens de ondas ultrassônicas pelo líquido e a posterior ruptura. Esse processo faz com que as paredes celulares da matriz sejam rompidas e o solvente extrator seja difundido com mais facilidade.[36,37]

Para realizar extração por ultrassom, o material vegetal deve estar imerso no solvente extrator a fim de ser levado ao banho ultrassônico por um curto período de tempo. Esse método é adequado para a extração de compostos fenólicos, principalmente em alimentos e plantas medicinais. Entretanto, quando é requerida uma elevada quantidade de extrato, o custo-benefício da aplicação da técnica pode não ser favorável. Outra consideração a ser feita é que algumas substâncias podem não permanecer estáveis quando submetidas a esse processo.[5]

Extração assistida por micro-ondas

Por definição, micro-ondas são ondas eletromagnéticas que não se ionizam localizadas entre as frequências eletromagnéticas de 300 MHz a 300 GHz e comprimento de onda entre 1 cm e 1 m. Essa técnica de extração vem sendo utilizada para obtenção de substâncias polares, como flavonoides e outros compostos fenólicos.[1,27,38]

As micro-ondas causam a vibração de moléculas com dipolo magnético, originando agitação e aquecimento. Dessa forma, as ligações de hidrogênio são rompidas e há um aumento na migração dos íons dissolvidos, facilitando a penetração do solvente na matriz.[38]

Essa técnica oferece vantagens em comparação com outras que empregam aumento de temperatura, pois por meio desse processo é possível regular a potência de forma a evitar temperaturas muito elevadas que podem ocasionar a degradação de substâncias termolábeis.[5]

ANÁLISE QUALITATIVA DE METABÓLITOS SECUNDÁRIOS

Diferentes técnicas analíticas têm sido desenvolvidas para o isolamento, identificação e quantificação de produtos naturais. Uma das abordagens clássicas na caracterização qualitativa é a realização de uma marcha analítica, na qual são identificados grupos de metabólitos secundários por reações colorimétricas ou de precipitação.[39]

Esses testes fitoquímicos convencionais são uma boa escolha para triagem, considerando sua rapidez, praticidade e acessibilidade, no entanto, podem ser inespecíficos e estão sujeitos à interpretação do avaliador.[39,40] Protocolos para preparação de reagentes, procedimentos e interpretação dos resultados têm sido descritos na literatura científica, e, no caso de plantas medicinais, monografias completas para a análise têm sido incluídas na Farmacopeia Brasileira.[41] No Quadro 2 são apresentadas algumas das principais reações usadas para a identificação de grupos de metabólitos secundários.

Atualmente a cromatografia tem se tornado de grande importância na caracterização de amostras complexas, como é o caso de matéria-prima, extratos

QUADRO 2 Principais testes qualitativos para a análise de metabólitos secundários

Grupo de metabólitos secundários	Teste	Referência
Alcaloides	Bertrand, Dragendorff, Mayer, Wagner, Hager	39,42
Antraquinonas	Bornträger, teste de hidróxido de amônio	39,40
Cumarinas	Hidróxido de sódio	40
Diterpenos	Acetato de cobre	40
Esteroides	Liebermann-Burchard, Lifschutz, Zimmermann	39,42
Flavonoides	Shinoda, cloreto férrico, reagente alcalino, acetato de chumbo	4,39,42
Heterosídeos cardioativos	Liebermann-Burchard (núcleo esteroide), Baljet e Kedde (anel lactônico pentacíclico), Keller-Kiliani (desoxiaçúcares)	39
Saponinas	Formação de espuma	4,39,40
Taninos e fenólicos	Precipitação com gelatina, cloreto férrico, Stiasny, acetato de chumbo	39,42
Triterpenos	Salkowski	4,40

ou princípios ativos de origem vegetal usados na indústria de medicamentos e alimentos.[39,40] Considerando a evolução desses métodos, tanto para a caracterização qualitativa como quantitativa, as técnicas cromatográficas serão descritas na seção de análise quantitativa.

ANÁLISE QUANTITATIVA DE METABÓLITOS SECUNDÁRIOS

A cromatografia é um dos métodos instrumentais de análise com maior popularidade em virtude da sua grande capacidade para separar, identificar e quantificar diversas substâncias químicas.[43] A cromatografia está fundamentada na separação físico-química dos componentes de uma mistura por meio da distribuição destes entre duas fases que estão em contato, sendo estas: a fase fixa ou estacionária e a fase móvel, que passa através da fase fixa.[43] Durante uma análise cromatográfica, os solutos que têm interações mais fortes com a fase estacionária tenderão a se mover mais lentamente do que outros que têm pouca ou nenhuma interação.[43,44]

Classificações da cromatografia têm sido descritas, de acordo com a técnica (planar, coluna), fase móvel (líquido, gás, fluido supercrítico), fase estacionária (líquido, sólido, fase ligada) ou mecanismo de separação (adsorção, partição, troca iônica, quiralidade, bioafinidade ou exclusão).[43] Atualmente, diversos tipos cromatográficos têm sido implementados na análise e quantificação de metabólitos secundários presentes em formulações farmacêuticas, de medicamentos e alimentos. Algumas das técnicas comumente utilizadas serão descritas a seguir.

Cromatografia em camada delgada comparativa (CCDC)

É uma das primeiras e mais citadas técnicas para a análise de substâncias de baixo peso molecular.[45,46] Na CCDC, uma superfície plana (vidro, plástico rígido, alumínio) é usada como suporte de uma camada fina de fase estacionária ou adsorvente, na qual é aplicada a amostra, que será submetida à separação.[2] A fase estacionária pode estar composta por adsorventes inorgânicos como sílica e alumina, ou por materiais orgânicos como celulose e poliamidas, que são aderidas ao suporte pela incorporação de materiais como carbonato de cálcio ou amido.[2,45]

A fase móvel pode estar constituída por um solvente ou uma mistura de solventes, escolhidos de acordo com a natureza da amostra e do adsorvente usado.[2] A amostra é aplicada no extremo da placa e inserida em uma câmara fechada que contém a fase móvel. O solvente migra para cima da placa e, à medida que ascende através da camada fina, possibilita a separação dos componentes da matriz.[2]

A separação da mistura de compostos aparece como pontos na placa, que podem ser detectados por meio de diferentes técnicas, de acordo com a natureza das substâncias. Metabólitos coloridos podem ser vistos diretamente na placa, enquanto para a detecção de outros compostos podem ser usadas técnicas como observação no UV, para o caso de fases estacionárias com indicadores de fluorescência ou pulverização de reagentes apropriados que produzam áreas coloridas na região que os metabólitos ocupam.[2]

No caso da CCDC, a separação dos compostos tem como princípio a partição ou adsorção, dada pela diferença de solubilidade dos analitos nas fases estacionária e móvel.[46,47] A polaridade ou força da fase móvel determina o fator de retenção (R_f) dos solutos, ou a razão entre a distância percorrida pela substância e pelo solvente.[2,48] A determinação do R_f de um metabólito em uma determinada amostra e a sua comparação com R_f de padrões é de grande importância na análise qualitativa. O uso de reveladores também é importante na análise qualitativa, porém, por ser um método destrutivo para a amostra, só é aplicável para a separação e identificação dos analitos.[49]

Análises quantitativas também podem ser realizadas mediante essa técnica por meio da retirada da área com a substância de interesse da placa para a posterior quantificação. Por esse método é necessária a aplicação de concentrações conhecidas da amostra na placa e a separação da fase estacionária do analito para a quantificação.[49] No entanto, a quantificação diretamente na placa de CCDC também é possível por meio de densitometria. De acordo com a concentração da amostra ou padrão, na placa de CCDC são vistas manchas com áreas e intensidades diferentes, as quais são medidas por densidade óptica; como resultado da análise são obtidas imagens digitalizadas que podem ser analisadas manual ou digitalmente.[49,50] Medidas de fluorescência e de radioatividade também têm sido utilizadas na quantificação direta.[49] Os sistemas mais modernos empregam a utilização de softwares capazes de realizar leitura de videodensitometria da área de cada mancha, realizando análises de regressão por software para estimar a concentração de cada analito.[51] Atualmente, a CCDC também tem sido combinada com técnicas de detecção como a espectrometria de massas, que permite realizar quantificação das substâncias dentro de uma amostra.[47,52]

Cromatografia em fase gasosa (CG)

Considerando a sua alta resolução e sensibilidade, a cromatografia em fase gasosa tem sido uma das técnicas mais utilizadas para garantir a autenticidade de alimentos e medicamentos.[53] Nesse sistema cromatográfico, gases ou substâncias volatilizáveis são separados de acordo com a sua distribuição entre uma fase móvel composta por um gás inerte (hélio) e uma fase estacionária imiscível sólida (CGS) ou líquida (CGL) fixa dentro de uma coluna.[46,53,54]

Essa técnica é aplicável para mistura de substâncias voláteis ou volatilizáveis por meio de reações químicas de derivatização.[55] O mecanismo principal da separação é a partição/adsorção dos compostos entre a fase móvel e estacionária, a depender da afinidade relativa entre ambas.[55] Porém outros mecanismos de separação podem ser utilizados, como quiralidade, mesomeria e formação de complexos.[53]

O equipamento é composto por um sistema de injeção para introduzir e volatilizar a amostra (automático ou manual), um forno onde é colocada a coluna cromatográfica, um detector que fornece um sinal para cada um dos compostos previamente separados na coluna (diferentes tipos) e um software para controlar a operação.[53,54] A eluição cromatográfica é realizada em alta temperatura, portanto os analitos devem ser estáveis nas temperaturas no injetor e/ou na coluna durante o processo de análise.[55] Como resultado da análise do detector, é possível obter um cromatograma, ou registro gráfico da resposta do software à concentração de cada analito em função do tempo de eluição; essas respostas são vistas como bandas comumente chamadas de picos, que representam o analito detectado.

O tempo de eluição de cada substância é denominado tempo de retenção (t_R). Esse fator é dependente da distribuição de espécies químicas na fase gasosa.

Substâncias com maior afinidade pela fase estacionária tardarão em eluir, enquanto aquelas com maior afinidade com a fase móvel eluirão mais rapidamente. Caso a distribuição das espécies seja parcial em ambas as fases, elas migrarão a uma taxa intermediária.[46,53]

Diversos detectores podem ser acoplados ao cromatógrafo a gás, sendo os mais comuns o detector por ionização de chama (DIC) e o detector de condutibilidade térmica (DCT), por serem sensíveis a uma gama de constituintes presentes em diferentes concentrações.[53,55] Porém, outros detectores mais seletivos também são usados em alguns casos, incluindo o detector por captura de elétrons (DCE), detectores de fotoionização (DFI), detector de ionização de descarga pulsada, entre outros.[53] Atualmente, um dos detectores mais usados pela sua seletividade e sensibilidade para a quantificação de diversas classes de metabólitos é o detector de massas (EM, espectrometria de massas).[47,55]

Entre as vantagens da cromatografia em fase gasosa estão a alta eficiência de separação, tempo de análise rápido, operação simples e consumo mínimo de amostras.[56] Entretanto, é um método de análise destrutivo, portanto a amostra não pode ser recuperada.

A realização de análises quantitativas por CG é possível por meio da integração das bandas ou picos cromatográficos. Dessa forma, as intensidades do sinal emitido pelo detector são transformadas em medidas diretamente relacionadas com a concentração dos analitos na amostra.[54] Os sinais podem ser integrados de forma manual (medir altura do pico, calcular área do pico, pesagem do papel delimitado por cada pico) ou eletrônica, por meio de softwares que permitem obter dados como tempos de retenção, áreas e alturas dos picos.[54]

Com relação à quantificação de analitos por CG, os métodos a serem utilizados podem empregar normalização, calibração externa e calibração interna. A normalização compara a área de cada analito com a porcentagem de composição da mistura.[54] A calibração externa utiliza a área da substância a ser quantificada em comparação com a área dessa mesma substância em soluções de concentrações definidas.[54,55,57] Na calibração interna, uma quantidade fixa de uma substância denominada padrão interno (PI) é adicionada à amostra padrão em uma concentração fixa; e uma curva de calibração é construída, considerando a razão entre a área do pico de cada soluto e a área de pico de padrão interno.[54,57,58] Essa calibração é a base para o cálculo da concentração em amostras com quantidades desconhecidas dos analitos, onde o PI é adicionado na mesma concentração usada para a curva de calibração.[57,58]

A amostragem, a preparação de amostra e a análise cromatográfica devem garantir exatidão e precisão, de tal forma que possam ser realizadas correlações entre a extensão do sinal do detector (geralmente expressa em área do pico) e a concentração do analito ou massa do analito, em comparação com as substâncias de referência ou padrões.

Cromatografia líquida de alta eficiência (CLAE)

Também conhecida como cromatografia líquida de alta pressão, é uma das técnicas mais utilizadas na separação de componentes de uma mistura (extratos), identificação e quantificação de constituintes separados. Também permite a obtenção de perfis químicos de misturas de origem natural, de uso nas indústrias farmacêuticas e de alimentos.[6,46] Na CLAE, o processo de separação envolve a interação dos analitos com duas fases imiscíveis, a fase móvel, na qual é dissolvida a amostra, e a fase estacionária, contida dentro de uma coluna cromatográfica.[44,46] A passagem da fase móvel através da fase estacionária é auxiliada pelo uso de pressão no sistema (50 a 400 bar), que permite a redução dos tempos de análise e um melhor desempenho cromatográfico.[6,44]

O sistema CLAE é constituído por um sistema de fornecimento de solvente (recipiente de solvente e desgaseificador), sistema de bombeamento (bomba de alta pressão para eluição isocrática ou constante, ou bombas para realização de gradiente ou composição do solvente alterada), injetor de amostra (manual ou automático), sistema de separação (coluna cromatográfica, geralmente de aço inoxidável, recheada com a fase estacionária), um detector para monitorar a separação (de diferentes tipos) e um software para controlar a operação e o processamento de dados.[6,58,59] Para aumentar a resolução, velocidade e sensibilidade da técnica, foram desenvolvidas colunas com menores tamanhos de partículas que permitem elevar ainda mais a pressão do sistema (até 1.000 bar). Essa modalidade é conhecida como cromatografia líquida de ultraeficiência (CLUE).[44]

As fases estacionárias que compõem as colunas de separação utilizadas em sistemas de cromatografia líquida foram desenvolvidas com diferentes materiais, incluindo vidro, sílica fundida, entre outros. A escolha de qual coluna usar em uma análise depende da natureza, estrutura química e peso molecular dos analitos a serem analisados. As interações ou princípios cromatográficos dessa técnica podem ser diversos, incluindo adsorção, partição, troca iônica, exclusão e afinidade.[6,46,60]

Diferentes tipos de detectores podem ser acoplados ao sistema CLAE ou CLUE, que por sua vez são selecionados de acordo com a natureza das amostras. Entre os primeiros detectores a serem utilizados encontra-se o ultravioleta (UV), um dos mais populares para compostos que possuem grupos cromóforos.[59] Uma das suas limitações é ser um detector que só pode ser ajustado a comprimentos de onda de absorção única, e para sanar esse problema foi criado o detector de arranjo de diodos (DAD), que possui o mesmo princípio do UV, mas é capaz de medir simultaneamente comprimentos de onda variáveis (detecção multicanal), em uma faixa entre 195 e 600 nm.[47,58,59] Uma das desvantagens dos detectores UV-Vis é a sua baixa especificidade.[58]

Outro dos detectores mais frequentemente utilizados é o de fluorescência, por ser bastante seletivo e sensível com tempos de análise curtos, e pode ser utilizado para detectar compostos com grupos funcionais específicos que emitem radiação diante da excitação por energia.[47,59] Atualmente, um detector que vem se destacando é o espectrômetro de massas (EM), no qual são produzidos íons que são separados de acordo com sua relação massa/carga (*m/z*).[59]

O sistema CLAE-EM tem se tornado uma ferramenta de grande uso para análise de substâncias comumente encontradas em amostras complexas de origem alimentar, farmacêutica e biológica, pois possui a alta capacidade de separação da CLAE e a especificidade molecular e sensibilidade de detecção do EM.[59] Na CLAE também é possível a obtenção de um cromatograma, onde a resposta do detector à concentração de analito no efluente é representada por picos cromatográficos *versus* o tempo da análise; esse cromatograma é de grande interesse para a obtenção de informações qualitativas e quantitativas.[61]

De modo geral, a CLAE é uma técnica usada para a análise de compostos não voláteis, de baixa a alta massa molecular.[46] Além de ser versátil, possui alta sensibilidade, resolução e rapidez de análise com preparos de amostra simples, sendo desnecessárias extrações complexas ou derivatizações.[47,62] A detecção no caso dos detectores de UV e DAD não destrói a amostra, permitindo a coleta de frações para posterior análise.[59] Outra vantagem está na quantidade de amostras injetadas: a CLAE possibilita a análise e detecção de analitos na escala de picogramas a nanogramas (escala analítica), de microgramas a miligramas (escala semipreparativa) ou de vários gramas (escala preparativa).[59]

No entanto, alguns pontos devem ser considerados na hora de escolher a CLAE para análise de amostras. Sua separação e detecção utilizam temperatura ambiente ou ligeiramente acima, portanto a estabilidade térmica das substâncias deve ser considerada se comparada a outras técnicas cromatográficas; também, os custos de análise podem ser elevados a depender do tipo de detector e sistema de solventes utilizados.[59,63]

Na quantificação por CLAE, a área ou altura do pico são considerados por serem respostas proporcionais à concentração ou à quantidade dos componentes na amostra; a área é mais comumente usada, pois fornece uma medição quantitativa mais precisa.[64] Uma vez estabelecido um método de análise, podem ser usadas várias abordagens, que incluem calibração externa, calibração de normalização interna, calibração com correspondência de matriz, calibração de adição padrão e calibração de sinal para relação.[65] O uso de padrão externo e interno, ambos realizados por meio de uma curva de calibração, são os métodos mais comuns e seguem os princípios explicados anteriormente.

Eletroforese capilar (EC)

Esta é considerada uma das técnicas mais versáteis para a análise e quantificação de substâncias de diversas matrizes.[56] A EC tem como princípio a migração de íons ou espécies ionizáveis em um campo elétrico, dentro de uma coluna capilar estreita.[66,67] Essa diferença entre as mobilidades dos analitos carregados permite a separação cromatográfica, em um meio composto por eletrólitos que podem ser aquosos ou orgânicos.[68,69]

O equipamento de EC é composto por um capilar estreito (20 a 200 μm de diâmetro interno; 25 a 100 cm de comprimento), colocado entre dois frascos geralmente preenchidos com um tampão ou solução eletrolítica, na qual vai ser realizada a separação cromatográfica.[69,70] Durante a injeção, o tampão de entrada é substituído por um frasco contendo a amostra onde um pequeno volume (nanolitros) é introduzido no capilar por pressão, vácuo, ou aplicando uma diferença de voltagem (eletromigração). Após a injeção, o frasco contendo a amostra é trocado pelo frasco com o tampão de separação, e um campo elétrico é aplicado através do líquido por meio de uma fonte de alta tensão (0 a 30 kV). Vale ressaltar que o capilar pode estar acoplado a um detector.[69,70]

No momento que a tensão é aplicada, a amostra começa a migrar através do capilar em diferentes taxas e direções, de acordo com seu tamanho e o sinal de sua carga. Se a amostra for colocada na extremidade anódica do capilar, os cátions carregados positivamente migrarão para o eletrodo carregado negativamente (cátodo), e os ânions carregados negativamente migrarão para o eletrodo carregado positivamente (ânodo), enquanto as partículas neutras permanecem inalteradas. As taxas de migração são dependentes da razão carga-tamanho, ou seja, íons menores migrarão mais rápido do que íons maiores com a mesma carga; se dois íons de tamanhos semelhantes estiverem presentes, o íon com maior carga se moverá mais rápido. Já no caso de íons de cargas semelhantes, íons de menor tamanho têm taxas de migração mais rápidas.[70,71]

A EC é recomendada para a análise de cargas de peso molecular médio a baixo e traz diversas vantagens, como detecção e quantificação com alta resolução e eficiência, baixo custo, análises curtas, baixo volume de reagente e de amostra e simplicidade no preparo da amostra que não precisa passar por processos de extração ou derivatização.[47,56,67]

No desenvolvimento de métodos analíticos por EC, a separação é otimizada pela mudança da solução de eletrólitos dentro do capilar com materiais como tensoativos, ciclodextronas e solventes orgânicos.[47,68] Entre as limitações da técnica podem ser citadas menor reprodutibilidade[72] e detectabilidade em comparação a outras técnicas cromatográficas.[68,72,73]

Assim como na CLAE e CG, diversos tipos de detectores podem ser acoplados à EC, e entre os mais comuns estão o detector de UV, fotométrico e fluorométrico, bem como o espectrômetro de massas.[72] A quantificação por EC depende do desenvolvimento e validação de diversos parâmetros (variações de temperatura, adsorção de amostra, preparação do tampão, injeção de amostra, entre outros).[56] As velocidades de migração dos analitos possuem grande influência na área do pico, e, por ser este um dado fundamental para a quantificação, devem se prevenir casos de superestimação (caso de solutos de baixa mobilidade que permanecem mais tempo na janela de detecção) ou subestimação (caso de analitos com maior mobilidade); assim, na EC é usada uma medida corretiva denominada normalização da área, em que é realizado um cálculo dividindo a área do pico integrada pelo tempo de migração para cada analito.[56] Esse cálculo também deve ser realizado para os padrões adicionados. Na quantificação é usada a área normalizada para encontrar as concentrações dos analitos dentro das amostras em relação à área normalizada dos padrões usados.

APLICAÇÕES DE ANÁLISES FITOQUÍMICAS NA INDÚSTRIA

Investigações fitoquímicas têm se tornado altamente importantes na análise de uma gama de substâncias que fazem parte das indústrias de alimentos, medicamentos e fármacos. Atualmente, todo processo de geração de produtos engloba processos de autenticação e testes de controle de qualidade, sem os quais os produtos resultantes não podem ser comercializados. A indústria de produtos naturais e seus derivados não é uma exceção, e para atingir a qualidade exigida pelas agências reguladoras são necessárias análises e o emprego de processos de manufatura que visam à padronização geral dos produtos.[6]

Com a utilização da análise fitoquímica, é possível garantir o perfil químico, atividade biológica ou terapêutica consistente e a qualidade da produção, além de possibilitar o controle de qualidade de matérias-primas, avaliação de produtos intermediários e finais e detecção de produtos potencialmente tóxicos ou nocivos.[74]

Diversas técnicas cromatográficas têm sido utilizadas para a determinação de perfis químicos e a quantificação de metabólitos secundários. Em produtos à base de plantas, a CLAE tem sido utilizada na detecção de marcadores de espécies medicinais, tanto para a autenticação das matérias-primas quanto para a caracterização de produtos finais. Marcadores clássicos, como ácido valerênico de *Valeriana officinalis*, ginkgolídeos e flavonoides de *Ginkgo biloba*, assim como hipericina e hiperforina de *Hypericum perforatum*, são utilizados em métodos desenvolvidos por CLAE bem estabelecidos.[6] A CLAE também é utilizada na indústria de medicamentos para a detecção de contaminantes, como metais pesados, microrganismos, toxinas microbianas, pesticidas, materiais radiativos e adulterações.[6] Do mesmo modo, a EC tem se tornado um método importante na indústria e desenvolvimento farmacêutico, para o controle de qualidade de matérias-primas, medicamentos e análises de analitos em matrizes biológicas.[68] Entre os usos da EC estão a detecção de impurezas contidas em medicamentos[70,71] e adulterações em suplementos.[66] Exemplificando, considera-se adulteração a identificação de princípios ativos, como cafeína ou medicamentos não permitidos, em suplementos usados para emagrecimento, e a EC tem se mostrado uma técnica eficiente na detecção dessas alterações.[66]

Com relação à indústria de alimentos, há diversos exemplos de aplicações de análises fitoquímicas. A CLAE na indústria de alimentos foca a análise e controle das faixas quantitativas normais de alguns constituintes, como açúcares, gorduras, proteínas, aminoácidos e ácidos orgânicos. Entretanto, também pode ser útil na detecção e quantificação de aditivos alimentares (conservantes, corantes, aromatizantes e adoçantes), toxinas (micotoxinas, biotoxina de peixe), resíduos químicos (fertilizantes, pesticidas, antibióticos) e análise de adulterações.[59] Um exemplo é o uso de CLAE para detecção de aldeídos fenólicos e contaminantes da cerveja.[66]

Na área de alimentos, a EC-EM tem sido utilizada para a análise de contaminantes em alimentos e detecção de adulterações.[68,69] Essa técnica foi bastante empregada na análise de casos de adulteração de produtos como leite, azeite de oliva e bebidas alcoólicas.[66] Casos de análises de carboidratos do leite materno e detecção de contaminantes por contato em alimentos também têm sido relatados.[66] A EC possui aplicação também na indústria de bebidas, sendo usada na determinação de α-ácidos e β-ácidos em lúpulo e iso-α-ácidos em cerveja, assim como para análise de aldeídos fenólicos, marcadores da autenticidade do uísque.[66]

Outra técnica amplamente usada na indústria de alimentos é a CG, para a avaliação de aspectos como segurança alimentar, propriedades sensoriais, autenticidade e benefícios para a saúde.[55] Como exemplos podem ser citados os métodos empregados para detectar adulteração de produtos lácteos,[53] ou para detectar toxinas como nitrosaminas em produtos vegetais e de carne.[55]

REFERÊNCIAS

1. Balamurugan V et al. A guide to phytochemical analysis. Int J Adv Res Innov Ideas Educ. 2019;5:236-245.
2. Velavan S. Phytochemical techniques – A review. World J Sci Res. 2015;1:80-91.
3. Banu KS, Cathrine L. General techniques involved in phytochemical analysis. Int J Adv Res Chem Sci. 2015;2:25-32.

4. Pandey A, Tripathi S. Concept of standardization, extraction and pre phytochemical screening strategies for herbal drug. J Pharmacogn Phytochem. 2014;2:115-119.
5. Abubakar AR, Haque M. Preparation of medicinal plants: basic extraction and fractionation procedures for experimental purposes. J Pharm Bioallied Sci. 2020;12:1.
6. Sarker SD, Nahar L. Capítulo 19 – Applications of high performance liquid chromatography in the analysis of herbal. In Mukherjee PK (ed.). Evidence-based validation of herbal medicine. Elsevier Inc.; 2015. p.405-425.
7. Cordell GA. Changing strategies in natural products chemistry. Phytochemistry. 1995;40:1585-1612.
8. Kidane LT et al. Ethnobotanical study of medicinal plants in ganta afeshum district, eastern zone of tigray, northern Ethiopia. J Ethnobiol Ethnomed. 2018;14.
9. Discovery of camptothecin and taxol. Am Chem Soc. 2003. Disponível em: https://www.acs.org/content/acs/en/education/whatischemistry/landmarks/camptothecintaxol.html. Acesso em: 11 jun. 2023.
10. Khafagi IK, Dewedar A. The efficiency of random versus ethno-directed research in the evaluation of Sinai medicinal plants for bioactive compounds. J Ethnopharmacol. 2000;71:365-376.
11. Farnsworth NR. Capítulo 4 – Ethnopharmacology and drug development. In: Chadwick DJ, Marsh J (eds.). Ethnobotany and the search for new drugs. Chichester, UK: Wiley; 1994. p.42-59.
12. Hussein A et al. 2α-acetoxy-15-acetylartemisiifolin, a new anti-trypanosomal sesquiterpene lactone from Mikania guaco. Nat Prod Commun. 2016;12:659-662.
13. Ministério da Saúde. Relação Nacional de Medicamentos Essenciais. 2020. Disponível em: https://www.gov.br/saude/pt-br/composicao/sectics/daf/relacao-nacional-de-medicamentos-essenciais. Acesso em: 28 set. 2023..
14. Pieri FA et al. Óleo de copaíba (Copaifera sp.): histórico, extração, aplicações industriais e propriedades medicinais. Rev Bras Pl Med. 2009;11:465-472.
15. Krief S et al. Ethnomedicinal and bioactive properties of plants ingested by wild chimpanzees in Uganda. J Ethnopharmacol. 2005;101:1-15.
16. Agyare C et al. An ethnopharmacological survey and in vitro confirmation of the ethnopharmacological use of medicinal plants as anthelmintic remedies in the Ashanti region, in the central part of Ghana. J Ethnopharmacol. 2014;158, Pt A:255-263.
17. Süntar I. Importance of ethnopharmacological studies in drug discovery: role of medicinal plants. Phytochem Rev. 2020;19:1199-1209.
18. Turi CE et al. Metabolomics for phytochemical discovery: development of statistical approaches using a cranberry model system. J Nat Prod. 2015;78:953-966.
19. Lei da Biodiversidade (2013). Disponível em: https://www.planalto.gov.br/ccivil_03/_ato2015-2018/2015/lei/l13123.htm. Acesso em: 27 set. 2023.
20. Santos LL et al. Techniques for collecting and processing plant material and their application in ethnobotany research. In: Albuquerque U, Cruz da Cunha L, Lucena R, Alves R (eds.). Techniques for collecting and processing plant material and their application in ethnobotany research, 161-173. Springer Protocols Handbooks. New York, NY: Humana Press; 2014.
21. Judd S et al. Capítulo 1 – A ciência da sistemática vegetal. In: Singer RB, Singer RF (eds.). Sistemática vegetal: um enfoque filogenético. Porto Alege: Artmed; 2009. p.1-12.
22. Funk VA et al. Guidelines for collecting vouchers and tissues intended for genomic work (Smithsonian Institution): botany best practices. Biodivers Data J. 2017;5.
23. Brasil. Ministério da Agricultura. Plantas medicinais: mais oportunidades numa cultura milenar. 2006. Disponível em: https://bvsms.saude.gov.br/bvs/publicacoes/cartilha_plantas_medicinais.pdf. Acesso em: 11 jun. 2023.
24. Thamkaew G et al. A review of drying methods for improving the quality of dried herbs. Crit Rev Food Sci Nutr. 2021;61:1763-1786.

25. Pandey A, Tripathi S. Extraction of pharmaceutical drugs. J Pharmacogn Phytochem. 2014;2:115-119.
26. Bonventre JA. Solvents. Encycl Toxicol. 2014;4:356-357.
27. Azwanida N. A review on the extraction methods use in medicinal plants, principle, strength and limitation. Med Aromat Plants. 2005;4:1000196.
28. Sasidharan S et al. Extraction, isolation and characterization of bioactive compounds from plant's extracts. Afr J Tradit Complement Altern Med. 2011;8:93-130.
29. Cook JL et al. Solvent effects on hydrogen bonding. Angew Chemie. 2007;119:3706-3709.
30. Welton T. Solvents and sustainable chemistry. Proc R Soc A. 2015;471:20150502.
31. Prat D et al. A survey of solvent selection guides. Green Chem. 2014;16:4546-4551.
32. Ballesteros LF et al. Selection of the solvent and extraction conditions for maximum recovery of antioxidant phenolic compounds from coffee silverskin. Food Bioprocess Technol. 2014;7:1322-1332.
33. Castro LMD, Priego-Capote F. Soxhlet extraction: Past and present panacea. J Chromatogr A. 2010;1217:2383-2389.
34. Ingle K. Phytochemicals: Extraction methods, identification and detection of bioactive compounds from plant extracts. J Pharmacogn Phytochem. 2017;6:32-36.
35. Majekodunmi SO. Review of extraction of pharmaceutical research. Merit Res J Med Sci. 2015;3:521-527.
36. Li Y et al. Dehydration of hawthorn fruit juices using ultrasound-assisted vacuum drying. Ultrason. Sonochem. 2020;68:105219.
37. Frias J et al. Influence of drying by convective air dryer or power ultrasound on the vitamin C and β-carotene content of carrots. J Agric Food Chem. 2010;58:10539-10544.
38. Allais F et al. Extraction of flavonoids from natural sources using modern techniques. Front Chem. 2020;8:507887.
39. Reginatto FH. Introdução à analise fitoquímica. In Simões CMO, Schenkel EP, Mello JCP, Mentz LA, Petrovick PR (eds.). Farmacognosia do produto natural ao medicamento. Porto Alegre: Artmed, 2017. p.69-105.
40. Shaikh JR, Patil M. Qualitative tests for preliminary phytochemical screening: An overview. Int J Chem Stud. 2020;8:603-608.
41. Brasil. Farmacopeia Brasileira, 2, Agência Nacional de Vigilância Sanitária. Brasília: Anvisa; 2019.
42. Mandal SC. Capítulo 9 – Qualitative phytochemical screening. In Mandal SC, Mandal V, Das AK (eds.). Essentials of botanicals extractions. Elsevier; 2015. p.173-85.
43. Collins CH. Capitulo 1 – Princípios básicos de cromatografia. In Collins CH, Braga GL, Bonato PS (eds.) Fundamentos cromatograficos. Campinas: Editora Unicamp; 2009. p.1-45.
44. Lozano-Sánchez J et al. Capítulo 13 – Chromatographic technique: high-performance liquid chromatography (HPLC). In Sun DW (ed.). Modern techniques for food authentication. Elsevier; 2018. p.459-526.
45. Upton R. Capítulo 3 – Traditional herbal medicine, pharmacognosy, and pharmacopoeial standards: a discussion at the crossroads. In Mukherjee PK (ed.). Evidence-based on validation of herbal medicine. Elsevier; 2015. p.45-85.
46. Dey P. Capítulo 15 – Analysis of alkaloids (indole alkaloids, isoquinoline alkaloids, tropane alkaloids). In Navabi SM, Saeedi M, Navabi SF, Silva AS (eds.). Recent advances in natural products analysis. Elsevier; 2020. p.505-567.
47. Blundell R. Capítulo 13 – Analysis of pentaterpenoids. In Navabi SM, Saeedi M, Navabi SF, Silva AS (eds.). Recent advances in natural products analysis. Elsevier; 2020. p.457-465.
48. Tyihák E. Capítulo 1 – Unique potentialities of layer liquid system – Results, limitations, new demands. In Tyihák E (ed.). Forced-flow layer chromatography. Chemistry; 2016. p.1-47.
49. Lopes JLC. Capítulo 3 – Cromatografia em camada delgada. In Collins CH, Braga GL, Bonato PS (eds.). Fundamentos de cromatografia. Campinas: Editora Unicamp; 2009. p.67-85.

50. Gökbulut A. High performance thin layer chromatography (HPTLC) for the investigation of medicinal plants. Curr Anal Chem. 2021;17:1252-1259.
51. Fichou D, Morlock GE. quanTLC, an online open-source solution for videodensitometric quantification. J Chromatogr A. 2018;1560:78-81.
52. De Carvalho TC et al. Thin layer chromatography coupled to paper spray ionization mass spectrometry for cocaine and its adulterants analysis. Forensic Sci Int. 2016;262:56-65.
53. Ruiz-Matute AI et al. Capítulo 12 – Chromatographic technique: gas chromatography (GC). In Sun DW (ed.). Modern techniques for food authentication. Elsevier; 2018. p.415-458.
54. Bonato PS. Capítulo 8 – Cromatografia gasosa. In Collins CH, Braga GL, Bonato PS (eds.). Fundamentos de cromatografia. Campinas: Editora da Unicamp; 2009. p.203-272.
55. Feng T et al. Capítulo 12 – Gas chromatography for food quality evaluation. In Zhong J, Wang X (eds.). Evaluation technologies for food quality Elsevier; 2019. p.219-265.
56. Chahardoli A. Capítulo 26 – Analysis of organic acids. In Silva AS, Nabavi SF, Saeedi M, Nabavi SM (eds.). Recent advances on natural products analysis. Elsevier; 2020. p.767-823.
57. Cuadros-Rodríguez L et al. Principles of analytical calibration/quantification for the separation sciences. J Chromatogr A. 2007;1158:33-46.
58. Moldoveanu SC, David V. Capitulo 4 – Basic information regarding the HPLC Tecniques. In Moldoveanu SC, David V (eds.). Selection of HPLC method in chemical analysis. Elsevier; 2017. p.87-187.
59. Nie Q, Nie S. Capitulo 13 – High-performance liquid chromatography for food quality evaluation. In Zhong J,Wang X (eds.). Evaluation technologies food quality. Elsevier; 2019. p.267-299.
60. Eksi G et al. Capítulo 9 – Analysis of diterpenes and diterpenoids. In Navabi SM, Saeedi M, Navabi SF, Silva AS (eds.). Recent advances in natural products analysis. Elsevier; 2020. p.313-345.
61. LaCourse ME, LaCourse WR. Capítulo 17 – General instrumentation in HPLC. In Fanali S, Haddad PR, Poole CF, Riekkola M (eds.). Liquid chromatography fundaments and instrumentation. Elsevier; 2017. p.417-429.
62. Scordino M, Sabatino L. Capítulo 9 – Characterization of polyfenolic profile of citrus fruit by HPLC/PDA/ESI/MS-MS. In Wahan RR (ed.). Polyphenols in plants: isolation, purification and extract preparation. Elsevier; 2014. p.187-199.
63. Jardim ICSF et al. Capítulo 9 – Cromatografia líquida de alta eficiência. In Collins CH, Braga GG, Bonato PS (eds.). Fundamentos de cromatografia. Campinas: Editora Unicamp; 2009. p.273-398.
64. Ornaf RM, Dong MW. Capítulo 2 – Key concepts of HPLC in pharmaceutical analysis. In Ahuja S, Dong MW (eds.). Separation science and technology. Elsevier; 2005. p.19-45.
65. Moldoveanu SC, David V. Capítulo 15 – The practice of HPLC. In Moldoveanu SC, David V (eds.). Selection of HPLC method in chemical analysis. Elsevier; 2017. p.87-187; 463-470.
66. Papetti A, Colombo R. Capítulo 14 – High-performance capillary electrophoresis for food quality evaluation. In Zhong J, Wang X (eds.). Evaluation technologies food quality. Elsevier; 2019. p.267-299.
67. Lorigooini Z et al. Capítulo 4 – Analysis of aromatic acids (phenolic acids and hydroxycinnamic acids. In Silva AS, Nabavi SF, Saeedi M, Nabavi SM (eds.). Recent advances in natural products analysis. Elsevier; 2020. p.199-219.
68. Bonato PS. Técnicas de pré-concentração on line em eletroforese capilar. Sci Chromatogr. 2010;2:69-76.
69. Álvarez-Rivera et al. Capítulo 16 – Electrophoretic tecnhnique: capillary zone electrophoresis. In Sun DW (ed.). Modern techniques for food authentication. Elsevier; 2018. p.659-685.
70. Amézqueta S et al. Capítulo 12 – Capillary electrophoresis for drug analysis and physicochemical characterization. In Hempel G (ed.). Handbook of analytical separation. Elsevier; 2020. p.633-666.
71. Shah M et al. Capillary electrophoresis methods for impurity profiling of drugs: A review of the past decade. J Pharm Anal 2022;12:15-28.

72. Kabir A et al. Capítulo 16 – Analysis of amines. In Silva AS, Nabavi SF, Saeedi M, Nabavi SM (eds.). Recent advances in natural products analysis. Elsevier; 2020. p.569-591.
73. Garg A et al. Capítulo 11 – Analysis of triterpenes and triterpenoids. In Silva AS, Nabavi SF, Saeedi M, Nabavi SM (eds.). Recent Adv Nat Prod Anal. Elsevier; 2020. p.393-426.
74. Mukherjee PK. Capítulo 34 – Factors to consider in development of nutraceutical and dietary supplements. In Badal S, Delgoda R (eds.). Pharmacognosy. Elsevier; 2017. p.653-661.

16

Prospecção de metabólitos secundários bioativos

Camila Manoel Crnkovic
Francisco Henrique Santana da Silva
Heloísa Maria Muneratti Amorim

INTRODUÇÃO

Produtos naturais são, historicamente, uma importante fonte de novas moléculas com aplicações terapêuticas. Até o final do século XVIII, misturas de ervas medicinais, minerais e partes de animais constituíam a base para a prática farmacêutica. Escritos históricos relatam o uso de preparados naturais na Mesopotâmia, Antigo Egito, China, Índia e Grécia Antiga.[1]

A partir do século XIX, os insumos ativos passaram a ser isolados das matérias-primas naturais, fazendo dos compostos puros o fundamento da farmacoterapia moderna. Entre os primeiros compostos ativos purificados citam-se a morfina, isolada por Friedrich Wilhelm Adam Sertürner em 1805, e a quinina, isolada por Pierre-Joseph Pelletier e Joseph-Bienaimé Caventou em 1820.[2,3] A estrutura química desses compostos só foi determinada no século seguinte, em 1908 para a quinina e em 1923 para a morfina.[4] Nessa época, a descoberta da penicilina por Alexander Fleming, em 1928, chamou a atenção para os microrganismos como uma nova fonte de moléculas bioativas.

Hoje, mais de 65% das pequenas moléculas utilizadas como fármacos têm sua estrutura derivada ou inspirada em produtos naturais.[5] Vale lembrar que muitos desses fármacos são produzidos industrialmente por meio de rotas sintéticas que garantem sua viabilidade econômica. Ainda assim, a origem natural de seu esqueleto químico e/ou grupos farmacofóricos reforçam a importância dos produtos naturais para a inovação em fármacos. A relevância biológica dos produtos naturais (aqui também referidos como metabólitos secundários) se reflete em suas taxas de sucesso em programas de triagem para a prospecção de candidatos a fármacos.[6]

Da matriz biológica à molécula, há um caminho a ser percorrido (Figura 1). A descoberta de metabólitos secundários bioativos envolve processos que se encadeiam e são comuns à investigação das diversas fontes naturais, como plantas, algas, fungos, arqueas, bactérias, protozoários, animais etc. Neste capítulo, abordamos tópicos referentes à coleta de amostras, processamento do material biológico, extração, fracionamento guiado por bioatividade, desreplicação, isolamento e elucidação estrutural.

COLETA DE AMOSTRAS DA BIODIVERSIDADE

A primeira etapa do processo de prospecção de produtos naturais envolve a coleta de amostras de componente do patrimônio genético. O termo patrimônio genético se refere à "informação de origem genética de espécies vegetais, animais, microbianas ou espécies de outra natureza, incluindo substâncias oriundas do metabolismo desses seres vivos".[7] O patrimônio genético é uma fonte quase inesgotável de novos compostos e, por isso, de bastante interesse nacional e internacional. Faz-se necessária a proteção desse patrimônio genético, assim como do conhecimento tradicional associado a este, mediante acordos de cooperação internacionais. O protocolo de Nagoya é um acordo assinado por mais de 130 países que se destaca por estabelecer as diretrizes para o uso de recursos genéticos oriundos da biodiversidade, atribuindo reconhecimento e compartilhamento dos *royalties* que podem ser gerados.[8]

No Brasil, sob a luz da Lei da Biodiversidade (Lei n. 13.123/2015) regulamentada pelo Decreto n. 8.772/2016, o Sistema Nacional de Gestão do Patrimônio

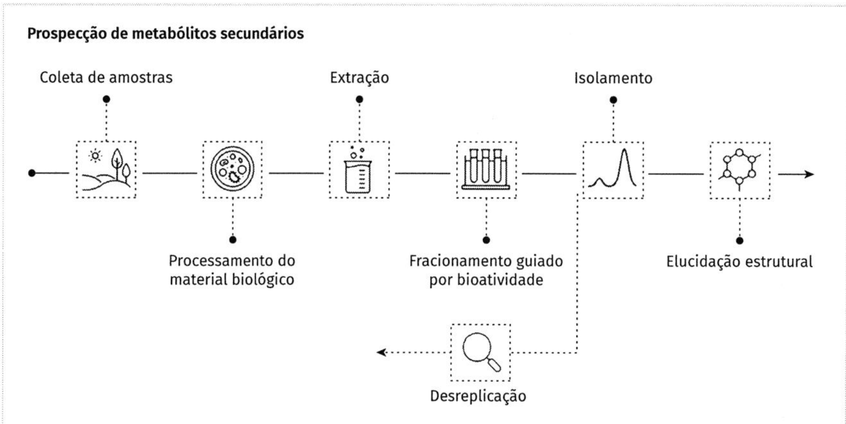

FIGURA 1 Etapas do processo de prospecção de metabólitos secundários bioativos.
Fonte: elaboração dos autores.

Genético e do Conhecimento Tradicional Associado (SisGen) tenta suprir a necessidade do fortalecimento da proteção dos recursos genéticos naturais e conhecimento tradicional do país.[9] Essa proteção é uma demanda crítica, uma vez que alterações administrativas na estrutura de liderança governamental podem impactar diretamente a proteção dos recursos da biodiversidade.[9]

Outro fator de atenção que tem gerado debates sobre a proteção e conservação do patrimônio genético se refere ao uso de ferramentas que permitem modificações genéticas e a produção de componentes específicos a partir de informações de sequências disponibilizadas em meios digitais, principalmente sequências genéticas, que são obtidas sem a necessidade de uma pesquisa de campo.[10] A exploração de informações de sequências digitais coloca em pauta questões relacionadas à repartição de benefícios oriundos da biodiversidade e ao conhecimento tradicional, além da possibilidade do ressurgimento da biopirataria. A demarcação geográfica de uma informação genética estabelecida no protocolo de Nagoya diverge da possibilidade de depósito virtual dessas informações, possibilitando que a biopirataria digital seja uma realidade cujos limites ainda não estão totalmente definidos.[11]

Antes da coleta de amostras ambientais, é necessário um extenso trabalho de planejamento para garantir adesão às regulamentações, diretrizes e aos requisitos dos trabalhos de campo. As diretrizes para a coleta de amostras em estudos bioprospectivos visam promover o uso sustentável da biodiversidade. Antes da ida a campo, é essencial planejar detalhes relacionados a documentação, permissões, acordos, transporte, recrutamento de mão de obra, coordenação de atividades e separação de materiais e equipamentos, como aparatos para a secagem e/ou conservação de material biológico, artefatos para coleta de *vouchers*, etiquetagem, armazenagem e embalagem para envio dos materiais coletados. Tais aspectos devem ser considerados, tendo em vista as especificidades de cada material a ser coletado e a abordagem a ser aplicada.

Há cinco principais abordagens utilizadas para a coleta de amostras na prospecção de produtos naturais: a abordagem etnodirigida, a quimiotaxonômica, a randômica, a etológica e a abordagem baseada em ecologia química.

A abordagem etnodirigida considera o conhecimento tradicional de um povo sobre o uso dos recursos naturais e suas diversas propriedades, possibilitando o resgate e a catalogação do saber popular. Essa abordagem se baseia em análises investigativas, incluindo entrevistas estruturadas e semiestruturadas.[12] Na abordagem etnodirigida, destacam-se os estudos etnobotânicos e etnofarmacológicos. Enquanto a etnobotânica investiga as interações entre pessoas e plantas de forma ampla, a etnofarmacologia analisa o conhecimento tradicional sobre o uso dos recursos naturais (incluindo minerais, plantas, animais e outros organismos) no tratamento de doenças.[13,14] Apesar de não ser uma abordagem nova, a abordagem etnodirigida continua em evidência, contribuindo significativamente para a obtenção de produtos farmacêuticos e biotecnológicos.

Pela abordagem quimiotaxonômica, coletam-se amostras de um determinado grupo taxonômico (gênero ou família) sobre o qual há conhecimento prévio.[15] Essa abordagem se baseia no fato de que diversos metabólitos secundários têm uma distribuição taxonômica restrita, ou seja, são encontrados apenas em alguns grupos taxonômicos.[16] A diversidade química das espécies[17] e variedades justifica o uso dessa abordagem para a identificação de novas moléculas, análogos inéditos de determinada classe química ou até mesmo novos espécimes que produzam compostos de interesse em maiores ou menores concentrações. Essa estratégia também é chamada de abordagem quimiossistemática ou filogenética.

A abordagem randômica envolve a coleta de amostras da biodiversidade sem qualquer conhecimento químico prévio ou conhecimento tradicional associado.[15] Com essa estratégia, busca-se coletar uma ampla diversidade taxonômica, com o intuito de maximizar a diversidade química dos produtos naturais obtidos.[18] Apesar de se basear na aleatoriedade, adotam-se critérios na abordagem randômica para garantir sua consistência com os objetivos da investigação. Essa abordagem se apresenta como uma opção valiosa na diversificação de classes de compostos com diferentes atividades e aplicações terapêuticas.

Duas abordagens mais recentes, utilizadas para a coleta de amostras, são a etológica e a abordagem baseada em ecologia química. A abordagem etológica se utiliza da observação do comportamento de animais e como estes interagem com os recursos naturais para a seleção de espécimes para bioprospecção.[19] No caso da abordagem baseada em ecologia química, consideram-se as interações ecológicas entre animais, plantas, fungos, bactérias e outros micro e macrorganismos que sejam mediadas por substâncias químicas.[20-22] A partir dessas observações, selecionam-se e coletam-se as amostras a serem investigadas no processo de prospecção de produtos naturais.

Independentemente da abordagem utilizada, é importante lembrar que diversos fatores podem alterar a composição química de organismos em seu ambiente natural, incluindo sazonalidade, clima, exposição a condições favoráveis e adversas, estágio de desenvolvimento do organismo, entre outros. Tais fatores precisam ser devidamente documentados no momento da coleta das amostras para garantir a reprodutibilidade dos resultados que serão obtidos no processo de prospecção química. *Vouchers* do material também devem ser coletados e preservados para identificação taxonômica, registro e depósito.

PROCESSAMENTO DA AMOSTRA E EXTRAÇÃO

Uma amostra da biodiversidade é comumente coletada com impurezas ou ainda em um estado que não seja adequado à extração. Assim, é necessário processá-la para que possa ser submetida às etapas subsequentes do processo de prospecção química. O processamento da amostra irá variar, dependendo das características do material e das atividades posteriores a que este será submetido. Em geral, utilizam-se algumas das etapas representadas na Figura 2.

Na investigação de plantas, algas, organismos marinhos, animais, fungos macroscópicos ou mesmo florações de microrganismos, realiza-se primeiramente uma seleção, retirando as porções do material que não sejam de interesse ou não sejam adequadas para a extração e análise. Por exemplo, removem-se os insetos de materiais vegetais e pequenos vermes de florações de microalgas.

A etapa de estabilização e secagem envolve desnaturar as enzimas, evitando que reações enzimáticas alterem os componentes da amostra, e inclui retirar água da amostra para evitar hidrólise e proliferação de microrganismos.[23] O método de secagem mais comum é feito por meio de aquecimento em estufa, mas, caso haja interesse em extrair substâncias que se decompõem em temperaturas mais elevadas, esse método deve ser evitado. Alternativamente, pode-se realizar secagem por técnicas que não envolvam o emprego do calor, como a liofilização. No caso de organismos marinhos, é comum o uso de álcool para a preservação do material antes da extração de biomoléculas.[24]

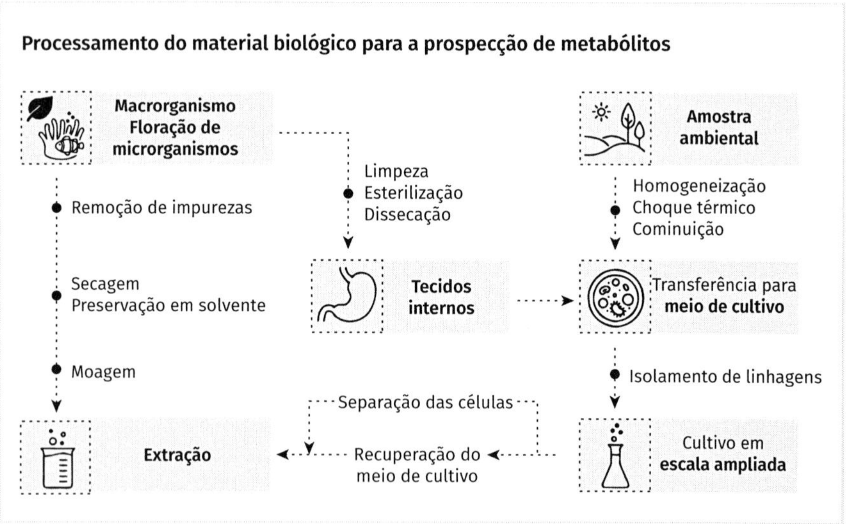

FIGURA 2 Processamento do material biológico para a prospecção de metabólitos.
Fonte: elaboração dos autores.

Realiza-se, então, a divisão do material, também chamada de moagem ou cominuição. Esse processo faz com que a amostra fique mais homogênea, além de aumentar sua superfície de contato com o solvente extrator, melhorando a eficiência da extração.[25] O grau de divisão do material e a técnica de moagem utilizada vão depender da natureza da amostra, do processo de extração a ser aplicado, bem como da finalidade pretendida para o estudo.

Em estudos de prospecção de microrganismos, é comum que linhagens sejam isoladas do material ambiental e, uma vez purificadas, estas sejam submetidas a cultivo sob condições controladas. A investigação de organismos em cultura possibilita uma maior reprodutibilidade dos resultados de pesquisa.[26] Ela permite maior controle sobre o estágio de desenvolvimento do organismo e também a otimização de condições de crescimento de acordo com os objetivos da investigação. Por outro lado, estima-se que menos de 1% dos microrganismos ambientais cresça em laboratório.[27] Para a prospecção dos chamados microrganismos "não cultiváveis", utilizam-se metodologias inovadoras como o iChip[28] e estratégias baseadas em metagenômica[29] e biologia sintética.[30]

Para o isolamento de microrganismos "cultiváveis" a partir de amostras ambientais, estas são inicialmente processadas, o que inclui, por exemplo, a homogeneização e aplicação de choque térmico à amostra. No caso do isolamento de microrganismos a partir de tecidos internos de outros organismos, é necessário realizar a limpeza e esterilização, seguida da dissecação do organismo.[31] As amostras processadas são transferidas para meios de cultivo sólidos ou líquidos, utilizando-se, em geral, meios seletivos para evitar a contaminação por outras espécies de microrganismos que não as de interesse à atividade de prospecção. É comum a adição de antibióticos ou antifúngicos aos meios de cultivo para evitar o crescimento de espécies indesejadas. Técnicas de purificação de linhagens incluem o espalhamento em placa, diluição seriada, micropipeta e citometria de fluxo.

Uma vez isoladas, linhagens de microrganismos são cultivadas em escala ampliada para a obtenção de material biológico em quantidade suficiente para as etapas subsequentes. Caso o material de interesse seja a biomassa microbiana, as células são coletadas e secas antes da extração.[32] Caso os metabólitos de interesse estejam dissolvidos no meio de cultivo, realiza-se a extração do meio através de partição com solvente orgânico (para metabólitos menos polares) e/ou adsorção dos metabólitos em resinas poliméricas (para metabólitos mais polares), seguida de filtração e extração das resinas.[33]

O processo de extração consiste em remover de uma amostra as substâncias solúveis no solvente extrator escolhido. As moléculas são extraídas de matrizes biológicas por dois mecanismos: lavagem e difusão.[34,35] A lavagem ocorre quando o solvente dissolve as moléculas que estão em células destruídas, de forma que não há necessidade de o solvente permear membrana ou parede celular. Já a difusão ocorre na extração de substâncias que estão no interior de células intactas, necessitando que o solvente penetre nas células, dissolva as substâncias e então saia da célula por difusão. Uma extração pode ser exaustiva, quando leva à retirada completa das substâncias desejadas da amostra; ou pode ser parcial, quando não há esgotamento.[36]

Para selecionar o solvente destinado a uma extração, é necessário considerar sua capacidade de solubilizar as substâncias de interesse. Outros fatores a serem considerados na escolha do solvente incluem sua toxicidade, custo, dificuldade de manuseio e possíveis interações com as substâncias extraídas. É comum o uso de combinações de solventes miscíveis para obter maior solubilidade e/ou seletividade. Como solventes extratores de menor impacto ambiental (os chamados "solventes verdes"), citam-se os líquidos iônicos e solventes eutéticos profundos, os quais têm crescente aplicação para a extração de produtos naturais.[37,38] Para mais informações sobre solventes de extração, consulte o Capítulo 15 "Análise fitoquímica".

Além do solvente, influenciam o processo de extração o estado de divisão do material biológico e o método de extração, o qual envolve fatores como tempo, temperatura e agitação.[25] A seguir são sumarizados alguns métodos comumente utilizados para a extração de produtos naturais.

Infusão

O solvente em sua temperatura de ebulição é adicionado ao material a ser extraído em frasco tampado durante certo tempo. Trata-se do método utilizado para o preparo de chás caseiros com água fervente. O método de infusão é indicado para a extração de materiais que estejam devidamente cortados ou pulverizados.

Decocção

Na decocção, o material a ser extraído é colocado em contato com o solvente em um frasco aberto, que, por sua vez, é submetido a aquecimento, mantendo-se o solvente em ebulição. Por utilizar aquecimento prolongado, o método de decocção não é indicado para a extração de substâncias sensíveis à temperatura.

Extração sob refluxo

É feita em um sistema fechado que consiste em um balão de fundo redondo acoplado a um condensador. O solvente e o material a ser extraído são colocados no balão, que é aquecido até o solvente entrar em ebulição. O vapor de solvente sobe em direção ao condensador, onde condensa e retorna ao balão para a continuidade do processo.

Soxhlet

O aparelho de Soxhlet é composto de três partes: um balão, onde é colocado o solvente de extração; o extrator Soxhlet, acoplado ao balão, contendo um reservatório sifonado onde é colocado o material a ser extraído em um cartucho de papel de filtro; e um condensador, acoplado ao extrator Soxhlet. Ao aquecer o balão, o solvente entra em ebulição e seu vapor sobe ao condensador, passando pela alça lateral do extrator Soxhlet. Em contato com o condensador, o solvente condensa e goteja sobre o material no reservatório do extrator Soxhlet. Quando esse reservatório sifonado enche, o extrato cai no balão, onde novamente é aquecido para um novo ciclo de extração. Esses ciclos de aquecimento, evaporação, condensação, extração e retorno ao balão se repetem até a exaustão da amostra. Esse método permite o uso de quantidades inferiores de solvente quando comparado a outras técnicas.

Maceração

Na maceração, a amostra e o solvente de extração são colocados em um recipiente fechado por determinado tempo, que pode variar de horas a dias. Como se trata de uma extração não exaustiva, há variações desse processo que visam a uma maior eficiência. Variações da extração por maceração incluem a "digestão", quando a maceração é realizada em um sistema com aquecimento leve (entre 40 e 60 °C), a "maceração dinâmica", se feita sob agitação mecânica constante, e a "remaceração", quando a maceração é repetida algumas vezes com a mesma amostra, trocando-se o líquido extrator.

Extração por ultrassom

Nesse método, o sistema contendo o material a ser extraído e o solvente de extração é submetido a ondas de ultrassom (entre 20 e 40 kHz), que causam variações de pressão no solvente, gerando bolhas microscópicas. Esse processo de cavitação ajuda a liberar o conteúdo intracelular da amostra, e a movimentação do solvente aumenta a eficiência de extração. Porém, há liberação de calor, que pode comprometer a estabilidade de compostos termolábeis. Esse tipo de extração pode ser realizado por meio de banho ou sonda de ultrassom.

Percolação

Para a percolação utiliza-se um instrumento denominado percolador, o qual tem um formato de cone invertido com uma torneira na sua parte inferior. No interior do percolador, coloca-se a amostra previamente umedecida e o solvente extrator, que ficam em maceração por um tempo, até a abertura da torneira, quando se dá vazão ao percolado (o extrato gerado a partir da percolação). É importante umedecer o material a ser extraído com solvente antes de inseri-lo no percolador para evitar que a expansão do material durante o intumescimento venha a danificar o percolador. Para a exaustão da amostra, adiciona-se uma nova quantidade de solvente ao percolador, repetindo-se o processo quantas vezes for necessário. Além da percolação simples, podem-se realizar percolação fracionada e a percolação sequencial. Na percolação fracionada, a amostra é dividida em várias porções. As primeiras frações de percolado da primeira porção de amostra são recolhidas separadamente (pois contêm cerca de 80% dos compostos passíveis de extração), enquanto as demais frações são utilizadas para a percolação da segunda porção de amostra. De forma análoga, as primeiras frações de percolado da segunda porção de amostra são recolhidas de modo separado, e as frações seguintes (mais diluídas) são utilizadas para a percolação da terceira porção de amostra, e assim sucessivamente. Esse método visa reduzir a quantidade de líquido extrator utilizado no processo. No caso da percolação sequencial, utilizam-se solventes diferentes a cada ciclo de percolação.

Arraste a vapor e hidrodestilação

Arraste a vapor e hidrodestilação são métodos amplamente usados para a extração de óleos voláteis. No método de arraste a vapor, coloca-se água em um balão de destilação, que é aquecido. O vapor gerado é conduzido até um segundo balão, onde se encontra o material a ser extraído. Os óleos essenciais são arrastados pela corrente de vapor na direção de um condensador, onde a mistura óleo-água é resfriada, sendo coletada no estado líquido em frasco apropriado para a separação das fases. Como água e óleo são imiscíveis, estes são facilmente separados após o processo. No caso da hidrodestilação, o material a ser extraído e a água são misturados em um mesmo balão, o qual é submetido a aquecimento. O vapor gerado leva consigo os óleos voláteis até o condensador, seguindo então as mesmas etapas descritas para o método de arraste a vapor. O aparelho de Clevenger é comumente usado na hidrodestilação.

Extração por fluido supercrítico

Fluidos supercríticos são substâncias que se encontram em condições de temperatura e pressão acima do seu ponto crítico. Nessas condições, adquirem características intermediárias entre gás e líquido, como a compressibilidade e a capacidade de difusão de um gás, e a densidade de um líquido. Com fluidos supercríticos é possível obter extrações mais rápidas, seletivas, específicas e utilizando solventes não tóxicos.[39] O solvente mais comumente usado para extrações por fluido supercrítico é o CO_2, cujo ponto crítico é a temperatura de 31°C e pressão de 74 bar. Utilizam-se, também, modificadores (cossolventes) para melhorar a solubilidade dos compostos de interesse no sistema solvente. Para esse tipo de extração, é necessário o uso de um equipamento composto por uma fonte de solvente e cossolventes, um sistema de bombas e trocadores de calor, câmara de extração, válvula de expansão e câmara de separação. O solvente com os modificadores são bombeados e aquecidos para que atinjam o estado supercrítico. Estes fluem pelo equipamento até a câmara de extração que contém o material a ser extraído. A mistura do solvente e os compostos extraídos passam pela válvula de expansão, onde ocorre a redução da temperatura e pressão, fazendo com que o extrato precipite na câmara de separação. O solvente em estado gasoso é facilmente separado do material extraído e volta ao sistema para ser reutilizado.

Turbolização

Também chamada turboextração, a turbolização consiste em um processo em que a redução do tamanho de partícula e a extração do material vegetal ocorrem concomitantemente.[35] O material a ser extraído e o solvente são colocados em um dispersor que promove a moagem da amostra, liberando o conteúdo intracelular simultaneamente à extração, o que proporciona maior dissolução das substâncias ativas. Esse método promove uma extração rápida e leva ao quase esgotamento da amostra. É usado principalmente para a extração de materiais em que o solvente de extração tem maior dificuldade de penetrar. As desvantagens dessa técnica são a geração de calor decorrente da movimentação do rotor e a limitação na extração de amostras de dureza elevada.

FRACIONAMENTO GUIADO POR BIOATIVIDADE

Extratos biológicos são, em geral, misturas complexas, contendo centenas (ou até milhares) de substâncias. Nas misturas extrativas, os compostos encontram-se em uma ampla faixa de concentrações. Entre esses compostos, pode haver moléculas ativas, inativas e até mesmo compostos indesejáveis que interferem nos ensaios biológicos.[40] A fim de detectar e separar as moléculas bioativas contidas em tamanha complexidade química, aplica-se o processo de fracionamento guiado por bioatividade, também conhecido como fracionamento bioguiado. Essa estratégia consiste em repetidos ciclos de fracionamento e testes em ensaios de atividade biológica que são alternados com o intuito de obter frações menos complexas quimicamente e que estejam enriquecidas com os compostos bioativos (Figura 3).[41] Nesse processo, frações detectadas como bioativas em um ciclo anterior são priorizadas para ciclo subsequente de fracionamento.

O termo fracionamento se refere a uma separação de baixa resolução que não tem a intenção de purificar compostos, mas sim que visa agrupá-los em frações de acordo com características físico-químicas comuns. O fracionamento de extratos naturais é comumente realizado por partição ou cromatografia.

A partição consiste em uma extração líquido-líquido, utilizando dois solventes imiscíveis. Os compostos presentes no extrato se distribuem diferencialmente entre as duas fases líquidas de acordo com o seu coeficiente de distribuição. Essa técnica é amplamente utilizada para a remoção da fração lipídica de extratos vegetais mediante a partição com hexano e para a obtenção de fração enriquecida com alcaloides por meio de sucessivas partições ácido-base. A técnica de partição também é utilizada para a obtenção de metabólitos secundários de meios de cultivo microbianos, utilizando, por exemplo, acetato de etila.[42]

A cromatografia, palavra de origem grega que significa cor (*chroma*) e escrita (*graphein*), ganhou notoriedade a partir de 1906, com os estudos de Mikhail Semenovich Tswett.[43] Técnicas cromatográficas são utilizadas para a separação de moléculas de acordo com sua interação diferencial entre uma fase estacionária e uma fase móvel. A fase estacionária fica contida em um suporte (coluna ou placa), onde a mistura de compostos é aplicada. A fase móvel passa por esse sistema, carreando os compostos em um processo chamado de desenvolvimento. Os primeiros compostos a aluírem do sistema são aqueles com maior afinidade pela fase móvel, enquanto os últimos compostos a aluírem do sistema são aqueles com maior afinidade pela fase estacionária. Quando a cromatografia é utilizada para a análise e identificação de substâncias, é chamada de cromatografia analítica. Se a finalidade é o fracionamento ou isolamento de compostos, chama-se cromatografia preparativa.

Para o fracionamento de extratos biológicos, uma das técnicas mais utilizadas é a cromatografia líquida. Nela, a fase móvel é um líquido, enquanto a fase estacionária pode ser um sólido ou um líquido. Quando a fase estacionária está sobre uma superfície plana, chama-se de cromatografia planar. Quando a fase estacionária está contida em um tubo cilíndrico, chama-se de cromatografia em coluna. Os tipos de cromatografia líquida também podem ser divididos de acordo

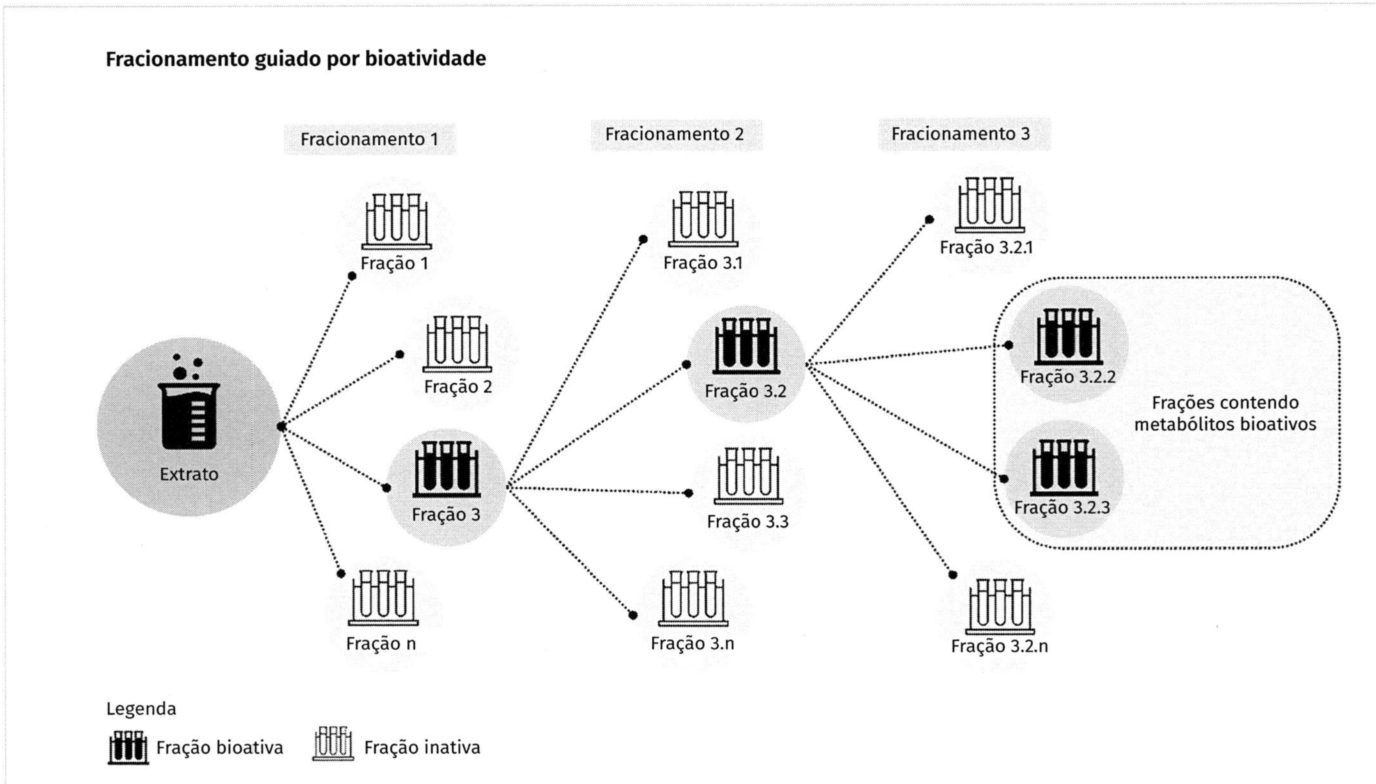

FIGURA 3 Esquema representativo de um fracionamento guiado por bioatividade. As barras escuras identificam as amostras com atividade biológica, enquanto as barras claras indicam amostras inativas no bioensaio utilizado.

Fonte: elaboração dos autores.

com o mecanismo de separação de cada técnica, sendo estes: de partição (ou cromatografia líquido-líquido), de adsorção (ou cromatografia líquido-sólido), de troca iônica, por exclusão, por afinidade e cromatografia quiral.[44]

Após o fracionamento do extrato, as frações obtidas são analisadas em ensaio biológico para que se complete o primeiro ciclo do processo de fracionamento bioguiado. Ensaios biológicos (ou bioensaios) são experimentos utilizados para avaliar a resposta biológica de células, tecidos, organismos ou alvos moleculares quando expostos a substâncias químicas ou a algum tipo de tratamento. Nas etapas preliminares da prospecção de metabólitos secundários, dá-se preferência a bioensaios *in vitro* que possam ser realizados de forma automatizada ou semiautomatizada com alto rendimento (*high throughput screening*).[45,46] Isso se deve à necessidade de testar um grande número de amostras (entre extratos e frações) para que se identifiquem aquelas com atividade biológica significativa. Para tanto, é imprescindível que o ensaio biológico seja realizado em replicatas, ou seja, que a mesma amostra seja testada repetidamente no mesmo bioensaio, possibilitando a análise estatística dos resultados. Ensaios biológicos devem incluir também ao menos um controle positivo (substância conhecida e biologicamente ativa no bioensaio) e um controle negativo (substância conhecida e biologicamente inativa no bioensaio).

Frações identificadas como bioativas são então priorizadas para um novo ciclo de fracionamento que gerará (sub)frações ainda menos complexas quimicamente. Essas (sub)frações, por sua vez, são analisadas utilizando o mesmo ensaio biológico a fim de se identificar qual delas (ou quais delas) concentrou-(aram) o(s) composto(s) bioativo(s). Os ciclos de fracionamento guiado por bioatividade podem ser realizados quantas vezes forem necessárias para que se detectem as substâncias potencialmente associadas à bioatividade. A purificação dos compostos é imprescindível para que se confirme e se quantifique a atividade biológica de cada composto. Até aqui no processo, porém, não se têm informações suficientes para determinar a identidade química de tais compostos, sendo esse o foco do processo de desreplicação.

DESREPLICAÇÃO

A desreplicação consiste em identificar rapidamente moléculas conhecidas em uma mistura.[47] Para isso, a amostra de interesse é analisada por técnicas espectroscópicas e espectrométricas, obtendo-se informações estruturais utilizadas para realizar buscas em bases de dados. Quando a prospecção de metabólitos secundários visa à descoberta de moléculas inéditas, a desreplicação é etapa fundamental. Ela evita esforços redundantes de isolamento e elucidação estrutural de moléculas já conhecidas, os quais são reservados para a caracterização de compostos identificados como potencialmente inéditos. Diz-se "potencialmente inédito" durante o processo de desreplicação, pois o ineditismo químico de um composto só é confirmado após sua elucidação estrutural completa.

Não há um único método para a desreplicação. A estratégia a ser utilizada depende em grande parte dos equipamentos, tecnologias e recursos disponíveis. Também não há um momento exato no processo de prospecção para se implementar a desreplicação. Porém, sendo um de seus objetivos evitar a purificação de compostos já conhecidos, a desreplicação deve ser realizada antes do processo de isolamento (Figura 1). Em geral, a desreplicação é aplicada durante o fracionamento guiado por bioatividade a fim de se determinar a identidade química ou o potencial ineditismo de compostos associados à bioatividade.

Em estratégias robustas de desreplicação, combinam-se análises rápidas (e mínimas) por meio de técnicas espectroscópicas e/ou espectrométricas para a investigação das amostras de interesse.[48] Alguns exemplos de técnicas analíticas usadas em desreplicação incluem espectroscopia no ultravioleta visível (UV-Vis), espectroscopia no infravermelho, espectrometria de massas e espectroscopia de ressonância magnética nuclear. A espectroscopia no ultravioleta visível e a espectrometria de massas são comumente acopladas a equipamentos de cromatografia que realizam a separação dos componentes da mistura antes da análise. A própria separação cromatográfica pode oferecer informações valiosas para a desreplicação por meio da interpretação do tempo de retenção.

Como exemplo de estratégia de desreplicação, cita-se a metodologia utilizada no "Programa para a descoberta de produtos naturais" do Instituto Nacional do Câncer (NCI) nos EUA.[49,50] Nesse processo, extratos são pré-fracionados mediante extração em fase sólida utilizando resina C8 e gradiente de metanol e água, gerando 7 frações. Frações são analisadas em ensaio biológico e aquelas que apresentam bioatividade são direcionadas para um ciclo de fracionamento em cromatografia líquida de alta eficiência (CLAE). Nesse ciclo, cada fração é separada em 22 subfrações, utilizando uma coluna C18 e gradiente de acetonitrila e água. Cada subfração, por sua vez, é testada no mesmo ensaio biológico utilizado no ciclo anterior do fracionamento bioguiado. Subfrações bioativas são analisadas por espectroscopia de ressonância magnética nuclear (RMN), espectroscopia no infravermelho (IV) e por cromatografia líquida acoplada à espectrometria de massas para o processo de desreplicação. Informações espectrais características são interpretadas e utilizadas para rapidamente identificar compostos conhecidos nas amostras bioativas e/ou determinar o possível ineditismo químico de moléculas de interesse.

Estratégias de desreplicação estão em constante evolução, incorporando novas tecnologias, como a metabolômica, com a finalidade de agilizar a descoberta de metabólitos secundários.[51] Quando, ao final do processo de desreplicação, determina-se o possível ineditismo químico de um composto de interesse, este é priorizado para isolamento e elucidação estrutural.

ISOLAMENTO E ELUCIDAÇÃO ESTRUTURAL

O isolamento de uma nova molécula é etapa essencial para que se possa elucidar sua estrutura química e caracterizar sua atividade biológica, sem a interferência de outros componentes do extrato.[52] Assim como no fracionamento (ver seção "Fracionamento guiado por bioatividade"), técnicas cromatográficas são muito utilizadas para o isolamento de compostos.[53,54] É importante frisar que, no processo de fracionamento, grupos de moléculas são separados de acordo com características físico-químicas ou bioafinidade, sem que haja como alvo um composto específico. No fracionamento, utilizam-se frequentemente técnicas de separação de baixa resolução. No caso do isolamento, a intenção é a purificação de moléculas predeterminadas e priorizadas por meio da desreplicação. Para o isolamento de compostos, são comumente utilizadas técnicas de separação de alta resolução. Os termos "isolamento" e "purificação" são utilizados aqui como sinônimos, observando-se que este último enfatiza o aspecto da pureza do produto final.

A complexidade química dos extratos biológicos representa um importante desafio para o isolamento de moléculas. Tal complexidade se apresenta em três dimensões: no elevado número de componentes químicos em extratos, na alta variedade de classes químicas e na ampla faixa de concentração desses componentes. O processo de fracionamento contribui para a redução dessa complexidade e facilita os processos de desreplicação e isolamento.

Durante o isolamento de produtos naturais, os repetidos ciclos de purificação e caracterização analítica são essenciais para o acompanhamento da redução progressiva da complexidade residual e avaliação da pureza.[55] A presença de impurezas e traços de outros compostos bioativos (que caracterizam a complexidade residual) representa um fator desafiador, porém inerente, ao processo de prospecção e descoberta de metabólitos secundários bioativos.[56] A avaliação da pureza tem um importante papel nesse processo, assegurando que o composto de interesse foi isolado em grau de pureza suficiente para sua correta caracterização química e biológica.

Idealmente, a avaliação de pureza deve ser conduzida por meio de métodos analíticos ortogonais, de preferência utilizando princípios diferentes daqueles utilizados no processo de isolamento do composto. Métodos seletivos devem ser evitados, recomendando-se, para a análise de pureza, o uso de métodos com a capacidade de detectar uma ampla gama de compostos. Como exemplo, cita-se o ^{1}H RMN quantitativo, uma técnica considerada "universal" para compostos orgânicos que comumente contêm átomos de hidrogênio. Essa técnica tem a vantagem de ser não destrutiva e versátil, sendo altamente indicada para análise de pureza.[57]

Tendo-se obtido o composto puro, procede-se à etapa de elucidação estrutural. A elucidação estrutural consiste na determinação da estrutura química da(s) molécula(s) de interesse. Para isso, a amostra pura é analisada por diferentes técnicas espectroscópicas e espectrométricas que forcem dados complementares.[58,59] A interpretação combinada desses dados leva à elucidação de como átomos, grupos funcionais e subestruturas estão conectados na estrutura química do composto. Além disso, estudos complementares de degradação forçada e derivatização seguidas de análises espectrais detalhadas podem ser necessários para a determinação da configuração absoluta dos centros quirais, que são comumente encontrados na estrutura de produtos naturais. A seguir, são citados alguns exemplos de técnicas espectroscópicas e espectrométricas frequentemente utilizadas, com foco no tipo de informação que produzem para o processo de elucidação estrutural.

A espectroscopia no ultravioleta visível (UV-Vis) é uma técnica não destrutiva que mede a capacidade dos compostos de absorver a radiação eletromagnética nas regiões ultravioleta e visível (entre 200 e 700 nm), comprimentos de onda estes associados às transições eletrônicas. O resultado de uma análise é registrado em um espectro UV-Vis, um gráfico que relaciona a intensidade da absorção (em absorbância ou transmitância, no eixo y) com o comprimento de onda (no eixo x). A presença de determinados grupos funcionais e subestruturas que absorvem radiação na região do UV-Vis, os chamados grupos cromóforos, pode ser identificada mediante análise da intensidade e do comprimento de onda das bandas de absorção no espectro. Insaturações, conjugações e núcleos aromáticos produzem assinaturas espectrais características em espectros UV-Vis. Por meio da espectroscopia no ultravioleta visível é possível fazer inferências sobre a presença e identidade desses grupos cromóforos, mas pouco se determina sobre sua posição na estrutura química do composto.

A espectroscopia no infravermelho (IV) também é utilizada em elucidação estrutural para a identificação de grupos funcionais, sendo bastante útil na comparação de amostras estruturalmente semelhantes. A espectroscopia no IV é uma técnica não destrutiva que avalia a absorção da radiação eletromagnética na região do IV (comprimento de onda entre 2,5 e 25 μm ou número de onda entre 4.000 e 400 cm^{-1}), associada às transições vibracionais. Ligações onde há variação de momento de dipolo absorvem radiação no IV de energia equivalente às frequências vibracionais, aumentando a amplitude do movimento. Importante mencionar que ligações simétricas não absorvem radiação no IV. O espectro IV representa uma assinatura espectral, sendo único para cada composto. Esse gráfico é geralmente expresso em termos de porcentagem de transmitância (no eixo y) por número de onda (no eixo x). Sua interpretação envolve a inspeção da intensidade e posição de bandas de absorção em duas regiões principais: região de frequência de grupos funcionais (entre 4.000 e 1.250 cm^{-1}), onde se identifica a presença de grupos funcionais característicos como hidroxila, amino, carbonila, nitrila, carbonos sp^3, sp^2, *sp*, entre outros; e região de impressão digital (entre 1.250 e 400 cm^{-1}), para comparação do espectro experimental com bibliotecas espectrais, visando à identificação da molécula.

No processo de elucidação estrutural, é essencial estabelecer a fórmula molecular do composto, que pode ser obtida por diferentes metodologias. A espectrometria de massas (EM) é a técnica mais utilizada atualmente na determinação da fórmula molecular de metabólitos secundários. A EM é uma técnica destrutiva, porém altamente sensível, sendo possível analisar pequenas quantidades de amostra até o nível do picograma. No espectrômetro de massas, as moléculas da amostra passam pela fonte de ionização, a qual as transforma em íons em fase gasosa. Os íons são então levados ao analisador, que os separa de acordo com a sua razão massa/carga (m/z). Por fim, os íons atingem o detector que registra os sinais em um espectro de massas, um gráfico expresso em termos de intensidade ou abundância relativa (no eixo y) e razão massa/carga (m/z, no eixo x). Há uma grande variedade de métodos de ionização, análise e detecção em espectrometria de massas, os quais estão além do escopo deste capítulo, sendo detalhados em excelentes referências bibliográficas.[60-62]

Frisa-se aqui a importância da espectrometria de massas de alta resolução para a obtenção de dados de massa acurada com quatro ou até cinco casas decimais, a partir dos quais é possível estabelecer fórmulas moleculares. Massas atômicas possuem um pequeno "defeito de massa" que se soma ao número de massa inteiro, sendo esses pequenos valores detectáveis por espectrômetros de massa de alta resolução. A análise do padrão isotópico dos íons também é essencial para a determinação de fórmulas moleculares. Em virtude da abundância natural de isótopos pesados, dados de EM de alta resolução são registrados como grupos de íons de diferentes intensidades. As intensidades relativas desses diferentes íons são associadas à abundância de cada isótopo na natureza, sendo um dado valioso para a determinação da composição química. A presença de alguns elementos químicos é facilmente detectável pela análise de padrões isotópicos em razão da abundância relativa característica de seus isótopos, por exemplo, cloro (^{35}Cl: 100%; ^{37}Cl: 32,5%), bromo (^{79}Br: 100%; ^{81}Br: 98,0%) e enxofre (^{32}S: 100%; ^{33}S: 0,75%; ^{34}S: 4,4%).

Outra possibilidade do uso de EM em elucidação estrutural é pela análise do padrão de fragmentação das moléculas. Na EM em tandem (também chamada EM sequencial ou EM/EM), uma cela de colisão é incluída entre dois analisadores. Íons selecionados no primeiro analisador são fragmentados na cela de colisão e os íons-fragmento gerados são direcionados ao segundo analisador. A análise desses íons-fragmento pode levar à identificação de subestruturas e outros aspectos estruturais complementares aos dados obtidos nas análises espectroscópicas.

A espectroscopia de ressonância magnética nuclear (RMN) é uma ferramenta poderosa em análise orgânica para identificar subestruturas e para conectá-las na determinação inequívoca da estrutura química final de compostos. A espectroscopia de RMN se baseia nas propriedades magnéticas de alguns núcleos que têm momento angular de *spin*, fazendo com que se comportem como ímãs. Núcleos comumente analisados por RMN incluem ^{1}H, ^{13}C, ^{15}N, ^{19}F, ^{31}P. Quando submetidos a um campo magnético forte, esses núcleos se alinham ao campo. O efeito de ressonância ocorre quando esses núcleos invertem sua orientação de *spin* em razão da absorção de energia fornecida como ondas de radiofrequência. Em instrumentos modernos, essa energia é fornecida como pulsos que excitam os núcleos magnéticos da amostra. Uma vez interrompido o pulso, os núcleos relaxam, retornando ao seu estado não excitado e emitindo radiação eletromagnética em frequências que são detectadas pelo espectrômetro de RMN. Para a interpretação desses sinais, convertem-se os dados no domínio de tempo para o domínio da frequência por meio de uma função matemática chamada de transformada de Fourier. O espectro resultante é um gráfico de intensidade do sinal (eixo y) por frequência em ppm em relação à frequência principal do espectrômetro (eixo x).

Muitas informações podem ser extraídas de espectros de RMN. A frequência dos sinais no espectro (o chamado deslocamento químico, em ppm) é associada ao ambiente químico em que o núcleo se encontra no contexto da estrutura da molécula. Sinais com maiores valores de deslocamento químico são observados para núcleos pouco blindados, ou seja, com menor densidade eletrônica. Um exemplo é o caso de núcleos vizinhos a heteroátomos. Por outro lado, sinais com menores valores de deslocamento químico indicam núcleos mais blindados eletronicamente, como é o caso de núcleos de hidrogênio ligados a carbonos sp^3. Além do deslocamento químico, é possível determinar o número relativo de núcleos em um mesmo ambiente químico. A integral da área sob os picos em um sinal de RMN revela o número relativo de núcleos que compõem aquele sinal em relação aos outros sinais em um mesmo espectro.

A multiplicidade dos sinais é outra valiosa informação em espectros RMN. A multiplicidade de sinais é consequência do acoplamento *spin-spin*, que ocorre pela interação dos *spins* nucleares de núcleos conectados a átomos vizinhos. Por meio da análise de multiplicidade é possível conectar subestruturas em uma molécula para se chegar na estrutura química planar de compostos orgânicos. Em decorrência do acoplamento *spin-spin*, os sinais de RMN podem ser observados como dupletos, tripletos, quadrupletos etc. As constantes de acoplamento de sinais (*J*), medidas pelo distanciamento dos picos em um multipleto, são valores característicos que podem ser associados a determinados grupos químicos.

Para a elucidação estrutural de metabólitos secundários, os experimentos unidimensionais (1D) mais comumente utilizados incluem a aquisição de espectros de RMN de ^{1}H e ^{13}C, em virtude da abundância desses núcleos em compostos orgânicos. Além disso, experimentos bimensionais (2D) fornecem informações críticas para a determinação estrutural inequívoca de compostos. Espectros de RMN bidimensionais possuem dois eixos de deslocamento químico, e os sinais são dispostos no espectro, correlacionando ambos os eixos. Há uma diversidade de experimentos de RMN bidimensional, incluindo COSY (que registra correlações ^{1}H-^{1}H e indica quais átomos de hidrogênio estão acoplados), TOCSY (que indica o acoplamento de todos os núcleos ^{1}H em um mesmo sistema de *spin*), HSQC ^{13}C-^{1}H (que indica as correlações entre núcleos de ^{13}C e ^{1}H conectados por uma ligação química), HMBC ^{13}C-^{1}H (que indica as correlações entre núcleos de ^{13}C e ^{1}H distantes por mais de uma ligação química), NOESY (que registra o efeito nuclear Overhouser associado à interação de núcleos no espaço e não através de ligações químicas), entre outros.

Experimentos de ressonância magnética nuclear fornecem uma grande variedade de informações para a elucidação estrutural de compostos orgânicos. Quando combinada à espectroscopia no UV-Vis, espectroscopia no IV e espectrometria de massas, os dados costumam ser suficientes para a determinação da estrutura química e configuração relativa dos centros quirais nas moléculas.

No caso de moléculas que podem ser cristalizadas, a cristalografia de raios X se inclui como outra ferramenta poderosa.[63] Pela cristalografia de raios X é possível não apenas determinar a estrutura química completa de uma molécula, mas também sua configuração absoluta. Porém, compostos em forma líquida ou como sólidos amorfos não podem ser analisados por essa técnica.

Técnicas como a polarimetria e o dicroísmo circular analisam a atividade óptica de moléculas, podendo ser aplicadas para a determinação de sua configuração absoluta em comparação com dados de moléculas conhecidas. A análise da configuração absoluta de centros quirais pode requerer ainda metodologias que envolvem degradação forçada e derivatização. Exemplos desse tipo de metodologia incluem o Método de Marfey (para a determinação da configuração absoluta de aminoácidos em peptídeos)[64] e o Método de Mosher (para a determinação da configuração absoluta de álcoois quirais),[65] apenas para citar alguns exemplos. Apesar de descrita aqui em poucas linhas, a elucidação da configuração absoluta de metabólitos secundários pode revelar-se um processo desafiadora.

Contudo, sua importância é inquestionável, tendo em vista a sabida relação da conformação estérica de moléculas com sua atividade biológica.

O processo de elucidação estrutural de moléculas inéditas é análogo à montagem de um quebra-cabeças. Cada técnica analítica fornece um pedaço de informação, como uma peça do quebra-cabeças. Esses dados são analisados em conjunto com as demais informações para a composição da estrutura final. Trata-se de um processo detalhado e iterativo, em que os dados analíticos são constantemente revisitados conforme novas informações são obtidas.

O processo de elucidação estrutural tem se beneficiado ao longo do tempo com os avanços tecnológicos. Por exemplo, técnicas analíticas modernas têm se mostrado cada vez mais sensíveis, requerendo menor quantidade de amostra para as análises. Além disso, o desenvolvimento e aprimoramento de *softwares* abrem novas possibilidades para a elucidação estrutural com o auxílio de computador. Ainda assim, determinar a estrutura de um metabólito inédito requer a compreensão das possibilidades e limitações das diferentes técnicas analíticas, assim como o conhecimento multidisciplinar de aspectos como a quimiotaxonomia e a lógica biossintética dos produtos naturais.

CONSIDERAÇÕES FINAIS

Entre a coleta de material biológico e a caracterização de seus metabólitos bioativos, há uma série de atividades e processos a serem realizados. Antes mesmo de sair a campo, faz-se necessário um planejamento detalhado para garantir que as coletas estejam de acordo com leis, acordos e regulamentações, além de serem adequadas à finalidade da atividade de prospecção. As amostras biológicas coletadas devem ser devidamente processadas e extraídas para que os testes químicos e bioensaios possam ser aplicados. O fracionamento guiado por bioatividade tem a finalidade de direcionar o processo de prospecção para a concentração dos metabólitos que exibem a atividade biológica de interesse. A desreplicação é utilizada antes ou durante o fracionamento guiado por bioatividade para a identificação de moléculas conhecidas, evitando, assim, a "redescoberta" de compostos. Se a desreplicação aponta para um possível ineditismo químico, concentram-se os esforços para a purificação e elucidação estrutural da nova entidade química.

Essas atividades que compõem o processo de prospecção de moléculas levam à descoberta de um produto natural bioativo. Caso o intuito seja o desenvolvimento de um fármaco a partir do produto natural, a jornada só está começando. Essa nova molécula deve ser, então, submetida a testes *in vitro* e *in vivo* para a determinação de seu mecanismo de ação, toxicidade e propriedades farmacocinéticas. A partir desses resultados, são realizadas otimizações estruturais, utilizando ferramentas da química medicinal para o desenvolvimento de candidatos a fármacos. Os candidatos a fármacos seguem a esteira de desenvolvimento pré-clínico e clínico, passando também por estudos de escalonamento de produção e formulação, para que possam, por fim, ser aprovados pelas agências regulatórias. O percurso é longo e desafiador, mas imprescindível para garantir a segurança e eficácia dos novos fármacos. Nesse processo, a biodiversidade continua a ser uma fonte praticamente inesgotável de esqueletos químicos que podem ser explorados como soluções terapêuticas.

REFERÊNCIAS

1. Newman DJ, Cragg GM, Snader KM. The influence of natural products upon drug discovery. Nat Prod Rep. 2000;17:215-234.
2. Daley S, Cordell GA. Alkaloids in contemporary drug discovery to meet global disease needs. Molecules. 2021;26:3800.
3. Kaufman TS, Rúveda EA. The quest for quinine: those who won the battles and those who won the war. Angew Chemie Int Ed. 2005;44:854-885.
4. Beutler JA. Natural products as a foundation for drug discovery. Curr Protoc Pharmacol. 2009;461-21.
5. Newman DJ, Cragg GM. Natural products as sources of new drugs over the nearly four decades from 01/1981 to 09/2019. J Nat Prod. 2020;83:770-803.
6. Harvey AL, Edrada-Ebel R, Quinn RJ. The re-emergence of natural products for drug discovery in the genomics era. Nat Rev Drug Discov. 2015;14:111-129.
7. Brasil. Lei n. 13.123, de 20 de maio de 2015. Brasília: Presidência da República; 2015.
8. Carvalho Ribeiro S, Soares Filho B. Opportunities of the Nagoya Protocol to nurture the use of native species in Brazil. Environ Sci Policy. 2022;127:321-324.
9. Castro BS, Santos ACC. Genetic Heritage Management Council and the coordination of the access and benefit-sharing policy in Brazil. Ambient Soc. 2022;25.
10. Laird SA, Wynberg RP. Fact-finding and scoping study on digital sequence information on genetic resources in the context of the convention on biological diversity and nagoya Protocol. 2018;1-79.
11. Bond MR, Scott D. Digital biopiracy and the (dis)assembling of the Nagoya Protocol. Geoforum. 2020;117:24-32.
12. Corroto F, Macía MJ. What is the most efficient methodology for gathering ethnobotanical data and for participant selection? Medicinal plants as a case study in the Peruvian Andes. Econ Bot. 2021;75:63-75.
13. Albuquerque UP, Hanazaki N. As pesquisas etnodirigidas na descoberta de novos fármacos de interesse médico e farmacêutico: fragilidades e pespectivas. Rev Bras Farmacogn. 2006;16:678-689.
14. Elisabetsky E, Souza G. Etnofarmacologia como ferramenta na busca de substâncias ativas. In Simões CMO (ed.). Farmacognosia: da planta ao medicamento. UFRG e UFSC; 2004. p.107-122.
15. Atanasov AG et al. Discovery and resupply of pharmacologically active plant-derived natural products: A review. Biotechnol Adv. 2015;33:1582-1614.
16. Wink M, Botschen F, Gosmann C, Schäfer H, Waterman PG. Chemotaxonomy seen from a phylogenetic perspective and evolution of secondary metabolism. In: Annual Plant Reviews online. v. 40. John Wiley & Sons Ltd.; 2018. p.364-433.
17. Evans WCA taxonomic approach to the study of medicinal plants and animal-derived drugs. In Evans WC (ed.). Trease and Evans' pharmacognosy. Elsevier; 2009. p.18-44.

18. Pye CR, Bertin MJ, Lokey RS, Gerwick WH, Linington RG. Retrospective analysis of natural products provides insights for future discovery trends. Proc Natl Acad Sci. 2017;114:5601-5606.
19. Huffman MA. Animal self-medication and ethno-medicine: exploration and exploitation of the medicinal properties of plants. Proc Nutr Soc. 2003;62:371-381.
20. Menegatti C, Fukuda TTH, Pupo MT. Chemical ecology in insect-microbe interactions in the neotropics. Planta Med. 2021;87:38-48.
21. Ramadhar TR, Beemelmanns C, Currie CR, Clardy J. Bacterial symbionts in agricultural systems provide a strategic source for antibiotic discovery. J Antibiot (Tokyo). 2014;67:53-58.
22. Molloy EM, Hertweck C. Antimicrobial discovery inspired by ecological interactions. Curr Opin Microbiol. 2017;39:121-127.
23. Cunha AP, Roque OR. Produção de fármacos vegetais com vista à obtenção de medicamentos à base de plantas. In Cunha AP (ed.). Farmacognosia e fitoquímica. Fundação Calouste Gulbenkian; 2014. p.89-107.
24. Pérez CD et al. Biodiversidade de invertebrados marinhos com potencial biotecnológico. In Thompson F, Thompson C (eds.). Biotecnologia marinha. FURG; 2020. p.229-253.
25. Falkenberg MB, Santos RI, Simões CMO. Introdução à análise fitoquímica. In Simões CMO (ed.). Farmacognosia: da planta ao medicamento. UFRG e UFSC; 2004. p.229-245.
26. Orjala J, Oberlies N, Pearce C, Swanson S, Kinghorn A. Discovery of potential anticancer agents from aquatic cyanobacteria, filamentous fungi, and tropical plants. In: Bioactive compounds from natural sources. 2.ed. CRC Press; 2011. p.37-64.
27. Locey KJ, Lennon JT. Scaling laws predict global microbial diversity. Proc Natl Acad Sci. 2016;113:5970-5975.
28. Nichols D et al. Use of ichip for high-throughput in situ cultivation of "uncultivable" microbial species. Appl. Environ. Microbiol. 2010;6:2445-2450.
29. Singh BK, Macdonald CA. Drug discovery from uncultivable microorganisms. Drug Discov Today. 2010;15:792-799.
30. Romanowski S, Eustáquio AS. Synthetic biology for natural product drug production and engineering. Curr Opin Chem Biol. 2020;58:137-145.
31. Salim AA, Khalil ZG, Elbanna AH, Wu T, Capon RJ. Methods in microbial biodiscovery. Mar Drugs. 2021;19:503.
32. Kinghorn AD et al. Discovery of anticancer agents of diverse natural origin. Anticancer Res. 2016;36:5623-5638.
33. Berlinck RGS et al. The isolation of water-soluble natural products – Challenges, strategies and perspectives. Nat Prod Rep. 2022;39:596-669.
34. Vinatoru M. An overview of the ultrasonically assisted extraction of bioactive principles from herbs. Ultrason Sonochem. 2001;8:303-313.
35. de Mello JCP, Valone L. Extraction, isolation, and identification of phytopharmaceuticals. In Oliveira WP (ed.). Phytotechnology. CRC Press; 2021. p.85-104.
36. Palma M et al. Extraction of natural products: principles and fundamental aspects. In Rostagno MA, Prado JM (eds.). RSC Green Chemistry. The Royal Society of Chemistry; 2013. p.58-88.
37. Dai Y, van Spronsen J, Witkamp G-J, Verpoorte R, Choi YH. Ionic liquids and deep eutectic solvents in natural products research: mixtures of solids as extraction solvents. J Nat Prod. 2013;76:2162-2173.
38. Duan L, Dou L-L, Guo L, Li P, Liu E-H. Comprehensive evaluation of deep eutectic solvents in extraction of bioactive natural products. ACS Sustain Chem Eng. 2016;4:2405-2411.
39. Uwineza PA, Waśkiewicz A. Recent advances in supercritical fluid extraction of natural bioactive compounds from natural plant materials. Molecules. 2020;25:3847.
40. Bisson J et al. Can invalid bioactives undermine natural product-based drug discovery? J Med Chem. 2016;59:1671-1690.

41. Kinghorn AD. Drug discovery from natural products. In Lemke TL, Williams DA, Roche VF, Zito SW (eds.). Foye's principles of medicinal chemistry: Seventh edition. Wolters Kluwer Health Adis (ESP); 2012. p.13-27.
42. Schafhauser T, Kulik A. Isolation and purification of natural products from microbial cultures. In Sass P (ed.). v. 2601. Springer US; 2023. p.75-96.
43. Altova EP, Hargittai I, Mikhail S. Tsvet – pioneer of chromatography – 150 years from his birth. Struct Chem. 2022;33:1-3.
44. Collins CH, Braga GL, Bonato PS. Fundamentos de cromatografia. Campinas: Editora da Unicamp; 2006.
45. Wilson BAP, Thornburg CC, Henrich CJ, Grkovic T, O'Keefe BR. Creating and screening natural product libraries. Nat Prod Rep. 2020;37:893-918.
46. Henrich CJ, Beutler JA. Matching the power of high throughput screening to the chemical diversity of natural products. Nat Prod Rep. 2013;30:1284.
47. Gaudêncio SP, Pereira F. Dereplication: racing to speed up the natural products discovery process. Nat Prod Rep. 2015;32:779-810.
48. Hubert J, Nuzillard J-M, Renault J-H. Dereplication strategies in natural product research: How many tools and methodologies behind the same concept? Phytochem Rev. 2017;16:55-95.
49. Grkovic T et al. National Cancer Institute (NCI) program for natural products discovery: rapid isolation and identification of biologically active natural products from the NCI prefractionated library. ACS Chem Biol. 2020;15:1104-1114.
50. Thornburg CC et al. NCI program for natural product discovery: a publicly-accessible library of natural product fractions for high-throughput screening. ACS Chem Biol. 2018;13:2484-2497.
51. Krug D, Müller R. Secondary metabolomics: the impact of mass spectrometry-based approaches on the discovery and characterization of microbial natural products. Nat Prod Rep. 2014;31:768-783.
52. Colegate SM, Molyneux RJ. An introduction and overview. In Colegate S, Molyneux R (eds.). Bioactive natural products. CRC Press; 2007. p.1-10.
53. Sticher O. Natural product isolation. Nat Prod Rep. 2008;25:517.
54. Bucar F, Wube A, Schmid M. Natural product isolation – How to get from biological material to pure compounds. Nat Prod Rep. 2013;30:525.
55. Pauli GF, Chen S-N, Friesen JB, McAlpine JB, Jaki BU. Analysis and purification of bioactive natural products: the anapurna study. J Nat Prod. 2012;75:1243-1255.
56. Choules MP et al. Residual complexity does impact organic chemistry and drug discovery: the case of rufomyazine and rufomycin. J Org Chem. 2018;83:6664-6672.
57. Pauli GF et al. Importance of purity evaluation and the potential of quantitative 1 H NMR as a purity assay. J Med Chem. 2014;57:9220-9231.
58. Crews P, Rodríguez J, Jaspars M. Organic structure analysis. Oxford University Press; 1998.
59. Rodríguez J, Crews P, Jaspars M. Contemporary strategies in natural products structure elucidation. In Fattorusso E, Gerwick WH, Taglialatela-Scafati O (eds.). Handbook of marine natural products. Springer Netherlands; 2012. p.423-517.
60. Awad H, Khamis MM, El-Aneed A. Mass spectrometry, review of the basics: ionization. Appl Spectrosc Rev. 2015;50:158-175.
61. Bouslimani A, Sanchez LM, Garg N, Dorrestein PC. Mass spectrometry of natural products: current, emerging and future technologies. Nat Prod Rep. 2014;31:718-729.
62. Pavia DL, Lampman GM, Kriz GS, Vyvyan JR. Introdução à espectroscopia. Cengage Learning; 2010.
63. Přichystal J, Schug KA, Lemr K, Novák J, Havlíček V. Structural analysis of natural products. Anal Chem. 2016;88:10338-10346.

64. Fujii K, Shimoya T, Ikai Y, Oka H, Harada K. Further application of advanced Marfey's method for determination of absolute configuration of primary amino compound. Tetrahedron Lett. 1998;39:2579-2582.
65. Cimmino A, Masi M, Evidente M, Superchi S, Evidente A. Application of Mosher's method for absolute configuration assignment to bioactive plants and fungi metabolites. J Pharm Biomed Anal. 2017;144:59-89.

17

Bioprospecção de fungos endofíticos visando à descoberta de novos metabólitos secundários

Stephanie Nemesio da Silva
João Guilherme de Moraes Pontes
Daniel Yuri Akiyama
Taicia Pacheco Fill

INTRODUÇÃO

Na natureza, diferentes espécies de microrganismos endofíticos estabelecem relações simbióticas com as plantas hospedeiras, as quais lhes proporcionam vantagens adaptativas, como nutrição e proteção. Por outro lado, os endófitos conferem aos seus hospedeiros vantagens como resistência a infecções de fitopatógenos e ataques de herbívoros. Nesse contexto, muitos dos metabólitos secundários produzidos durante essas interações são de grande relevância, pois exibem diferentes atividades biológicas. Neste capítulo serão abordadas as etapas para a descoberta e caracterização de metabólitos secundários bioativos, assim como abordagens modernas para indução de *clusters* gênicos biossintéticos.

Endófitos são microrganismos tais como fungos e bactérias que habitam inter ou intracelularmente os tecidos vegetais, em uma relação simbiótica com planta, de modo a não prejudicar, aparentemente, a saúde do seu hospedeiro.[1,2] Essa relação simbiótica compreende uma faixa que pode variar desde uma fitopatogênese latente até uma relação mutualística.[1,3] No caso da fitopatogênese latente,[4] o desenvolvimento da infecção durante a interação endófito-planta irá depender de certos fatores, tais como: o metabolismo microbiano, que pode variar em diferentes condições ambientais, a idade das plantas, nutrição, modo de transmissão, entre outros;[5] e, por esse motivo, as plantas geralmente são reportadas como hospedeiros assintomáticos durante essa interação.[2]

Por outro lado, a interação endófito-planta pode vir a ser classificada como mutualística,[6] quando a relação acaba sendo benéfica tanto para o endófito quanto para a planta após ter sido colonizada. Em alguns estudos, microrganismos endofíticos são aplicados como agentes de biocontrole em plantas para evitar o surgimento de doenças pós-colheitas, uma vez que alguns endófitos podem induzir o aumento da resistência da planta. Um exemplo desse tipo de estratégia de biocontrole é o uso de *Candida oleophila* em *Citrus* spp.[7] A indução do aumento da resistência da planta pelos endófitos pode acontecer por diferentes mecanismos: por meio da elicitação da resposta imune da planta, pela produção de antioxidantes e pela produção de compostos antifúngicos que podem suprimir o crescimento de patógenos. Essa habilidade dos endófitos é racionalizada para uma agricultura sustentável, uma vez que ela pode ser usada como alternativa ao uso de agrotóxicos.[8]

O sucesso de uma interação harmônica entre o endófito e a planta irá depender tanto dos mecanismos bioquímicos de infecção usados pelos microrganismos quanto do sistema de defesa da planta, e isso será estabelecido durante o processo de colonização do fungo na planta.[2,9] Uma estratégia de colonização de endófitos se dá por meio de reações de biotransformação de compostos antifúngicos produzidos pela planta hospedeira, durante o seu processo de defesa, em compostos que exibem menor toxicidade.[9] Essa habilidade de detoxificar metabólitos secundários bioativos do hospedeiro foi observada, por exemplo, em *Penicillium brasilianum*, um fungo endofítico que tem a habilidade de biotransformar derivados de ácido benzoico com atividade antifúngica, produzidos pela planta hospedeira *Melia azedarach*, em compostos com menor toxicidade ao fungo. A detoxificação é promovida por meio de reações de conjugação entre os derivados de ácidos benzoicos com diferentes aminoácidos (valina, prolina e isoleucina) que fazem parte do metabolismo da planta.[9]

Os fungos endofíticos são encontrados em diferentes regiões geográficas do planeta e abrangem uma enorme diversidade de espécies (predominantemente ascomicetos), que desempenham diferentes papéis ecológicos.[10] No entanto, em virtude dessa enorme diversidade, pouco se sabe sobre a natureza bioquímica desses fungos e a riqueza dos produtos naturais por eles produzidos, de modo que em algumas situações eles acabam até mesmo sendo negligenciados.[10,11]

As plantas são consideradas um importante reservatório de microrganismos, e grande parte do microbioma vegetal é desconhecida, sendo coloquialmente chamada de "matéria escura" (*dark matter*) microbiana.[12] Esse grande reservatório microbiano apresenta um enorme potencial para a descoberta de novos compostos que podem promover a saúde da planta e ter valor agregado. No entanto, a complexidade existente nas relações entre as diferentes espécies presentes na comunidade microbiana dificulta a compreensão da contribuição de cada um desses organismos.[12]

Os microrganismos endofíticos, em decorrência dos milhões de anos de evolução conjunta com seus hospedeiros, tiveram seus metabolismos aprimorados de forma a cumprir certos nichos ecológicos.[13] Assim, do ponto de vista biotecnológico, os produtos naturais biossintetizados por esses microrganismos e seus maquinários enzimáticos chamam a atenção da comunidade científica pela sua capacidade de alterar o metabolismo de suas plantas hospedeiras, induzindo desde o crescimento vegetal até mecanismos de defesa, auxiliando no combate a microrganismos predadores,[14] sendo cruciais alvos de estudos para o desenvolvimento da agricultura. Nesse sentido, a bioprospecção tem sido uma alternativa na busca de produtos naturais bioativos e para fornecer maior compreensão dos seus respectivos papéis biológicos. Inúmeros exemplos de substâncias biologicamente ativas, que exibem atividades antifúngica, antibacteriana, antioxidante, antitumoral, entre outras, já foram reportados na literatura.[11,15]

A bioprospecção de produtos naturais compreende o processo sistemático que busca a descoberta de novos compostos bioativos a partir de organismos vivos.[16] Dessa forma, a bioprospecção de microrganismos consiste na identificação, avaliação e exploração sistemática da biodiversidade microbiana que é encontrada em um determinado local, buscando encontrar estratégias para o estudo da fração microbiana de interesse, seja ela cultivável ou não.[17]

ESTRATÉGIAS PARA OBTER DIVERSIDADE ESTRUTURAL DE PRODUTOS NATURAIS MICROBIANOS

Microrganismos são conhecidos por sua capacidade de produzir inúmeros compostos bioativos, amplamente utilizados no setor industrial, seja por aplicação direta ou como estrutura base para modificações sintéticas.[18] Apesar disso, a exploração de produtos naturais de endófitos só começou a ocorrer de forma expressiva após o isolamento do anticancerígeno taxol do fungo endófito *Taxomyces andreanae* em 1993.[11,19] O paclitaxel (taxol) é um dos medicamentos mais bem-sucedidos no mercado global e foi isolado, inicialmente, da casca da planta medicinal *Taxus brevifolia*. Baixas concentrações de taxol (0,001 a 0,05%) obtidas pela espécie tornavam sua produção em escala industrial inviável.[20] Somente a partir do seu isolamento em *T. andreanae* e, sequentemente, por outros endófitos, a produção e comercialização de taxol se tornou possível.[21] Essa descoberta revolucionou não apenas o *modus operandi* da indústria farmacêutica como também a pesquisa na área de produtos naturais, direcionando esforços para o desenvolvimento de estratégias voltadas para a produção de diversidade química com potencial biológico a partir de microrganismos endofíticos (Figura 1).[11]

Os metabólitos secundários, grupo heterogêneo de compostos orgânicos de baixo peso molecular que atuam indiretamente no desenvolvimento e manutenção do organismo, são ponto de partida na busca por novos produtos naturais bioativos.[22] Em fungos, a biossíntese de metabólitos secundários ocorre usualmente por vias multienzimáticas.[23] Os genes responsáveis pela biossíntese desses

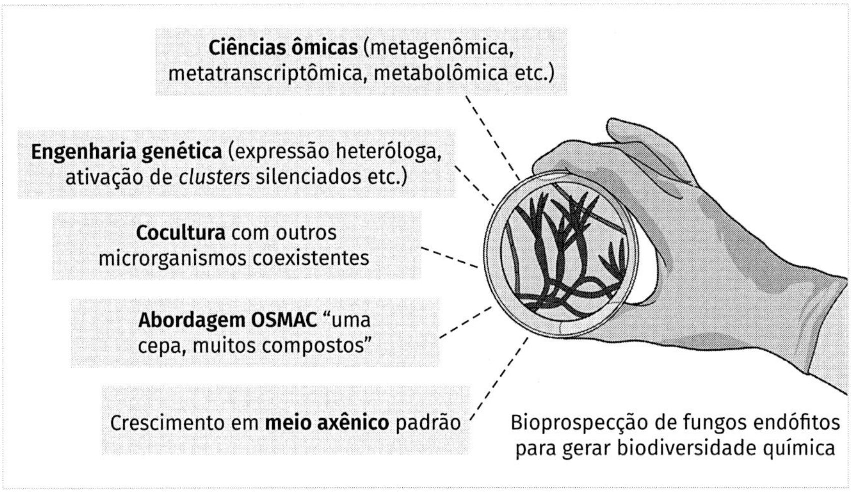

FIGURA 1 Algumas estratégias adotadas para induzir e analisar a produção de produtos naturais em fungos endófitos.
Fonte: elaboração dos autores.

compostos se situam, em geral, dentro de agrupamentos lineares denominados *clusters* gênicos biossintéticos (BGC, do inglês *biosynthetic gene clusters*), que podem estar silenciados ou expressos.[24]

Métodos de triagem química convencionais, que consistem, basicamente, na extração e isolamento bioguiado de compostos do caldo fermentativo ou micélio a partir do cultivo em meio axênico, têm se mostrado limitados, levando em consideração a alta taxa de redescoberta de compostos já conhecidos.[25] Estudos genômicos mostraram que, sob condições-padrão de cultivo em laboratório, muitos BGC permanecem silenciados, impossibilitando a exploração do vasto potencial metabólico do microrganismo.[11] Por isso, novas estratégias têm emergido para indução da produção de metabólitos secundários em fungos endofíticos baseada na ativação da expressão gênica de *clusters* biossintéticos.[26]

A diversidade metabólica produzida por endófitos depende de inúmeros fatores, incluindo ambiente, espécie de planta e tecido vegetal habitado.[27,28] Além dos parâmetros relacionados ao hospedeiro, alterações ambientais modificam o transcriptoma, o proteoma e, por conseguinte, o metaboloma do microrganismo, permitindo sua sobrevivência.[29] Dessa maneira, variações nas condições de crescimento podem alterar drasticamente seu perfil metabólico, induzindo a biossíntese de novos metabólitos bioativos ou aumentando a produção de compostos de interesse.[30]

Baseada nessa observação, a abordagem OSMAC (*One Strain-Many Compounds*) tem sido largamente utilizada na bioprospecção de fungos endófitos.[25] Por meio dessa estratégia, alterações sistemáticas dos parâmetros de cultivo de uma cepa particular simulam gatilhos bióticos e abióticos para expressão de genes biossintéticos.[30,31] Em OSMAC, variações comuns incluem fontes de carbono/nitrogênio, salinidade, pH, temperatura, aeração e intensidade da luz, assim como adição de inibidores enzimáticos.[25] Cultivo em meio de arroz suplementado com suco de frutas e vegetais do fungo endófito *Fusarium tricinctum*, isolado de *Aristolochia paucinervis*, exibiu aumento de até 80% no acúmulo de fusarielina J (atividade anticâncer) e induziu a biossíntese de dois novos produtos naturais, as fusarielinas K e L. Quando cultivado em meio de arroz-padrão, as novas fusarielinas e seus derivados não foram detectados.[32] Em outro estudo, tratamento do extrato micelial de *Chaetomium subaffine* com inibidores do citocromo P-450 resultou no isolamento de cinco novos precursores de quetoglobosina A, além de dois análogos menos oxidados.[33] Já no cultivo do endófito *Pestalotiopsis lespedezae* em meio sólido de arroz com adição de sal halogenado NaI, foram detectados dez novos ácidos pestálicos H-Q, incluindo um novo produto natural iodado.[34]

Sabendo-se que os fungos evoluíram para se adaptar a um ambiente específico, em associação simbiótica com outros microrganismos, o cultivo entre duas ou mais espécies co-ocorrentes, denominado cocultura, é uma estratégia bastante eficaz para ativar a expressão de BGC, produzindo metabólitos secundários como resposta do sistema de defesa.[35,36] Soliman e Raizada,[74] por exemplo, obtiveram um aumento na produção de taxol em oito vezes por meio do cultivo dos fungos *Phomopsis* sp. e *Alternaria* sp. em associação. Em outro estudo, o cocultivo do fungo endófito *P. citrinum* com *Beauveria felina* foi capaz de produzir dois novos compostos de estrutura tetracíclica única, ambos exibindo atividade antimicrobiana contra os patógenos humanos *S. aureus* e *E. coli*.[37]

Avanços recentes em engenharia genética e bioinformática também têm contribuído substancialmente na bioprospecção de endófitos.[11] Ao contrário das estratégias descritas anteriormente para ativação de genes silenciados, a engenharia genética permite associação entre um metabólito secundário produzido com um *cluster* gênico particular, sendo, assim, mais específica em explorar BGC.[38] As abordagens envolvendo engenharia genética incluem mutação gênica, mineração do genoma e manipulação de reguladores gênicos, seja no organismo de interesse ou em organismos heterólogos. Adicionalmente, ferramentas para análises *in silico* de BGC, como SMURF[39] e antiSMASH,[40] integram-se a outras estratégias, permitindo a investigação de vias metabólicas de maneira mais eficiente e direcionada.[41] Em estudo recente, análise do genoma de *Serendipita indica*, um fungo endófito de raiz, indicou que o gene *SiTPS* é envolvido na biossíntese de metabólitos secundários. Expressão heteróloga de *SiTPS* em *E. coli* produziu uma proteína que catalisa a biossíntese de alguns sesquiterpenoides, majoritariamente viridiflorol. Ensaios *in vitro* com viridiflorol exibiram atividade antifúngica, indicando vantagens competitivas de *S. indica* em relação a outros endófitos no estabelecimento da interação com o hospedeiro.[42]

Embora a bioprospecção de fungos endófitos esteja concentrada na fração cultivável, endófitos ainda não cultiváveis também apresentam grande arsenal químico. Métodos como eletroforese em gel de gradiente por desnaturação (DGGE, do inglês *denaturing gradient gel electrophoresis*)[43] ou análise de DNA, seguida por clonagem de DNA,[44] podem ser realizados para detecção de endófitos não cultiváveis e análise metagenômica para avaliação taxonômica e filogenética da comunidade.[13] Já a metabolômica representa uma importante ferramenta analítica utilizada na detecção e quantificação de metabólitos secundários a partir de estudo comparativo, por exemplo, entre hospedeiro infectado ou livre do endófito. Tais informações auxiliam na compreensão de vias metabólicas envolvidas na interação hospedeiro-endófito, fundamental para a exploração da diversidade química microbiana.[45]

CARACTERIZAÇÃO QUÍMICA E BIOATIVIDADE

Da perspectiva farmacêutica, fungos endofíticos são importantes produtores de agentes antifúngicos, anticancerígenos, antibióticos, antioxidantes, antiparasitários e imunossupressores.[46] Em um cenário de ascensão de resistência antimicrobiana, os fungos endofíticos possuem vantagens na corrida pela descoberta de novas drogas, sendo capazes de biossintetizar uma vasta gama de complexas estruturas químicas com atividades biológicas diversas.[47]

Apesar da animadora perspectiva da utilização biotecnológica dos produtos naturais microbianos, esta não vem desacompanhada de seus desafios e limitações. Os microrganismos produzem uma gama complexa de metabólitos, dificultando o isolamento e identificação do produto natural responsável pela atividade biológica observada, além dos desafios de se obter quantidade suficiente do material para as análises químicas.[48] Em razão das suas complexas estruturas, o desenvolvimento de rotas sintéticas para otimização da relação estrutura-atividade é demorado e trabalhoso. Ainda, o estudo dos mecanismos moleculares responsáveis pela interação dos produtos naturais bioativos com seus alvos é pouco explorado.[49] Para dar cabo dessas novas tarefas, principalmente no que tange à elucidação estrutural, os cientistas têm concentrado seus esforços no avanço instrumental de técnicas como espectroscopia de ressonância magnética nuclear (RMN) e espectrometria de massas (EM), assim como a criação e ampliação dos já existentes bancos de dados para ambas as técnicas.[50,51]

A RMN é uma técnica química baseada no fenômeno associado ao sinal eletromagnético emitido por núcleos magneticamente ativos em face da aplicação de pulsos de radiofrequência quando expostos a um forte campo magnético.[52] O sinal eletromagnético emitido depende da força do campo magnético, das propriedades magnéticas do núcleo analisado e do seu ambiente químico, ou seja, de quais núcleos estão próximos ou interagindo com ele.[52] Em virtude desta última característica, é possível investigar a conectividade dos átomos em uma determinada estrutura, possibilitando sua determinação. A RMN tem sido a técnica-padrão utilizada, tanto na academia quanto na indústria, para o estudo e elucidação da estrutura dos produtos naturais. Nos últimos anos, o desenvolvimento instrumental de RMN foi focado no melhoramento de sua seletividade e resolução, com o aprimoramento dos sistemas eletrônicos, desenvolvimento de geradores de campos magnéticos de maior intensidade e criossondas, diminuindo, assim, a quantidade de amostra necessária para as análises a partir do aumento da sensibilidade, uma vez que esta é uma limitação dessa técnica.[53]

A EM de alta resolução, assim como a RMN, tornou-se uma técnica-padrão na investigação de novos produtos naturais em virtude da sua capacidade de fornecer informação sobre a massa acurada de compostos com alta sensibilidade e, nos experimentos de EM sequencial, informação estrutural a partir dos padrões de fragmentação específicos de cada classe de compostos.[54] Os espectrômetros de massas usualmente estão acoplados à cromatografia líquida (CL), técnica capaz de separar os compostos dos complexos extratos microbianos, gerando uma terceira dimensão de dados. Em decorrência da massiva quantidade de dados gerados em experimentos de CL-EM e CL-EM/EM, a comunidade científica tem se debruçado sobre o desenvolvimento de softwares capazes de auxiliar os químicos na identificação de moléculas e nas suas correlações com o sistema biológico.[54] Apesar de todas essas vantagens, a EM é incapaz de diferenciar isômeros, visto que a sua composição elementar, e logo sua massa exata, serão idênticas, sendo um problema recorrente na área de produtos naturais, em que já foram reportados mais de 130 isômeros para alguns terpenos.[54] Outra limitação da EM é a incapacidade de determinar a estereoquímica das moléculas, e os produtos naturais exibem, em sua grande maioria, pelo menos um centro estereogênico; a configuração destes é crucial para sua atividade biológica.[55] Dessa forma, a combinação de RMN e EM tem alta presença em estudos de produtos naturais, pois as vantagens de uma técnica cobrem as debilidades da outra.

Assim como a caracterização estrutural, a determinação da atividade biológica dos extratos, frações ou das moléculas isoladas é um passo importante na pesquisa em produtos naturais e essencial para sua aplicação biotecnológica. Ainda, uma correlação entre os padrões estruturais associados à atividade biológica é interessante para estudos semissintéticos, com o objetivo de aprimorar a interação entre o composto e seu receptor. A gama das atividades biológicas de produtos naturais bioativos provenientes de fungos endofíticos varia desde antibacterianas, antifúngicas, antivirais, anticancerígenas, antioxidantes até hipocolesterolêmicas (Figura 2).[56]

A brefeldina A, um policetídeo macrolídico, é um metabólito já descrito como produzido por diversos fungos como *Penicillium brefeldianum*,[63] *P. decumbens*[64] e o endófito *Aspergillus clavatus*[57] isolado da conífera asiática *Taxus mairei*. Possuindo uma gama de atividades biológicas, esse produto natural é um inibidor do transporte proteico do retículo endoplasmático para o complexo de Golgi,[65] apresenta toxicidade a ratos,[66] inibição da mitose em células de diferentes vegetais,[67,68] atividade antifúngica contra os gêneros *Alternaria*, *Ascochyta*, *Penicillium*, *Curvularia*, *Cercospora*, e *Phyllosticta*,[69] além de atividade anticancerígena similar ao taxol contra as linhagens celulares Hela, MCF-7 e Spc-A-1.[57]

Já o antifúngico cryptocina, um derivado de ácido tetrâmico produzido por *Cryptosporiopsis quercina* isolado da casca do caule de *Tripterygium wilfordii*,

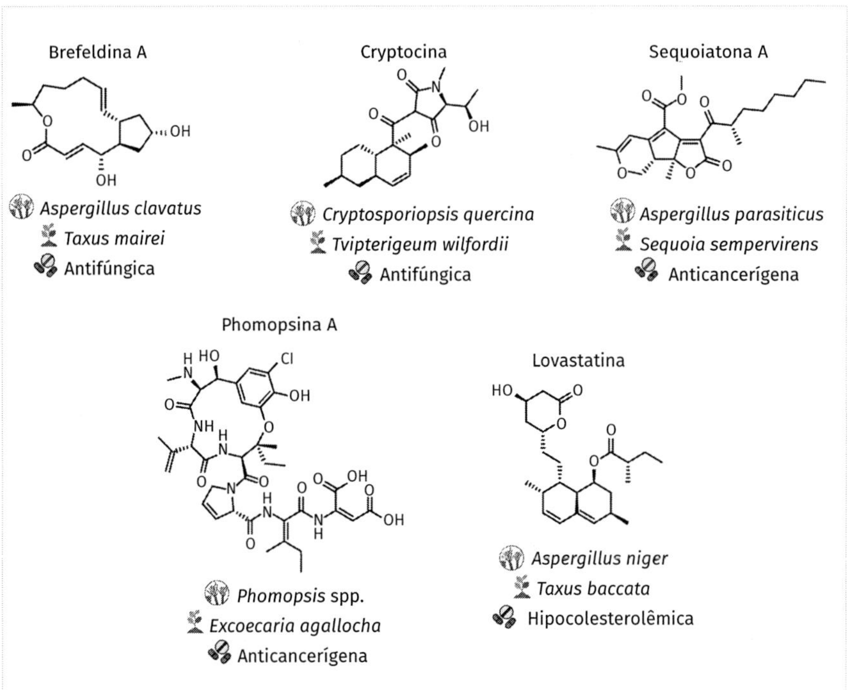

FIGURA 2 Produtos naturais isolados de fungos endofíticos e suas atividades biológicas, fungo do qual o metabólito foi isolado e fonte de isolamento do microrganismo.[57-62]

apresentou atividade antimicótica em face de diversos fitopatógenos.[58] Entre eles, a maior sensibilidade foi apresentada por *Pyricularia oryzae*, causador da doença fúngica brusone em arroz, um dos fitopatógenos de maior impacto negativo para a economia mundial, gerando perdas de grãos que poderiam alimentar 60 milhões de pessoas.[70]

O policetídeo sequoiatona A produzido pelo ascomiceto *A. parasiticus* isolado da sequoia-vermelha, *Sequoia sempervirens*, apresenta inibição moderada e seletiva a células tumorais humanas, especialmente de câncer de mama.[71] Outro agente anticancerígeno produzido por endófitos é o peptídeo phomopsina A, que apresenta propriedades antimitóticas a partir da sua forte afinidade pela tubulina, uma família de proteínas fundamentais para o processo de divisão celular.[72]

Já a lovastatina, policetídeo da classe das estatinas, é um dos principais fármacos comercializados atualmente para tratamento de altas taxas de colesterol no sangue e na prevenção de doenças cardiovasculares. Diversos fungos apresentam a capacidade de biossintetizar essa molécula, incluindo o endófito *Aspergillus niger* isolado de *Taxus baccata* que também apresenta a maquinaria enzimática necessária para sintetizá-la.[62] Ainda, a lovastatina está presente na Lista de Medicamentos Essenciais da Organização Mundial da Saúde de 2021.[73]

De modo geral, os exemplos citados ressaltam o potencial biossintético dos fungos endofíticos, assim como a gama de atividades biológicas que esses produtos naturais podem apresentar. Ainda, reforçam a importância da prospecção de novas moléculas para o avanço do nosso conhecimento sobre a natureza e para a melhoria das condições de vida humana.

CONSIDERAÇÕES FINAIS

Apesar das dificuldades intrínsecas à pesquisa em produtos naturais microbianos, os avanços tecnológicos recentes apresentados neste capítulo indicam um potencial imenso ainda não explorado, especialmente para os endófitos. Essa potencialidade tem inspirado a comunidade acadêmica a se debruçar sobre esses desafios, aprimorando abordagens de bioprospecção já conhecidas e investindo em novas áreas emergentes. Ainda, uma exploração mais profunda da gama de produtos naturais já conhecidos é essencial, desde a investigação do papel dessas moléculas nas interações biológicas, o melhoramento semissintético dos seus esqueletos carbônicos para o aperfeiçoamento da bioatividade de interesse ou até o estudo da maquinaria enzimática microbiana responsável pelas suas biossínteses. A biodiversidade brasileira, em particular, representa uma jazida de ouro para a bioprospecção de novas plantas, endófitos e seus produtos naturais. Assim, há uma forte base científica indicando a necessidade do avanço dos programas de descoberta de produtos naturais e de suas otimizações, testes e aplicações como candidatos a drogas, permitindo que essas moléculas continuem dando contribuições significativas para a saúde humana.

REFERÊNCIAS

1. Tan RX, Zou WX. Endophytes: a rich source of functional metabolites. Nat Prod Rep. 2001;18:448-459.
2. Araújo EV et al. The chemical warfare involved in endophytic microorganisms-plant associations. In Kumar A, Radhakrishnan EK (eds.). Microbial endophytes functional biology and applications. Woodhead Publishing; 2020. p.125-159.
3. Carroll G. Fungal endophytes in stems and leaves: from latent pathogen to mutualistic symbiont. Ecology. 1988;69:2-9.
4. Slippers B, Wingfield MJ. Botryosphaeriaceae as endophytes and latent pathogens of woody plants: diversity, ecology and impact. Fungal Biol Rev. 2007;21:90-106.
5. Moricca S, Ragazzi A. Fungal endophytes in stems and leaves: from latent pathogen to mutualistic symbiont. Phytopathol. 2008;98:380-386.
6. Kazenel MR et al. A mutualistic endophyte alters the niche dimensions of its host plant. AoB Plants. 2015;7:plv005.
7. Droby S et al. Induction of resistance to Penicillium digitatum in grapefruit by the yeast biocontrol agent Candida oleophila. Phytopathology. 2002;92:393-399.
8. Dubey A et al. Plants endophytes: unveiling hidden agenda for bioprospecting toward sustainable agriculture. Crit Rev Biotechnol. 2020;40:1210-1231.
9. Fill TP et al. Conjugation of antifungal benzoic acid derivatives as a path for detoxification in Penicillium brasilianum, an endophyte from Melia azedarach. Bioorg Chem. 2018;81:367-372.
10. Arnold AE. Understanding the diversity of foliar endophytic fungi: progress, challenges, and frontiers. Fungal Biol Rev. 2007;21:51-66.
11. Tiwari P, Bae H. Endophytic fungi: Key insights, emerging prospects, and challenges in natural product drug discovery. Microorganisms. 2022;10:360.
12. Blacutt A et al. An in vitro pipeline for screening and selection of Citrus – Associated microbiota with potential anti-"Candidatus Liberibacter asiaticus" properties. Appl Environ Microbiol. 2020;86:e02883-19.
13. Fadiji AE, Babalola OO. Metagenomics methods for the study of plant-associated microbial communities: A review. J Microbiol Methods. 2020;170:105860.
14. Singh A et al. Fungal endophytes as efficient sources of plant-derived bioactive compounds and their prospective applications in natural product drug discovery: insights, avenues, and challenges. Microorganisms. 2021;9:197.
15. Raimi A, Adeleke R. Bioprospecting of endophytic microorganisms for bioactive compounds of therapeutic importance. Arch Microbiol. 2021;203:1917-1942.
16. Martinez-Klimova E et al. Endophytes as sources of antibiotics. Biochem Pharmacol. 2017;134:1-17.
17. Almeida JRM et al. Bioprospecção microbiana. Rev Embrapa Agroenergia. 2015.
18. Singh BP et al. Editorial: Microbial secondary metabolites: Recent developments and technological challenges. Front Microbiol. 2019;10:914.
19. Tiwari P et al. Trends of pharmaceutical design of endophytes as anti-infective. Curr Top Med Chem. 2021;21:1572-1586.
20. Malik S et al. Production of the anticancer drug taxol in Taxus baccata suspension cultures: A review. Process Biochem. 2011;46:23-34.

21. Stierle AA, Stierle DB. Bioactive secondary metabolites produced by the fungal endophytes of conifers. Nat Prod Commun. 2015;10:1671-1682.
22. Newman DJ, Cragg GM. Natural products as sources of new drugs over the nearly four decades from 01/1981 to 09/2019. J Nat Prod. 2020;83:770-803.
23. Keller NP et al. Fungal secondary metabolism – From biochemistry to genomics. Nat Rev Microbiol. 2005;3:937-947.
24. Hoffmeister D, Keller NP. Natural products of filamentous fungi: enzymes, genes, and their regulation. Nat Prod Rep. 2007;24:393-416.
25. Pan R et al. Exploring structural diversity of microbe secondary metabolites using OSMAC strategy: A literature review. Front Microbiol. 2019;10:294.
26. Schneider P et al. In vivo and in vitro production options for fungal secondary metabolites. Mol Pharmaceutics. 2008;5:234-242.
27. Mishra S et al. Metabolomic insights into endophyte-derived bioactive compounds. Front Microbiol. 2022;13:835931.
28. Harrison JG, Griffin EA. The diversity and distribution of endophytes across biomes, plant phylogeny and host tissues: how far have we come and where do we go from here? Environ Microbiol. 2020;22:2107-2123.
29. Firn RD, Jones CG. The evolution of secondary metabolism – a unifying model. Mol Microbiol. 2000;37:989-994.
30. Bode HB et al. Big effects from small changes: Possible ways to explore nature's chemical diversity. ChemBioChem. 2002;3:619-627.
31. Höfs R et al. Hexacyclinic acid, a polyketide from Streptomyces with a novel carbon skeleton. Angew Chem. 2000;39:3258-3261.
32. Hemphill CFP et al. OSMAC approach leads to new fusarielin metabolites from Fusarium tricinctum. J Antibiot. 2017;70:726-732.
33. Oikawa H et al. Useful approach to find the plausible biosynthetic precursors of secondary metabolites using P-450 inhibitors: Postulated intermediates of Chaetoglobosin A. J Chem Soc Perkin Trans. 1992;21:2949-2953.
34. Yu X et al. Induction of ambuic acid derivatives by the endophytic fungus Pestalotiopsis lespedezae through an OSMAC approach. Tetrahedron. 2021;79:131876.
35. Bertrand S et al. Detection of metabolite induction in fungal co-cultures on solid media by high--throughput differential ultra-high pressure liquid chromatography-time-of-flight mass spectrometry fingerprinting. J Chromatogr A. 2013;1292:219-228.
36. Akone SH et al. Epigenetic modification, co-culture and genomic methods for natural product discovery. Phys Sci Rev. 2018;4:1-13.
37. Meng LH et al. Citrifelins A and B, citrinin adducts with a tetracyclic framework from cocultures of marine-derived isolates of Penicillium citrinum and Beauveria felina. J Nat Prod. 2015;78:2301-2305.
38. Gakuubi MM et al. Fungal endophytes: A promising frontier for discovery of novel bioactive compounds. J Fungi. 2021;7:786.
39. Khaldi N et al. SMURF: Genomic mapping of fungal secondary metabolite clusters. Fungal Genet Biol. 2010;47:736-741.
40. Blin K et al. The antiSMASH database version 3: increased taxonomic coverage and new query features for modular enzymes. Nucleic Acids Res. 2021;49:D639-D643.
41. Sagita R et al. Current state and future directions of genetics and genomics of endophytic fungi for bioprospecting efforts. Front Bioeng Biotechnol. 2021;9:649906.
42. Ntana F et al. A sesquiterpene synthase from the endophytic fungus Serendipita indica catalyzes formation of viridiflorol. Biomolecules. 2021;11:898.

43. Duong LM et al. DGGE coupled with ribosomal DNA phylogenies reveal uncharacterized fungal phylotypes on living leaves of Magnolia liliifera. Fungal Divers. 2006;23:121-138.
44. Guo LD et al. Detection and taxonomic placement of endophytic fungi within frond tissues of Livistona chinensis based on rDNA sequences. Mol Phylogenet Evol. 2001;20:1-13.
45. Nagarajan K et al. Recent developments in metabolomics studies of endophytic fungi. J Fungi. 2022;8:28.
46. Adeleke BS, Babalola OO. Pharmacological potential of fungal endophytes associated with medicinal plants: A review. J Fungi. 2021;7:147.
47. Khattab AR, Farag MA. Marine and terrestrial endophytic fungi: A mine of bioactive xanthone compounds, recent progress, limitations, and novel applications. Crit Rev Biotechnol. 2022;42:403-430.
48. Cragg GM et al. The taxol supply crisis. New NCI policies for handling the large-scale production of novel natural product anticancer and anti-HIV agents. J Nat Prod. 1993;56:1657-1668.
49. Corson TW, Crews CM. Molecular understanding and modern application of traditional medicines: triumphs and trials. Cell. 2007;130:769-774.
50. Wang M et al. Sharing and community curation of mass spectrometry data with Global Natural Products Social Molecular Networking. Nat Biotechnol. 2016;34:828-837.
51. Ulrich EL et al. BioMagResBank. Nucleic Acids Res. 2008;36:D402-D408.
52. Wang Z-F et al. Research progress of NMR in natural product quantification. Molecules. 2021;26:6308.
53. Costa FLP et al. Structural characterization of natural products by means of quantum chemical calculations of NMR parameters: new insights. Org Chem Front. 2021;8:2019-2058.
54. Nielsen KF, Larsen TO. The importance of mass spectrometric dereplication in fungal secondary metabolite analysis. Front Microbiol. 2015;6:71.
55. De Camp WH. The FDA perspective on the development of stereoisomers. Chirality. 1989;1:2-6.
56. Patil RH et al. Bioactive secondary metabolites from endophytic fungi: A review of biotechnological production and their potential applications. In Rahman A (ed.). Studies in Natural Products Chemistry. Elsevier; 2016. p.189-205.
57. Wang J et al. Brefeldin A, a cytotoxin produced by Paecilomyces sp. and Aspergillus clavatus isolated from Taxus mairei and Torreya grandis. FEMS Immunol Med Microbiol. 2002;34:51-57.
58. Li JY et al. Cryptocin, a potent tetramic acid antimycotic from the endophytic fungus Cryptosporiopsis cf. quercina. Org Lett. 2000;2:767-770.
59. Zhou G-X et al. Aspochalasins I, J, and K: Three new cytotoxic cytochalasans of Aspergillus flavipes from the rhizosphere of Ericameria laricifolia of the Sonoran Desert. J Nat Prod. 2004;67:328-332.
60. Strobel G et al. Natural products from endophytic microorganisms. J Nat Prod. 2004;67:257-268.
61. Hormazabal E et al. Metabolites from Microsphaeropsis olivacea, an endophytic fungus of Pilgerodendron uviferum. Z. Naturforsch. C J Biosci. 2005;60:11-20.
62. Raghunath R et al. Production and cytotoxicity studies of lovastatin from aspergillus niger PN2 an endophytic fungus isolated from Taxus baccata. IJAPT. 2012;3:342-351.
63. Hutchinson CR et al. Comparative biochemistry of fatty acid and macrolide antibiotic (brefeldin a). Formation in Penicillium brefeldianum. Tetrahedron. 1983;393507.
64. McCloud TG et al. Production of brefeldin-A. J Ind Microbiol. 1995;15:5-9.
65. Helms JB, Rothman JE. Inhibition by brefeldin A of a Golgi membrane enzyme that catalyses exchange of guanine nucleotide bound to ARF. Nature. 1992;360:352-354.
66. Singleton VL, Bohonos N. Chemical characterization of the mold product decumbin. Agric Biol Chem. 1964;28:77-81.
67. Singleton VL et al. Decumbin, a new compound from a species of Penicillium. Nature. 1958;181:1072-1073.
68. Cutler HG. Tobacco basic research. Ga Tob Res – Ext Rep. 1980:15-17.

69. Vurro M et al. Brefeldin A and α,β-dehydrocurvularin, two phytotoxins from Alternaria zinniae, a biocontrol agent of Xanthium occidental. Plant Sci. 1998;138:67-79.
70. Cruz-Mireles N et al. From appressorium to transpressorium – Defining the morphogenetic basis of host cell invasion by the rice blast fungus. PLoS Pathog. 2021;17:e1009779.
71. Stierle AA et al. Sequoiatones A and B: novel antitumor metabolites isolated from a redwood endophyte. J Org Chem. 1999;64:5479-5484.
72. Sogahata K et al. Biosynthetic studies of phomopsins unveil posttranslational installation of dehydroamino acids by UstYa family proteins. Angew Chem. 2021;133:25933-25938.
73. World Health Organization. [2021]. World Health Organization model list of essential medicines: 22nd list (2021). Disponível em: https://apps.who.int/iris/handle/10665/345533. Acesso em: 11 jun. 2023.
74. Soliman SSM, Raizada MN. Interactions between co-habitating fungi elicit synthesis of Taxol from an endophytic fungus in host Taxus plants. Front. Microbiol. 2013;4:3.

18

Frutas mirtáceas da biodiversidade brasileira como potenciais fontes de fitoquímicos

Larissa Rodrigues
Carlos M. Donado-Pestana
Jarlei Fiamoncini

INTRODUÇÃO

O Brasil é um país com proporções continentais que abriga uma das maiores biodiversidades do mundo. Sua flora compreende mais de 46 mil espécies de vegetais conhecidos, espalhados pelos seus seis biomas terrestres e que em conjunto com os ecossistemas marítimos representam cerca de 20% do total de espécies do planeta.[1] Apesar de possuir essa grande diversidade de espécies e de ser o terceiro produtor mundial de frutas, apenas três espécies nativas se encontram entre as mais produzidas no país, o caju (*Anacardium occidentale* L.), o abacaxi (*Ananas comosus* (L.) Merr.) e o maracujá (*Passiflora* spp.).[2]

Dentre os frutos nativos comestíveis podem ser destacados os produzidos por espécies da família Myrtaceae, classificada entres as dez famílias de angiospermas mais diversas, e que abriga aproximadamente 140 gêneros e cerca de 3.500 a 5.800 espécies, distribuídas sobretudo nas florestas tropicais da América do Sul, Sudeste Asiático e Austrália. As mirtáceas brasileiras são de grande importância ecológica, já que suas espécies frutíferas, encontradas desde o Amazonas até a região Sul do Brasil, desempenham um papel importante na conservação tanto da fauna frugívora como da flora, pois seus frutos são fontes alimentares de animais responsáveis pela dispersão das sementes também de outras espécies. Em virtude das suas propriedades organolépticas, as frutas mirtáceas são utilizadas e consumidas principalmente frescas ou em preparações como compotas, sobremesas, vinhos, licores e vinagres. Além de seu uso como alimento, muitas dessas frutas têm sido usadas com propósitos medicinais para uma variedade de doenças e condições.[2,3]

Entre as espécies que fazem parte da grande família das mirtáceas, podem ser destacadas algumas com importância econômica e comercial, como a goiabeira

(*Psidium spp.*), o cravo-da-índia (*Syzygium aromaticum*) e a pimenta-da-jamaica (*Pimenta dioica*).[4] Como a maioria das mirtáceas tropicais cresce sob condições ambientais adversas, como seca, inundação, luz solar intensa e calor, elas representam uma rica fonte de metabólitos secundários envolvidos na defesa da planta, sobretudo os compostos fenólicos biologicamente ativos.[5] Dessa forma, podem ser destacadas também outras quatro espécies que apresentam grande potencial por serem importantes fontes desses compostos: a jabuticaba (*Myrciaria sp*), o cambuci (*Campomanesia phaea Berg.*), a cagaita *(Eugenia dysenterica* DC.) e o camu-camu (*Myrciaria dubia* McVaugh).

Este capítulo discorrerá sobre essas frutas nativas brasileiras, pertencentes à família Myrtaceae, descrevendo os potenciais benefícios à saúde, especialmente contra a obesidade e suas complicações associadas, com o objetivo de destacar seu potencial como adjuvantes no tratamento e/ou redução do risco de doenças crônicas não transmissíveis.

JABUTICABA

A jabuticaba (*Myrciaria* sp.) é uma espécie nativa brasileira, característica do bioma Mata Atlântica, e predominantemente encontrada nas regiões Sul, Sudeste e Centro-Oeste. A jabuticabeira é uma árvore com tamanho médio entre 10 e 15 m, tronco macio com diâmetro de 30 a 40 cm e copa alongada. Suas folhas são simples, opostas e lanceoladas. Por ser uma planta do tipo cauliflora, suas flores brancas se estendem pelo tronco e galhos. Seus frutos têm o formato de pequenas bagas, macias e arredondadas, com casca de cor púrpura intensa quando maduros e com polpa esbranquiçada, doce e levemente ácida.[6] São conhecidas nove espécies de jabuticaba, uma delas já extinta, cinco encontradas em centros de pesquisas e três espalhadas pela natureza ou cultivadas. Destas, a jabuticaba Paulista (*Plinia cauliflora* (DC.) Berg) e a jabuticaba Sabará (*Plinia jaboticaba* (Vell.) Berg), são as mais conhecidas, cultivadas e amplamente comercializadas, sendo a Sabará a mais comum.[7] De modo geral, a jabuticaba é muito apreciada e pode ser consumida *in natura* e na forma de geleias, bebidas, licores, sucos, sorvetes e outras preparações.[8]

Em relação ao seu perfil de compostos bioativos, a jabuticaba é considerada boa fonte nutricional de vitamina C, cobre, manganês, potássio e ferro, e uma fonte moderada de betacaroteno.[9-11] Ela é rica em polifenóis, apresentando concentrações elevadas de ácido elágico, elagitaninos, proantocianidinas e derivados de cianidina responsáveis pela cor roxo-escura da casca do fruto.[9,11] Um estudo comparativo entre as duas jabuticabas mais comuns, Sabará e Paulista, demonstrou que, quanto ao teor de fenólicos totais, capacidade antioxidante *in vitro*, conteúdo de proantocianidinas e ácido elágico (total e livre), a jabuticaba

Sabará é uma fonte superior à Paulista.[10] Com o amadurecimento do fruto, o teor de elagitaninos diminui, enquanto o de antocianinas aumenta significativamente, o que justifica a intensificação da coloração roxa no fruto maduro. Por ser uma boa fonte de elagitaninos, a jabuticaba pode ser equiparada às clássicas *berries*, frutas amplamente consumidas no hemisfério norte, conhecidas por serem ricas nesses compostos, com comprovados efeitos benéficos à saúde e que são escassas no Brasil.[9,10]

O número de estudos que mostram os potenciais efeitos da jabuticaba e seus compostos fitoquímicos bioativos na saúde tem crescido nos últimos anos, chamando a atenção para a necessidade de compreender a metabolização desses compostos, considerando as diferenças interindividuais do metabolismo.[12] As antocianinas e elagitaninos abundantes na jabuticaba apresentam baixa bioacessibilidade, sem que isso se traduza em baixa bioatividade. Quando não absorvidas nas primeiras partes do trato gastrintestinal, esses compostos chegam ao cólon, onde são metabolizados pela microbiota intestinal e transformados em metabólitos mais biodisponíveis.[12] As urolitinas são os principais metabólitos produzidos a partir da metabolização dos elagitaninos e apresentam potencial efeito bioativo, embora seus mecanismos de ação ainda não sejam completamente conhecidos.[13]

Podem ser atribuídos aos compostos fenólicos da jabuticaba efeitos anti-inflamatórios, anticâncer, antiobesogênicos e de melhora no metabolismo de glicose e lipídios. Em modelos animais de obesidade, o extrato fenólico de jabuticaba preveniu o ganho de peso, favoreceu o controle da inflamação crônica sistêmica, hepática e intestinal, modulando importantes vias de sinalização.[14,15] O pó obtido a partir das cascas de jabuticaba também induziu melhora da intolerância à glicose e aumento na atividade antioxidante plasmática em animais alimentados com dieta obesogênica.[16] Em humanos, a ingestão de suco ou do pó da casca de jabuticaba contribuiu para reduzir as concentrações séricas de glicose após uma refeição-padrão[17,18] e melhorar a atividade antioxidante do plasma.[19]

Coletivamente, as pesquisas que avaliam os efeitos dos compostos fenólicos bioativos da jabuticaba têm apontado efeitos muito positivos, com potencial para o tratamento/prevenção da obesidade, inflamação e diabetes. Esses estudos não investigaram os compostos isolados, não sendo capazes de atribuir efeitos a moléculas específicas, e sim a uma composição complexa e variável dos extratos. Portanto, o consumo do fruto pode representar uma estratégia dietética para a prevenção/tratamento de diversas condições patológicas.

CAMBUCI

O cambuci (*Campomanesia phaea* (O. Berg.)) é um fruto nativo brasileiro originário da Mata Atlântica. Seu nome deriva da família linguística tupi-guarani que denota "panela de barro" em virtude da semelhança entre o formato do fruto e os utensílios elaborados pelos próprios indígenas locais.[20] O fruto do cambucizeiro apresenta uma forma romboide com uma aresta horizontal, coloração verde, forte aroma doce e um sabor extremamente ácido. O fruto possui um diâmetro que varia entre 5 e 6 cm, alta umidade (85 a 89%) e acidez (pH 2,4 a 3), além de ser uma fonte de vitamina C, sódio, fósforo, magnésio e cálcio.[21,22] Embora a produção e exploração do fruto não sejam amplamente desenvolvidas no Brasil, o cambuci tem sido usado na produção local de sucos, geleias, sorvetes e bebidas alcoólicas,[21] além do uso como ingrediente culinário na elaboração de receitas gastronômicas em razão das suas propriedades organolépticas.

As folhas do cambucizeiro possuem em seu óleo essencial terpenoides como linalol, óxido de cariofileno, β-cariofileno, entre outros constituintes que podem ser de alto valor comercial para a indústria farmacêutica e cosmética, além de possuir elevado teor de flavonoides, taninos e saponinas.[23] Entre os constituintes bioativos presentes no cambuci, tem sido reportada a presença de alguns subgrupos de compostos fenólicos, incluindo grandes quantidades de ácido elágico (principalmente na forma de elagitaninos) e derivados de quercetina, bem como proantocianidinas, que podem ser parcialmente responsáveis pela adstringência e acidez do fruto.[9,24,25]

Os polifenóis do cambuci apresentam potencial inibitório sobre enzimas responsáveis pela hidrólise de carboidratos durante a digestão, incluindo α-amilase e α-glicosidase, revelando um potencial antidiabético dos compostos fitoquímicos bioativos.[25] Tanto os óleos essenciais quanto os extratos ricos em flavonoides das folhas do cambucizeiro possuem efeito anti-inflamatório, induzindo diminuição de fatores pró-inflamatórios, como a interleucina-6 (IL-6) e o fator de necrose tumoral-α (TNF-α), ao inibir vias de sinalização de NF-κB em uma linhagem de macrófagos (RAW 264.7).[26] Os compostos fenólicos presentes no cambuci induziram redução da glicemia e insulinemia e reduziram marcadores de inflamação em tecidos responsivos à insulina em camundongos com obesidade induzida pela dieta. Esses efeitos anti-inflamatórios podem estar associados à diminuição da resistência à insulina no fígado e músculo esquelético.[27] Em um estudo com ratos, o extrato de cambuci teve ações no sistema nervoso central e cardiovascular, levando a efeitos hipotensivos e de bradicardia.[28] Existem poucos estudos sobre os efeitos do consumo de cambuci em humanos. Um estudo recente relatou que o consumo de um suco clarificado de cambuci (300 mL) com 50 g de pão francês reduziu em 36% a quantidade de glicose absorvida.[29]

CAGAITA

Entre as mirtáceas nativas do Cerrado brasileiro, considerada a savana mais rica do mundo em termos de biodiversidade, encontra-se a cagaita (*Eugenia dy-*

senterica DC). Seu peculiar e popular nome é derivado das propriedades laxativas do fruto quando consumidos em excesso ou fermentados. A cagaiteira cresce em tipos de latossolos vermelho-amarelos, em regiões com temperaturas que variam entre 21 e 25°C e altitudes entre 380 e 1.100 m acima do nível do mar.[30] A árvore pode ter uma altura entre 4 e 10 m, com tronco e ramos tortuosos e inflorescência axilar. As flores são panículas fasciculadas, brancas e com quatro pétalas. Os frutos são esféricos de uma cor amarelo-alaranjada e com um diâmetro de aproximadamente 3 a 4 cm, sabor agridoce e ligeiramente adstringente, com um período de frutificação que ocorre entre os meses de outubro e dezembro, e um ciclo de desenvolvimento fisiológico de 37 dias.[31-33]

Em um estudo comparativo entre várias frutas nativas do Cerrado brasileiro, a cagaita representou uma fonte importante de ácido ascórbico (vitamina C) e de compostos fenólicos com destacada capacidade antioxidante.[34] As propriedades organolépticas do fruto são aproveitadas na elaboração de geleias, sorvetes, licores e sucos, e a cagaiteira é usada na medicina tradicional por comunidades locais para tratar algumas doenças e desordens metabólicas. As flores e folhas da cagaiteira são usadas tradicionalmente no tratamento de diarreia, diabetes, icterícia e infecções urinárias. Os frutos possuem propriedades laxativas, mas, em contraste, as folhas foram reportadas por possuírem efeitos antidiarreicos, inibindo a mobilidade gastrintestinal em ratos com diarreia induzida.[35]

Estudos *in vitro* demonstraram que extratos obtidos da cagaita, caracterizados pela presença de ácidos ferúlico e gálico, miricetina, e derivados de quercetina e kaempferol, apresentaram propriedades antioxidantes, antiglicação e inibitórias de enzimas digestivas, demonstrando um potencial para prevenir o estresse oxidativo, a formação de produtos finais de glicação e hiperglicemia pós-prandial.[36,37] Algumas dessas propriedades foram conservadas em extratos microencapsulados pela técnica de *spray-drying*. O pó obtido por essa tecnologia também apresentou propriedades antimicrobianas, principalmente contra bactérias Gram-positivas, como *Staphylococcus aureus* e *Listeria monocytogenes*.[38]

A administração de polifenóis de cagaita a camundongos obesos, alimentados com dieta hipercalórica para indução da obesidade, protegeu os animais da hiperglicemia e melhorou a homeostase glicêmica ao atenuar a gliconeogênese e a inflamação hepática.[4,43] O extrato aquoso de folhas da cagaiteira apresentou efeito anti-inflamatório em camundongos com inflamação peritoneal induzida por injeção de carragenina, tendo reduzido a migração de leucócitos para a cavidade peritoneal.[39]

O consumo de suco de cagaita rico em compostos fenólicos (elagitaninos) reduziu a glicemia após o consumo de uma refeição rica em carboidratos, tanto em indivíduos saudáveis como em pacientes com síndrome metabólica. O consumo do suco também diminuiu a liberação de polipeptídeo insulinotrópico dependente de glicose (GIP) e peptídeo-C nos sujeitos com síndrome metabólica. Além disso, os elagitaninos presentes no suco foram bioconvertidos em urolitinas pela microbiota intestinal, o que pode estar associado à melhora no status antioxidante do plasma dos voluntários.[17,40]

CAMU-CAMU

Outra espécie da família das mirtáceas é o camu-camu *(Myrciaria dubia* Mc. Vaugh), característico da Amazônia. Sua árvore tem porte pequeno e pode permanecer de 4 a 5 meses com até 40% de sua altura submersa. A frutificação ocorre anualmente e os frutos são pequenos, medindo cerca de 2,5 cm de diâmetro, com formato de baga e apresentando cor avermelhada, variando de acordo com o estágio de maturação.[4] Sua polpa é suculenta, macia e com sabor ácido intenso, o que pode ser atribuído à elevada quantidade de vitamina C. Essa característica faz com que o camu-camu se destaque, mesmo entre as frutas usualmente reconhecidas, como uma fonte importante de ácido ascórbico, já que as concentrações encontradas no camu-camu são realmente superiores, atingindo cerca de 2 g para cada 100 g do fruto.[41] Contudo, em razão dessa acidez, o consumo do fruto *in natura* é limitado e por isso é mais comum que seja utilizado em forma de preparações, como sucos, geleias, sorvetes, licores e iogurtes.[41,42]

Em países tropicais e subtropicais, o uso do camu-camu pela medicina tradicional já foi descrito, mas recentemente ele tem atraído interesse comercial sobretudo por causa de seus altos níveis de vitamina C, que estão entre os mais altos do reino vegetal.[42,43] O camu-camu também é uma boa fonte de betacaroteno, polifenóis, compostos voláteis e minerais.[41,43] Entre os polifenóis encontrados no camu-camu estão: cianidina, quercetina, miricetina, kaempferol, ácido gálico e elagitaninos. Dessa forma, o camu-camu e seus derivados também têm sido utilizados como antioxidantes pelas indústrias alimentícia e farmacêutica.[42]

A partir de estudos que investigaram o perfil de compostos fenólicos de frutos nativos, foi descrito que os teores de ácido elágico total, quercetina e cianidina do camu-camu são superiores aos de outras frutas consideradas boas fontes desses polifenóis e também aos de outras frutas da família Myrtaceae.[24,25,42] Apesar do grande potencial do fruto como fonte desses compostos bioativos, poucos estudos foram publicados avaliando sua atividade biológica. Experimentos *in vitro* indicaram eficácia dos polifenóis do camu-camu na inibição da atividade da α-glicosidase, como foi reportado em estudos com outros frutos da família das mirtáceas.[25,44] Em camundongos com diabetes induzido por estreptozotocina, a ingestão de polifenóis do camu-camu foi capaz de atenuar a dislipidemia e a peroxidação lipídica no plasma, provavelmente em virtude da melhora no sistema antioxidante.[45] Os efeitos hipolipidêmicos do camu-camu também foram observados em outros estudos, mas os mecanismos relacionados a esses efeitos ainda precisam ser elucidados.[46,47]

Em humanos, estudos com indivíduos saudáveis sugeriram que o camu-camu, na forma de cápsulas ou suco, pode ter poderosas propriedades antioxidantes, anti-inflamatórias, antilipidêmicas e antidiabéticas, uma vez que sua ingestão diminuiu o nível de marcadores inflamatórios e oxidativos, além de reduzir a glicemia de jejum, os níveis de colesterol total e de lipoproteínas de baixa densidade (LDL).[48-50]

CONSIDERAÇÕES FINAIS

Ao longo deste capítulo foram apresentadas apenas quatro espécies de frutas nativas (Figura 1) com grande potencial para a saúde, mas deve-se lembrar que a

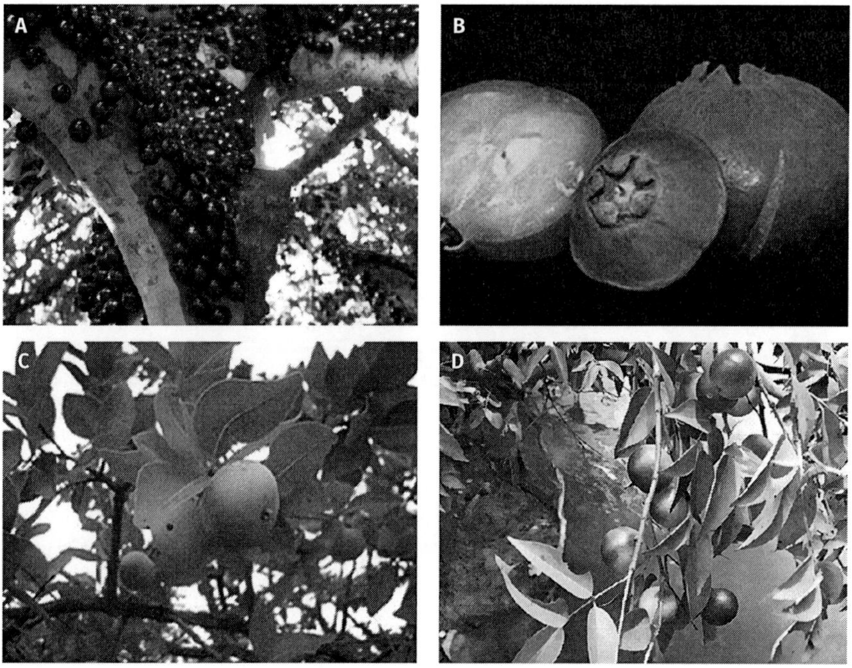

FIGURA 1 Imagens ilustrativas dos frutos da jabuticaba (A), cambuci (B), cagaita (C) e camu-camu (D).

Fonte: https://wordpress.org/openverse/image/ea788be6-e301-4797-99c9-bc31040fb62a; https://creativecommons.org/licenses/by-sa/4.0; https://creativecommons.org/licenses/by/3.0; https://upload.wikimedia.org/wikipedia/commons/thumb/a/af/Fruto_de_Camucamu.jpg/640px-Fruto_de_Camucamu.jpg.

biodiversidade brasileira é muito mais rica e abundante. Além de apresentarem importante viés econômico, as espécies nativas também fazem parte da cultura do país. Apesar de as pesquisas envolvendo espécies nativas terem aumentado nos últimos anos, especialmente em relação às mirtáceas, ainda existem limitações, como o pouco conhecimento das espécies, a sazonalidade e o baixo incentivo para a produção e o consumo. Portanto, espera-se que no futuro haja um maior investimento nas pesquisas, valorização e reconhecimento da cultura local, bem como a inclusão dessas frutas na dieta da população.

REFERÊNCIAS

1. Ministério do Meio Ambiente. Biodiversidade. Disponível em: https://www.gov.br/mma/pt-br/assuntos/biodiversidade (2023). Acesso em: 11 jun. 2023.
2. da Silva Júnior JF, Vidigal Duarte Souza F, Gomes Pádua J. A arca de Noé das frutas nativas brasileiras. Brasília/DF: Embrapa; 2021.
3. Frauches N, Amaral T, Largueza C, Teodoro A. Brazilian myrtaceae fruits: a review of anticancer proprieties. Br J Pharm Res. 2016;12:1-15.
4. Donado-Pestana CM et al. Polyphenols from Brazilian native Myrtaceae fruits and their potential health benefits against obesity and its associated complications. Current Opinion in Food Science. 2018;19:42-49.
5. Reynertson KA, Yang H, Jiang B, Basile MJ, Kennelly EJ. Quantitative analysis of antiradical phenolic constituents from fourteen edible Myrtaceae fruits. Food Chem. 2008;109:883-890.
6. Azevedo MCS, Silva RRE, Jacomino AP, Genovese MI. Physicochemical variability of cambuci fruit (Campomanesia phaea) from the same orchard, from different locations and at different ripening stages. J Sci Food Agric. 2016;97:526-535.
7. Citadin I, Danner MA, Sasso SAZ. Jabuticabeiras. Rev Bras Frutic. 2010;32:343-656.
8. Alezandro MR, Granato D, Genovese MI. Jaboticaba (Myrciaria jaboticaba (Vell.) Berg), a Brazilian grape-like fruit, improves plasma lipid profile in streptozotocin-mediated oxidative stress in diabetic rats. Food Research International. 2013;54:650-659.
9. Abe LT, Lajolo FM, Genovese MI. Potential dietary sources of ellagic acid and other antioxidants among fruits consumed in Brazil: Jabuticaba (Myrciaria jaboticaba (Vell.) Berg). J Sci Food Agric. 2012;92:1679-1687.
10. Alezandro MR, Dubé P, Desjardins Y, Lajolo FM, Genovese MI. Comparative study of chemical and phenolic compositions of two species of jaboticaba: Myrciaria jaboticaba (Vell.) Berg and Myrciaria cauliflora (Mart.) O. Berg. Food Research International. 2013;54:468-477.
11. Inada KOP et al. Screening of the chemical composition and occurring antioxidants in jabuticaba (Myrciaria jaboticaba) and jussara (Euterpe edulis) fruits and their fractions. J Funct Foods. 2015;17:422-433.
12. Inada KOP et al. Jaboticaba berry: A comprehensive review on its polyphenol composition, health effects, metabolism, and the development of food products. Food Research International. 2021;147.
13. Tomás-Barberán FA et al. Urolithins, the rescue of "old" metabolites to understand a "new" concept: Metabotypes as a nexus among phenolic metabolism, microbiota dysbiosis, and host health status. Molecular Nutrition and Food Research. 2017;61.
14. Rodrigues L et al. Phenolic compounds from Jaboticaba (Plinia jaboticaba (Vell.) Berg) ameliorate intestinal inflammation and associated endotoxemia in obesity. Food Research International. 2021;141:110139.

15. Moura MHC et al. Long-term supplementation with phenolic compounds from jaboticaba (Plinia jaboticaba (Vell.) Berg) reduces adiposophaty and improves glucose, lipid, and energy metabolism. Food Research International. 2021;143.
16. Dragano NRV et al. Freeze-dried jaboticaba peel powder improves insulin sensitivity in high-fat-fed mice. British Journal of Nutrition. 2013;110:447-455.
17. Balisteiro DM, Araujo RL, Giacaglia LR, Genovese MI. Effect of clarified Brazilian native fruit juices on postprandial glycemia in healthy subjects. Food Research International. 2017;100:196-203.
18. Inada KOP, Tomás-Barberán FA, Perrone D, Monteiro M. Metabolism of ellagitannins from jabuticaba (Myrciaria jaboticaba) in normoweight, overweight and obese Brazilians: Unexpected laxative effects influence urolithins urinary excretion and metabotype distribution. J Funct Foods. 2019;57:299-308.
19. Plaza M et al. Characterization of antioxidant polyphenols from Myrciaria jaboticaba peel and their effects on glucose metabolism and antioxidant status: A pilot clinical study. Food Chem. 2016;211:185-197.
20. Kawasaki ML, Landrum LR. A rare and potentially economic fruit of Brazil: Cambuci, Campomanesia phaea (Myrtaceae). Econ Bot. 1997;51:403-405.
21. Sanches Azevedo MC, Silva RRE, Jacomino AP, Genovese MI. Physicochemical variability of cambuci fruit (Campomanesia phaea) from the same orchard, from different locations and at different ripening stages. J Sci Food Agric. 2017;97:526-535.
22. Vallilo MI, Garbelotti ML, de Oliveira E, Conceição L, Lamardo A. Características físicas e químicas dos frutos do cambucizeiro (Campomanesia phaea). Rev Bras Frutic. 2005;27:241-244.
23. Adati RT. Estudo biofarmacognóstico Campomanesia phaea (O. Berg.) Landrum Myrtaceae. Dissertação (Mestrado em insumos farmacêuticos) – Faculdade de Ciências Farmacêuticas, Universidade de São Paulo, São Paulo, 2001.
24. Genovese MI, da Silva Pinto M, de Souza Schmidt Gonçalves AE, Lajolo FM. Bioactive compounds and antioxidant capacity of exotic fruits and commercial frozen pulps from Brazil. Food Science and Technology International. 2008;14:207-214.
25. Gonçalves AEDSS, Lajolo FM, Genovese MI. Chemical composition and antioxidant/antidiabetic potential of brazilian native fruits and commercial frozen pulps. J Agric Food Chem. 2010;58:4666-4674.
26. Lorençoni MF et al. Chemical composition and anti-inflammatory activity of essential oil and ethanolic extract of Campomanesia phaea (O. Berg.) Landrum leaves. J Ethnopharmacol. 2020;252:112562.
27. Donado-Pestana CM et al. Polyphenols of cambuci (Campomanesia phaea (O. Berg.)) fruit ameliorate insulin resistance and hepatic steatosis in obese mice. Food Chem. 2021;340.
28. Wczassek LR, Pontes VCB, Gamberini MT. Pharmacological evaluation of the hydro-alcoholic extract of campomanesia phaea fruits in rats. Brazilian Journal of Biology. 2020;80:601-606.
29. Balisteiro DM, Araujo RL, Giacaglia LR, Genovese MI. Effect of clarified Brazilian native fruit juices on postprandial glycemia in healthy subjects. Food Research International. 2017.
30. Martinotto C, Paiva R, Soares FP, Santos BR, Nogueira RC. Cagaiteira (Eugenia Dysenterica DC.). Lavras: Ed. UFLA; 2008.
31. Cardoso LM, Martino HSD, Moreira AVB, Ribeiro SMR, Pinheiro-Sant'Ana HM. Cagaita (Eugenia dysenterica DC.) of the Cerrado of Minas Gerais, Brazil: Physical and chemical characterization, carotenoids and vitamins. Food Research International. 2011;44:2151-2154.
32. da Silva MMM et al. Physiological development of cagaita (Eugenia dysenterica). Food Chem. 2017;217:74-80.
33. Oliveira MES et al. Fruit wine produced from cagaita (Eugenia dysenterica DC) by both free and immobilised yeast cell fermentation. Food Research International. 2011;44:2391-2400.

34. Alves AM, Dias T, Hassimotto NMA, Naves MMV. Ascorbic acid and phenolic contents, antioxidant capacity and flavonoids composition of Brazilian savannah native fruits. Food Science and Technology (Brazil). 2017;37:564-569.
35. Lima TB et al. In vivo effects of cagaita (Eugenia dysenterica, DC.) leaf extracts on diarrhea treatment. Evidence-based Complementary and Alternative Medicine. 2011:1-11.
36. Justino AB, de Moura FRB, Franco RR, Espindola FS. α-Glucosidase and non-enzymatic glycation inhibitory potential of Eugenia dysenterica fruit pulp extracts. Food Biosci. 2020;35:100573.
37. Justino AB et al. Flavonoids and proanthocyanidins-rich fractions from Eugenia dysenterica fruits and leaves inhibit the formation of advanced glycation end-products and the activities of α-amylase and α-glucosidase. J Ethnopharmacol. 2022;285:114902.
38. Daza LD, Fujita A, Granato D, Fávaro-Trindade CS, Genovese MI. Functional properties of encapsulated Cagaita (Eugenia dysenterica DC.) fruit extract. Food Biosci. 2017;18:15-21.
39. Nascimento JM. Atividade anti-inflamatória do extrato aquoso das folhas da Eugenia dysenterica (Cagaita) em modelo experimental de inflamação peritoneal em camundongos Balb/C. 2019. 34 f. Trabalho de Conclusão de Curso (Graduação em Medicina Veterinária) – Universidade Federal de Uberlândia, Uberlândia, 2020.
40. Araujo RL, Tomás-Barberán FA, Santos RF, Martinez-Blazquez JÁ, Genovese MI. Postprandial glucose-lowering effect of cagaita (Eugenia dysenterica DC) fruit juice in dysglycemic subjects with metabolic syndrome: An exploratory study. Food Research International. 2021;142:110209.
41. Chirinos R, Galarza J, Betalleluz-Pallardel I, Pedreschi R, Campos D. Antioxidant compounds and antioxidant capacity of Peruvian camu camu (Myrciaria dubia (H.B.K.) McVaugh) fruit at different maturity stages. Food Chem. 2010;120:1019-1024.
42. Fracassetti D, Costa C, Moulay L, Tomás-Barberán FA. Ellagic acid derivatives, ellagitannins, proanthocyanidins and other phenolics, vitamin C and antioxidant capacity of two powder products from camu-camu fruit (Myrciaria dubia). Food Chem. 2013;139:578-588.
43. Akter MS, Oh S, Eun JB, Ahmed M. Nutritional compositions and health promoting phytochemicals of camu-camu (myrciaria dubia) fruit: A review. Food Research International. 2011;44:1728-1732.
44. Fujita A et al. Evaluation of phenolic-linked bioactives of camu-camu (Myrciaria dubia Mc. Vaugh) for antihyperglycemia, antihypertension, antimicrobial properties and cellular rejuvenation. Food Research International. 2015;77:194-203.
45. de Souza Schmidt Gonçalves AE, Lellis-Santos C, Curi R, Lajolo FM, Genovese MI. Frozen pulp extracts of camu-camu (Myrciaria dubia McVaugh) attenuate the hyperlipidemia and lipid peroxidation of Type 1 diabetic rats. Food Research International. 2014;64:1-8.
46. Schwertz MC et al. Hypolipidemic effect of camu-camu juice in rats. Rev Nutr. 2012;25.
47. Nascimento OV, Boleti APA, Yuyama LKO, Lima ES, Lima ES. Effects of diet supplementation with Camu-camu (Myrciaria dubia HBK McVaugh) fruit in a rat model of diet-induced obesity. An Acad Bras Cienc. 2013;85.
48. Vargas et al. Efeito das cápsulas de camu-camu sobre a glicemia e o perfil lipídico de adultos saudáveis. Revista Cubana de Plantas Medicinales. 2015;20(1):48-61.
49. Miyashita et al. Dados sobre uma dose oral única de camu camu (Myrciaria dubia) extrato de pericarpo na vasodilatação mediada por fluxo e pressão arterial em humanos adultos jovens. Science Direct. 2018;16:993-999.
50. Inoue et al. A fruta tropical camu-camu (Myrciaria dubia) tem propriedades antioxidantes e anti-infamatórias. J Cardiol. 2008;52(2):127-132.

19

Legislação aplicada a drogas vegetais, fitoterápicos e alimentos

Edna Tomiko Myiake Kato
Daniel Pecoraro Demarque

INTRODUÇÃO

Este capítulo aborda a legislação referente à matéria-prima vegetal que encontra emprego para finalidades terapêuticas e/ou alimentícias. Espécies vegetais integram listas oficiais de plantas alimentícias processadas ou suplementos alimentares, ou fitoterápicos autorizados para a elaboração da categoria de produto pretendida pela empresa solicitante. As listas são organizadas pela agência reguladora (Agência Nacional de Vigilância Sanitária - Anvisa), autarquia criada pela Lei n. 9.782, de 26/01/1999, vinculada ao Ministério da Saúde. Considerando as definições, atos e normas vigentes no país, compreendem-se as finalidades de regulamentações específicas e sua complexidade.

Assim, de modo a esclarecer o que representam principalmente os **fitoterápicos**, a diferença com o produto alimentício denominado **chá** e alguns **suplementos alimentares** elaborados com matéria-prima vegetal, utilizaremos as definições das legislações vigentes.

FITOTERÁPICOS: CONCEITOS BÁSICOS

A Resolução de Diretoria Colegiada RDC n. 26, de 13/05/2014 (Anvisa)[1], estabelece definições relativas aos medicamentos preparados com matéria-prima vegetal denominados "fitoterápicos". As que serão usadas ao longo do capítulo apresentam-se transcritas em seguida.

- *Chá medicinal:* droga vegetal com fins medicinais a ser preparada por meio de infusão, decocção ou maceração em água pelo consumidor.

- *Droga vegetal:* planta medicinal, ou suas partes, que contenham as substâncias responsáveis pela ação terapêutica, após processos de coleta/colheita, estabilização, quando aplicável, e secagem, podendo estar na forma íntegra, rasurada, triturada ou pulverizada.
- *Insumo farmacêutico ativo vegetal (Ifav)*: matéria-prima ativa vegetal, ou seja, droga ou derivado vegetal, utilizada no processo de fabricação de um fitoterápico.
- *Fitocomplexo:* conjunto de todas as substâncias, originadas do metabolismo primário ou secundário, responsáveis, em conjunto, pelos efeitos biológicos de uma planta medicinal ou de seus derivados.
- *Fitoterápico:* produto obtido de matéria-prima ativa vegetal, exceto substâncias isoladas, com finalidade profilática, curativa ou paliativa, incluindo medicamento fitoterápico e produto tradicional fitoterápico, podendo ser simples, quando o ativo é proveniente de uma única espécie vegetal medicinal, ou composto, quando o ativo é proveniente de mais de uma espécie vegetal. Fitoterápicos só podem ser constituídos de Ifav, não sendo considerado fitoterápico aquele que inclua na sua composição substâncias ativas isoladas ou altamente purificadas, sejam elas sintéticas, semissintéticas ou naturais e nem as associações dessas com outros extratos, sejam eles vegetais ou de outras fontes, como animal.
- *Medicamentos fitoterápicos (MF):* os obtidos com emprego exclusivo de matérias-primas ativas vegetais cuja segurança e eficácia sejam baseadas em evidências clínicas e que sejam caracterizados pela constância de sua qualidade.
- *Produtos tradicionais fitoterápicos (PTF):* os obtidos com emprego exclusivo de matérias-primas ativas vegetais cuja segurança e efetividade sejam baseadas em dados de uso seguro e efetivo publicados na literatura técnico-científica e que sejam concebidos para serem utilizados sem a vigilância de um médico para fins de diagnóstico, de prescrição ou de monitorização.
- *Nomenclatura botânica completa:* espécie, autor do binômio, variedade, quando aplicável, e família.
- *Notificação:* prévia comunicação à Anvisa informando que se pretende fabricar, importar e/ou comercializar produtos tradicionais fitoterápicos.
- *Planta medicinal:* espécie vegetal, cultivada ou não, utilizada com propósitos terapêuticos.
- *Registro:* instrumento por meio do qual o Ministério da Saúde, no uso de sua atribuição específica, determina a inscrição prévia no órgão ou na entidade competente, pela avaliação do cumprimento de caráter jurídico-administrativo e técnico-científico relacionada com a eficácia, segurança e qualidade destes produtos, para sua introdução no mercado e sua comercialização ou consumo.

- *Uso tradicional:* aquele alicerçado no longo histórico de utilização no ser humano demonstrado em documentação técnico-científica, sem evidências conhecidas ou informadas de risco à saúde do usuário. A comprovação de segurança e efetividade por tradicionalidade de uso é uma forma preconizada pela Organização Mundial da Saúde (OMS) e existe nas principais legislações internacionais, como da Comunidade Europeia, Canadá, Austrália, México e Brasil.

A Figura 1 mostra esquema simplificado com algumas das definições a serem empregadas ao longo do texto.

Conforme observado, a Resolução RDC n. 26, de 13/05/2014, prevê a distinção dos fitoterápicos em "medicamentos fitoterápicos" e "produtos tradicionais fitoterápicos" para fins de regularização junto à Anvisa. O Quadro 1 destaca as principais diferenças e semelhanças entre essas categorias, compilando publicações da Anvisa: a RDC n. 26/2014 (registro de medicamentos fitoterápicos e

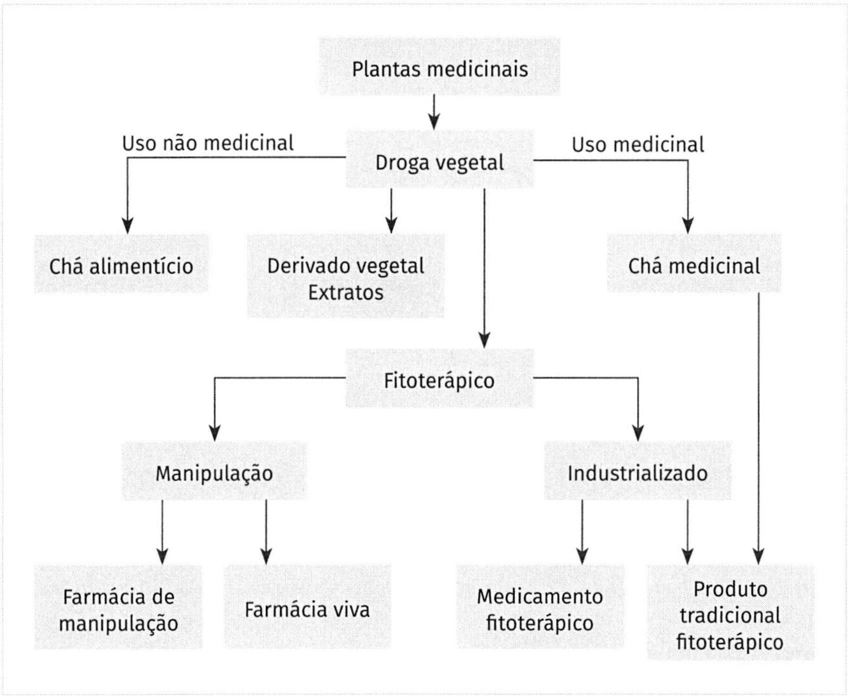

FIGURA 1 Esquema compilando definições relevantes da Resolução de Diretoria Colegiada RDC n. 26/2014 empregadas no capítulo.
Fonte: adaptação de Anvisa.[1]

o registro e a notificação de produtos tradicionais fitoterápicos) e a Instrução Normativa IN n. 4/2014, de 18/06/2014 (guia de orientação para registro de MF e registro e notificação de PTF).

QUADRO 1 Diferenças e semelhanças selecionadas entre medicamentos fitoterápicos e produtos tradicionais fitoterápicos (RDC n. 26/2014)

Atividades	Medicamento fitoterápico (MF)	Produto tradicional fitoterápico (PTF)
Comprovação de segurança, eficácia/efetividade (SE)	Estudos clínicos	Literatura técnico-científica (demonstração do tempo de uso tradicional seguro e efetivo). Obrigatoriedade: nomenclatura botânica da espécie vegetal
Boas Práticas de Fabricação (BPF)	Seguem a Resolução RDC n. 658, de 30/03/2022, e a Instrução IN n. 130, de 30/03/2022	
Informações do fitoterápico ao consumidor final	Disponibilizadas na bula	Disponibilizadas no folheto informativo
Autorização de comercialização junto à Anvisa	Registro ou registro simplificado	Registro, registro simplificado ou notificação
Produto tradicional fitoterápico. Vias de administração		
Permitidas	Bucal; capilar; dermatológicas, inalatória, nasal, oral, retal, transdérmica	**Semelhanças entre MF e PTF:** requisitos de controle de qualidade. Controle de insumo farmacêutico ativo de origem vegetal
Proibidas	Epidural, intra-arterial, intra-articular, intradérmica, intramuscular, intratecal, intrauterina, intravenosa, irrigação oftálmica, subcutânea, uretral	

Fonte: adaptação de Anvisa.[1]

PROGRESSÃO DAS NORMAS RELATIVAS A FITOTERÁPICOS

A busca pela saúde, definida pela Organização Mundial da Saúde em 1948 como o bem-estar físico, mental e social,[2] encontra relatos/obras desde a Antiguidade, com foco notadamente no tratamento de doenças ou enfermidades. Nos escritos de tempos remotos, relatava-se o emprego de produtos orgânicos (vegetais, animais) e inorgânicos, mas de forma empírica. A falta de conhecimento científico no passado, por vezes, relacionava o uso das plantas a saberes e crenças tradicionais, prática que persiste em algumas comunidades e pode auxiliar na descoberta de novos produtos úteis à saúde humana.

A Doutrina das Assinaturas (DA), apoiada pelo médico-alquimista Paracelso (1493-1541), sugeria a "semelhança", mesmo que superficial, da morfologia ou coloração da planta ou de algum de seus órgãos ao seu uso na recuperação da saúde das pessoas.[3,4] Considerando essa teoria (DA), a celidônia (*Chelidonium majus* L. – Papaveraceae), por exemplo, utilizada na medicina popular, desde os tempos do médico Dioscórides (autor do *De Materia Medica*) e do naturalista romano Plinio, o Velho (século I d.C.), em razão da cor amarela do seu látex, seria útil no tratamento de icterícia. Planta nativa de regiões temperadas, a população local utilizava esse látex cáustico, em aplicação tópica, no tratamento de calos e verrugas. Vários pesquisadores, ao longo dos tempos, isolaram de seus órgãos aéreos e subterrâneos, principalmente, alcaloides que têm sido avaliados *in vitro* e em animais de experimentação para diversas atividades.[5] Na atualidade não se encontra apoio científico para o seu consumo na fitoterapia, mas mostra-se emprego na homeopatia e na medicina antroposófica.[6,7]

O histórico das normas aplicadas à área de plantas medicinais e fitoterápicos, explicitado com detalhes desde a vinda da família real portuguesa ao Brasil até 2003, incluindo tendências europeias e americanas de normatização, pode ser consultado em publicação de Marques e Petrovick.[8]

No panorama dos séculos XVI e XVII, os atos normativos aplicados no Brasil foram inicialmente os Regimentos Portugueses. A partir do século XIX, após a vinda da família real ao Brasil, encontram-se atos relevantes em relação à competência profissional e manipulação de produtos empregando plantas medicinais. E, em período anterior à publicação do compêndio oficial no Brasil, a Farmacopeia Francesa foi uma das obras oficiais utilizadas na área.[8]

Farmacopeia Brasileira

A Farmacopeia Brasileira, compêndio oficial no país, estabelece os requisitos mínimos de qualidade de insumos (no caso, drogas vegetais), formas farmacêuticas e métodos gerais empregados na produção de fitoterápicos até a embalagem. Esses parâmetros fazem parte das ferramentas para ações da vigilância sanitária que buscam assegurar produtos eficazes e seguros ao consumidor.

As seis edições da Farmacopeia Brasileira estão disponíveis no site da Anvisa para consulta, mas apenas a edição mais recente, no presente, a 6ª edição (2019 e atualizada em 2022) é a aceita para regularização dos produtos farmacêuticos.

A primeira edição, intitulada *Pharmacopeia dos Estados Unidos do Brasil*, foi elaborada pelo farmacêutico Rodolpho Albino Dias da Silva (1889-1931), cujo conteúdo, após análise por uma comissão, foi aprovado como *Código Pharmaceutico Brasileiro* pelo Decreto n. 17.509 de 04/11/1926, tornando-se obrigatória em 1929; seu autor está relacionado à introdução da farmacognosia no país.[9]

Na 1ª edição, de 1929, constavam 228 monografias de drogas vegetais (DV); a mais recente, a 6ª edição, de 2019, incluiu 83 monografias de DV, com marcante redução no número de insumos vegetais. Essa edição mais recente conta com dois volumes e foi elaborada por uma comissão vinculada à Agência Nacional de Vigilância Sanitária (Anvisa).

A 2ª edição da Farmacopeia Brasileira foi aprovada pelo Decreto n. 45.502 de 27/02/1959. Ao revisar e atualizar as matérias-primas da edição anterior, dezenas de espécies vegetais foram suprimidas; na 2ª edição constam cerca de 80 DV, além de DV em pó, drogas derivadas, extratos fluidos, tinturas, óleos essenciais e fixos.

A 3ª edição da Farmacopeia Brasileira, de 1977, mostra nova redução de espécies vegetais, excluindo inclusive os extratos fluidos e tinturas, contabilizando nessa edição, 23 DV. Mas destaca-se que o Decreto n. 78.840 de 25/11/1976, que aprova a sua publicação, estabelece no artigo 4º a obrigatoriedade de existência de seu exemplar atual em farmácias, drogarias e indústrias farmacêuticas.

Nessa direção, a Resolução de Diretoria Colegiada RDC n. 511, de 27/05/2021, dispõe que, dada a complexidade na elaboração de Farmacopeias, entre outras limitações, a Anvisa, em caso de ausência de requisitos de qualidade de alguma matéria-prima de interesse, reconhece monografia, última edição de outros compêndios internacionais, como a Farmacopeia Alemã, Americana, Argentina, Britânica, Europeia, Francesa, Internacional (Organização Mundial da Saúde), Japonesa, Mexicana e Portuguesa. A nítida redução no número de monografias de drogas vegetais ao longo das publicações das seis edições da Farmacopeia Brasileira coincide com a elevação no número de monografias de fármacos obtidos por síntese ou semissíntese, evidenciando o aumento na produção de medicamentos desprovidos de insumos farmacêuticos ativos vegetais. Esses dados coincidem com a instalação de empresas multinacionais no país no período pós-Guerra Mundial.

A Anvisa, por meio da Farmacopeia Brasileira, em 2011 (RDC n. 60, de 10/11/2011), aprovou a 1ª edição do Formulário de Fitoterápicos, contendo formulações fitoterápicas oficinais, auxiliares na notificação de Produtos Tradicionais Fitoterápicos. Essa edição foi revogada com a aprovação, em 2021, da 2ª edição (RDC n. 463, de 27/01/2021), O Formulário de Fitoterápicos da Farmacopeia Brasileira (FFFB) compreende a revisão de textos e monografias da 1ª edição, e do seu Suplemento, além de inclusões e exclusões de textos e monografias (formas farmacêuticas). A 2ª edição do FFFB, que contém 85 monografias de espécies vegetais, foi atualizada em 2022 (RDC n. 678, de 29/04/2022).

Em 2016, a RDC n. 84 (17/06/2016) aprovou a 1ª edição do Memento Fitoterápico, que inclui 28 monografias com informações sobre nomenclatura botânica, órgão vegetal utilizado, indicações de uso, contraindicação, precauções de uso, efeitos adversos, interações medicamentosas, formas farmacêuticas, vias de administração e posologia, tempo de utilização, superdosagem, prescrição (necessidade ou não), principais classes químicas identificadas na planta, informação sobre segurança e eficácia, completando com as referências técnico-científicas. As espécies selecionadas compõem a Relação Nacional de Plantas Medicinais de Interesse ao SUS (Renisus), o Formulário Fitoterápico, entre outros, possibilitando a orientação de prescritores de fitoterápicos.

Outra publicação oficial fundamental é a Relação Nacional de Medicamentos Essenciais (Rename). Em conformidade com a orientação da Organização Mundial da Saúde (OMS), desde a década de 1970, o Brasil atualiza a Rename e a disponibiliza como ferramenta para garantir o acesso à assistência farmacêutica e o uso racional de medicamentos. Entre esses medicamentos, 12 fitoterápicos são permitidos no SUS, com responsabilidade de financiamento entre União, estados e municípios.[10] Cidades como Distrito Federal, Fortaleza, Rio de Janeiro e São Paulo, entre outras, oferecem fitoterápicos diferenciados da lista nacional. Por exemplo, a Relação Municipal de Medicamentos Essenciais – Remume-Fito-SP contempla a espinheira-santa (*M. ilicifolia*) para dispepsias e, como coadjuvante no tratamento de gastrite, a garra-do-diabo (*Harpagophytum procumbens* (Burch.) DC. ex Meisn.) como anti-inflamatório em condições como artrite e artrose, isoflavona de soja [*Glycine max* (L.) Merr] em sintomas associados ao climatério, e valeriana (*Valeriana officinalis* L.) como auxiliar no tratamento de distúrbios do sono. A lista pode ter ampliações, exclusões ou substituições conforme avaliação de Comissão Técnica.

A lista de fitoterápicos em nível nacional, contemplada na Rename de 2022, inclui 12 espécies: alcachofra (*Cynara scolymus* L.); aroeira (*Schinus terebinthifolius* Raddi); babosa (*Aloe vera* (L.) Burm. f.); cáscara-sagrada (*Rhamnus purshiana* DC.); espinheira-santa (*Maytenus ilicifolia* Mart. ex Reissek); garra-do-diabo (*Harpagophytum procumbens* DC ex Meissn.); guaco (*Mikania glomerata* Spreng.); hortelã-pimenta (*Mentha* x *piperita* L.); isoflavona de soja (*Glycine max* (L.) Merr.); plantago (*Plantago ovata* Forssk.); salgueiro (*Salix alba* L.); unha-de-gato (*Uncaria tomentosa* (Willd. ex Roem. & Schult.)); das quais aroeira, espinheira-santa, guaco e unha-de-gato são espécies nativas.

No Quadro 2 encontra-se breve histórico com os atos normativos e compêndios oficiais relevantes relacionados a plantas medicinais e fitoterápicos, do Descobrimento do Brasil a 2022.

O país, no presente, conta com seis edições da Farmacopeia Brasileira (1929-2022), mas a observação de Brandão et al.[11] permanece atual. Os autores destacaram o paradoxo de que o Brasil, com uma das maiores biodiversidades do planeta, mostra ínfimo número de espécies nativas incluídas nas monografias farmacopeicas.

QUADRO 2 Breve histórico com atos normativos e compêndios relevantes relacionados a plantas medicinais e fitoterápicos (do Descobrimento do Brasil a 2022)

Atos normativos/ compêndios	Abrangência
*Regimentos portugueses de 25/02/1521	Regimento de 1521: marco na organização sanitária, previa, entre os diversos itens, a regulamentação de agentes de saúde, a fiscalização das boticas e das atividades do boticário
**Decreto n. 828, de 29/09/1851	O decreto manda executar o regulamento da Junta de Hygiene Publica onde consta no "... Art 45. Para a composição dos remédios officinaes seguir-se-há a Pharmacopea Franceza, até que se ache organisada huma Pharmacopea Brasiliense..."
Decreto n. 17.509, de 04/11/1926. Obrigatória em 1929	Aprovação da "Pharmacopeia dos Estados Unidos do Brasil", elaborada pelo farmacêutico Rodolpho Albino Dias da Silva, como Código Farmacêutico Brasileiro. Monografias de mais de 220 drogas vegetais (plantas nativas e exóticas), além de matérias-primas farmacêuticas
Decreto n. 45.502, de 27/02/1959	Aprovação da 2ª edição da Farmacopeia Brasileira, com exclusões, revisões e novas inclusões, contendo cerca de 80 drogas vegetais (DV), além de DV em pó, drogas derivadas, extratos, extratos fluidos, tinturas, óleos essenciais/fixos
Decreto n. 78.840, de 25/11/1976	Aprovação da 3ª edição da Farmacopeia Brasileira (FB). Delibera no "**Art 2º** que os insumos farmacêuticos e os medicamentos devem obedecer às normas e condições estabelecidas pela FB, seus suplementos e pelo Formulário Nacional, e no **Art. 4º** que será obrigatória a existência nas farmácias, drogarias e nos laboratórios industriais farmacêuticos de exemplar atualizado da Farmacopeia Brasileira"
Decreto n. 96.607, de 30/08/1988	Aprovação da Parte I da 4ª edição da Farmacopeia Brasileira. Generalidades e Métodos de Análise. A parte II, contendo monografias, foi dividida em fascículos (1996, 2000-2003)
RDC n. 49, de 23/11/2010	Aprovação da Farmacopeia Brasileira 5ª edição constituída de volume 1 (métodos gerais) e volume 2 (monografias)
RDC n. 84, de 17/06/2016	Aprovação do Memento Fitoterápico da Farmacopeia Brasileira, que inclui 28 monografias com informações que possibilitam a orientação de prescritores de fitoterápicos
RDC n. 298, de 12/08/2019, e RDC n. 609, de 09/03/2022	Aprovação da Farmacopeia Brasileira, 6ª edição (2019). A atualização foi publicada em março de 2022

(continua)

QUADRO 2 Breve histórico com atos normativos e compêndios relevantes relacionados a plantas medicinais e fitoterápicos (do Descobrimento do Brasil a 2022) (*continuação*)

Atos normativos/ compêndios	Abrangência
RDC n. 463, de 27/01/2021	Aprovação do Formulário de Fitoterápicos da Farmacopeia Brasileira (FFFB), 2ª edição. Revisão da 1ª edição do FFFB e do seu suplemento, além de inclusões e exclusões de textos e monografias (formas farmacêuticas)
Portaria GM/MS n. 3.435, de 08/12/2021	Estabelece a Relação Nacional de Medicamentos Essenciais (Rename 2022) no âmbito do Sistema Único de Saúde (SUS), atualizando o elenco de medicamentos e insumos

Fontes: * Cabral, D. Físico-mor/Fisicatura-Mor do Reino, Estado e Domínios Ultramarinos. 2011. Disponível em: http://mapa.an.gov.br/index.php/dicionario-periodo-colonial. ** Brasil. Coleção de Leis do Império do Brasil – 1851, p.259, v. 1, pt II (publicação original). Decreto n. 828, de 29/09/1851. Disponível em: https://www2.camara.leg.br/legin/fed/decret/1824-1899/decreto-828-29-setembro-1851-549825-publicacaooriginal-81781. Resoluções e decretos: http://antigo.anvisa.gov.br.

Dados sobre as plantas brasileiras catalogadas por pesquisadores encontram-se disponíveis no site (https://floradobrasil.jbrj.gov.br/) coordenado pelo Jardim Botânico do Rio de Janeiro, autarquia federal vinculada ao Ministério do Meio Ambiente. A consulta empregando o nome botânico de uma espécie vegetal permite obter informações como: forma de vida; descrição geral; origem (nativa/cultivada); endemismo; distribuição geográfica no país, entre outras.

Biodiversidade brasileira na fitoterapia

O país, em seus biomas terrestres (Amazônia, Caatinga, Cerrado, Mata Atlântica, Pampa e Pantanal) e no sistema costeiro-marinho,[12] detém aproximadamente 20% das espécies vegetais do mundo. Diversas dessas plantas que se categorizam como endêmicas, pouco estudadas sob todos os aspectos, podem sofrer danos decorrentes da devastação e do desmatamento. A Portaria MMA n. 148, de 07/06/2022,[13] publicou uma lista com 3.209 espécies vegetais vulneráveis, em perigo ou provavelmente extintas, dado este que mostra espaço para a definição de estratégias de conservação de espécies dos biomas brasileiros.

A evolução histórica desde a Antiguidade, enfatizando o desenvolvimento na área de plantas, principalmente medicinais brasileiras, a partir do descobrimento do Brasil, pode ser consultada na publicação de Alves),[14] que conta com 63 páginas.

No histórico da evolução do conhecimento das ciências naturais no Brasil, exposto de forma pormenorizada pelo autor,[14] observa-se que a flora brasileira foi inicialmente descrita por viajantes portugueses e naturalistas estrangeiros, perdurando essa atividade por cerca de três séculos. A publicação reúne os principais naturalistas, suas obras (monografias, livros, teses), a citação das plantas medicinais e seu uso mencionado pelas comunidades e divulgada, por exemplo, na obra de Martius e Spix intitulada *Viagem ao Brasil*, em três volumes.

O botânico alemão Carl Friedrich Philip von Martius (1794-1868) foi um dos mais citados como protagonista pela edição de sua obra mais conhecida – *Flora Brasiliensis*, composta de 15 volumes, 10.367 páginas e 3.811 estampas. A obra, com a participação de mais dois editores (August Wilhelm Eichler e Ignatz Urban), foi concluída em 66 anos (1840-1906), após a morte do botânico. Essa valiosa obra teve a participação de mais de 60 especialistas de diversos países e, em razão da parceria de pesquisadores, agência de fomento e iniciativa privada, encontra-se disponível, desde 2006, a interessados, leigos e/ou pesquisadores, no site: http://florabrasiliensis.cria.org.br.

Dentre os vários pesquisadores da época, outro que mereceu maior atenção foi o farmacêutico e naturalista alemão Theodoro Peckolt (1822-1912), que, com os recursos e prática da época, isolou substâncias que foram identificadas posteriormente com o desenvolvimento de métodos físicos e químicos contemporâneos. Uma das publicações que se destacam, elaborada em parceria com seu filho Gustavo, é a *História das Plantas Medicinais e Úteis no Brazil*, de 1888. Os descendentes brasileiros da família Peckolt prosseguiram com o estudo de plantas medicinais no Brasil.[14]

No século XIX, alguns brasileiros renomados, entre os diversos, sobretudo na área de ciências naturais, foram: Francisco Freire Alemão (1797-1874), médico naturalista, médico particular de D. Pedro II, mas também um dos botânicos mais reconhecidos no país, que catalogou milhares de plantas; outro médico botânico, Joaquim Monteiro Caminhoá (1836-1896), auxiliou na consolidação das ciências naturais.[14]

Nos séculos XX e XXI, o número de pesquisadores na área de plantas/plantas medicinais elevou-se de modo considerável; assim, mencionar poucos pode desmerecer a contribuição dos inúmeros que podem ser encontrados em bases de dados científicos. Para conhecer esse cenário até o início do século XXI, pode-se consultar, adicionalmente, o relato detalhado de Fernandes,[15] envolvendo a memória da progressão da área de plantas medicinais no país, nomeando pesquisadores, agências de fomento e discussões em eventos científicos nacionais do período.

A área de plantas medicinais e fitoterápicos recebeu impulso marcante na década de 1970 com a participação da Central de Medicamentos (Ceme).

Em 25/06/1971, o Decreto n. 68.806 aprovou a Central de Medicamentos (Ceme), órgão da Presidência da República que foi consolidado pelo Decreto

n. 71.205, de 04/10/1972; em seguida, o Decreto n. 75.985, de 17/07/1975, ampliou a sua competência. Entre as suas finalidades constaram a organização e distribuição de medicamentos de uso humano, de forma centralizada, a preços acessíveis ou de forma gratuita aos que não puderem adquiri-los, além de incentivar a pesquisa, a produção oficial, o desenvolvimento de medicamentos e a capacitação de recursos humanos.

Considerando o cenário, o Ministério da Saúde publicou a Portaria n. 212, de 11/09/1981, que no item 2.4.3. dispôs sobre o estudo das plantas medicinais como uma das prioridades de investigação clínica.

Nessa direção, o Programa de Pesquisa de Plantas Medicinais da Central de Medicamentos do Ministério da Saúde (PPPM/Ceme) propunha o desenvolvimento de terapêutica alternativa e/ou complementar, com fundamento científico, visando aos medicamentos fitoterápicos selecionados a partir de preparações de uso popular. De 1983 a 1996, a Ceme financiou cerca de 110 projetos. Poucas espécies alcançaram a validação de suas ações terapêuticas/segurança de uso e a aguardada introdução no mercado.[15,16]

Em 1997, a Ceme foi desativada e as suas atribuições foram transferidas para o Ministério da Saúde.

Observe-se que, entre as milhares de plantas descritas pelos naturalistas no século XIX e submetidas a estudos botânicos, fitoquímicos e/ou farmacológicos, poucas foram incluídas em monografias de edições da Farmacopeia Brasileira por falta de comprovação científica do uso terapêutico catalogado no século XIX em estudos contemporâneos. Entre as farmacopeicas citam-se a aroeira (*Schinus terebinthifolius* Raddi), o barbatimão (*Stryphnodendron adstringens* (Mart.) Coville), a espinheira-santa (*Maytenus ilicifolia* Mart. ex Reissek), o guaco (*Mikania glomerata* Spreng.), o maracujá azedo (*Passiflora edulis* Sims.), o jaborandi (*Pilocarpus microphyllus* Stapf ex Wardlew.; *P. jaborandi* Holmes), a ipecacuanha (*Carapichea ipecacuanha* (Brot.) L. Andersson) e a macela (*Achyrocline satureioides* (Lam.) DC). Dessas plantas citadas, apenas para exemplificar, as cinco primeiras espécies compõem a lista de medicamentos fitoterápicos regularizados no país. O jaborandi destaca-se como matéria-prima para a obtenção da pilocarpina (alcaloide parassimpaticomimético), princípio ativo de medicamento indicado para o tratamento da síndrome de Sjögren (doença autoimune caracterizada, por vezes, pela ocorrência de secura ocular e na boca).

A vasta biodiversidade nacional, desde o descobrimento do Brasil, aguça a prática de biopirataria,[14] fato demonstrado pelos exemplos de plantas nativas ou princípios ativos isolados destas que foram patenteados por países estrangeiros. Esses episódios alertam para a necessidade de medidas para restringir tal prática.

Em 2001, a Medida Provisória n. 2.186-16 (23/08/2001), ao tratar sobre o acesso ao patrimônio genético e o conhecimento tradicional associado, a proteção e a repartição de benefícios, trouxe definições que induziram a dúvidas, conduzindo a períodos longos, por vezes anos, de análises de projetos de pesquisadores brasileiros. Vários projetos em desenvolvimento desde épocas anteriores ao determinado nessa medida provisória foram inviabilizados, desestimulando pesquisadores da área.[17]

Em 2015, com o objetivo de desburocratizar o estabelecido na MP 2.186-16/2001, foi publicada a Lei n. 13.123, de 20/05/2015, e regulamentada pelo Decreto n. 8.772, de 11/05/2016. A norma em vigor busca, além da conservação da biodiversidade, auxiliar a promoção social, cultural e econômica no país. A norma criou um sistema eletrônico denominado Sistema Nacional de Gestão do Patrimônio Genético e do Conhecimento Tradicional Associado (SisGen)[18] para apoiar as atividades do Conselho de Gestão do Patrimônio Genético (CGen).

Discussões sobre a influência da regulamentação relacionada a essa lei e decretos na ciência, tecnologia e inovação persistem, bem como o potencial econômico dos recursos dos biomas.[19-21] Teixeira e Silva,[22] em pesquisa qualitativa realizada no período de 2016 a 2017, verificaram exemplos de empresas autuadas, que, sem o cumprimento das exigências da norma vigente, empregaram espécies nativas com conhecimento tradicional associado sem repasse de valores alcançados com os produtos aos supostos detentores do saber, mas, outrossim, indicam casos exitosos de repartição de benefícios com a comunidade.

Atos relevantes para plantas medicinais e fitoterápicos a partir de 2006

No ínterim entre a norma de 2001 (MP 2.186-16/2001) e a de 2015 (Lei n. 13.123/2015), com foco no patrimônio genético e no conhecimento tradicional associado, encontram-se marcos relevantes como a Política Nacional de Plantas Medicinais e Fitoterápicos (PNPMF) e a Política Nacional de Práticas Integrativas e Complementares (PNPIC) no Sistema Único de Saúde, ambas publicadas em 2006 e das quais derivam programas que auxiliaram a promoção de trabalho social e incentivo econômico no país.

O contínuo avanço técnico-científico e social nas áreas pertinentes ao desenvolvimento de medicamentos fitoterápicos, a avaliação de suas indicações, mecanismos de ação, interações medicamentosas, prováveis efeitos adversos, além do melhor conhecimento sobre a saúde humana, devem mostrar compatibilidade com as políticas nacionais e normas vigentes, conduzindo à adequação da legislação no decorrer dos anos. Essas conformidades preocupam-se com a obtenção e o fornecimento de produtos (nacionais e/ou importados) eficazes e seguros para a população consumidora, regulando produtos, empresas produtoras e distribuidores.

Os atos normativos e compilações encontram-se disponibilizados no site (http://antigo.anvisa.gov.br e/ou https://www.gov.br) da Agência Nacional de Vigilância Sanitária (Anvisa). Como exemplos podem-se citar: o Consolidado de normas de registro e notificação de fitoterápicos de 2018, a Atualização das normativas de fitoterápicos apresentada em videoconferência de 19/07/2021, o Fôlder sobre o uso seguro de fitoterápicos e a Cartilha de orientações sobre o uso de fitoterápicos e plantas medicinais de 2022. A Anvisa, tanto para facilitar o acesso às normas atuais relacionadas a fitoterápicos como para revisá-las, disponibiliza bibliotecas atualizadas, como a da Farmacopeia, de temas transversais e a do macrotema Medicamentos.

A seguir, destacaremos atos e normas que contribuem para o fortalecimento da área, notadamente as publicadas a partir de 2006.

A introdução da fitoterapia no SUS e a possibilidade de distribuição de 12 fitoterápicos em conformidade com as normas da Anvisa e inscritos na Rename, há cerca de um decênio, amplia o arsenal terapêutico nos serviços de saúde públicos. Permite, nas unidades de saúde, de forma complementar, em caráter educativo, esclarecer ao paciente sobre os riscos e benefícios do uso de fitoterápicos, desvinculando os termos "natural" e "segurança de consumo". Há décadas a ciência comprova a possibilidade de efeitos adversos ou mesmo toxicidade quando se utilizam produtos sem qualidade e eficácia avaliadas, aliada a uso sem orientação de profissional de saúde.[23]

As duas políticas publicadas em 2006, a PNPMF e a PNPIC, e editais do Ministério da Saúde favoreceram a implantação de Farmácias Vivas (FV), observando-se a sua distribuição em diversas regiões do país.[24]

Em 2010, a Portaria n. 886 (20/04/2010) instituiu a Farmácia Viva no âmbito do Sistema Único de Saúde (SUS), de forma a fomentar a distribuição de fitoterápicos e plantas medicinais, atendendo às regulamentações ambiental e sanitária específicas. Acresce-se a interação com comunidades locais, a recuperação do uso tradicional de espécies regionais e a integração com conhecimentos científicos. As plantas medicinais, bem identificadas por profissional habilitado, podem ser incluídas em canteiros no local de cultivo para reconhecimento como processo educativo e/ou disponibilização de mudas. Sabe-se que nos países em desenvolvimento parte da população, com práticas e conhecimento tradicional, emprega plantas medicinais em remédios caseiros.

A designação Farmácia Viva decorre da homenagem ao Prof. Francisco José de Abreu Matos (1924-2008), farmacêutico idealizador do projeto na Universidade Federal do Ceará, implantada para acolher a comunidade menos favorecida da cidade, além de educar, formar pessoal na atividade e possibilitar a produção/distribuição de fitoterápicos na região. A unidade que se adéqua como modelo encontra-se em funcionamento desde 1983 – Farmácia Viva – Horto de Plantas Medicinais Prof. Francisco José de Abreu Matos. Horto Matriz.

No Ceará, a Lei n. 12.951, de 07/10/1999, que trata da política de implantação da fitoterapia em saúde pública naquele estado, foi regulamentada pelo Decreto n. 30.016, de 30/12/2009. Em síntese, esse decreto prevê três modelos de FV que atendam ao Regulamento técnico e os anexos compatíveis a cada modelo: anexo I (Regulamento técnico da fitoterapia no serviço público do estado do Ceará), anexo II (Boas práticas de cultivo, coleta, processamento de plantas medicinais), anexo III (Preparação de remédios caseiros com plantas medicinais) e anexo IV (Boas práticas na preparação de fitoterápicos).

A FV tipo I pode realizar o cultivo instalando hortas de plantas medicinais (PM) conforme as Boas Práticas de Cultivo, garantindo à comunidade o acesso a PM *in natura* bem identificadas, com orientação de profissionais capacitados sobre o preparo correto e o uso dos remédios caseiros (preparações extemporâneas).

A FV tipo II desenvolve as atividades previstas para a FV tipo I, atendendo às determinações técnicas desse Regulamento e anexos. Esse modelo pode produzir e dispensar plantas medicinais secas (droga vegetal) incluídas na lista do Núcleo de Fitoterápicos do Estado do Ceará. As atividades devem seguir as Boas Práticas de Processamento em áreas específicas.

A FV tipo III, além das atividades desenvolvidas pelas FV tipos I e II, prepara "fitoterápicos padronizados" (D 30.016/2009: "... fitoterápico apresentado com forma farmacêutica, composição e técnica de preparo definidas, estando descrito no guia fitoterápico"), em conformidade com as Boas Práticas de Preparação de Fitoterápicos.

A regulamentação brasileira não prevê categorias de FV como as previstas no estado do Ceará, que possibilita adequar as condições físicas, técnicas, de recursos humanos e financeiros de cada unidade de saúde às normas vigentes.

No âmbito brasileiro, a FV no SUS pode realizar o cultivo de plantas medicinais, a colheita, o processamento, a manipulação e a dispensação de fórmulas magistrais e/ou oficinais, estas últimas incluídas no Formulário de Fitoterápicos da Farmacopeia Brasileira (2021). As atividades na FV devem seguir o estabelecido na Resolução RDC n. 18/2013, que em seu artigo 1º estabelece: "... os requisitos mínimos para o exercício das atividades de preparação de plantas medicinais e fitoterápicos em farmácias vivas, para garantir a sua qualidade, segurança, efetividade e promoção do seu uso seguro e racional...".

Os medicamentos fitoterápicos e os produtos tradicionais fitoterápicos

Por meio da Instrução Normativa IN n. 130, de 30/03/2022, a Anvisa estabelece, como requisito complementar na fabricação de fitoterápicos, as Diretrizes Gerais de Boas Práticas de Fabricação de Medicamentos e as Boas Práticas de Fabricação de Fitoterápicos do Esquema de Cooperação e Inspeção Farmacêutica. Em seu artigo 5º consta que, "... devido à sua natureza complexa e variável, o controle das matérias-primas vegetais, a estocagem e o processamento devem assumir uma particular importância na fabricação de fitoterápicos...". No artigo. 8º acrescenta que: "A depender da fase do processamento, podem ser aplicadas a regulamentação da atividade agrícola, as Boas Práticas de Fabricação de insumos farmacêuticos ativos ou as Boas Práticas de Fabricação de medicamentos...".

As várias normas relativas às boas práticas de produção de fitoterápicos apresentadas revelam a complexidade na fabricação de medicamentos fitoterápicos. Até a solicitação do registro do produto embalado, diversas outras normas devem ser consultadas, comprovando a segurança, eficácia/efetividade do fitoterápico. A Instrução Normativa IN n. 86, de 12/03/2021, estabelece a lista de medicamentos isentos de prescrição. Em seu anexo II constam 51 fitoterápicos com a discriminação das espécies vegetais, isoladas ou em associação, complementadas com dados de órgão vegetal selecionado e indicação terapêutica, entre outros.

Como especificado, os medicamentos fitoterápicos devem seguir as normas inerentes aos fitoterápicos, além das normas gerais de medicamentos, como a RDC n. 406, de 22/07/2020, que dispõe sobre as boas práticas de farmacovigilância para detentores de registro de medicamento de uso humano.

Em conformidade com a necessidade de atender empresas farmacêuticas e a academia com produtos experimentais, a Anvisa atualiza a legislação para assegurar produtos eficazes e seguros à população. O registro de Medicamentos Fitoterápicos e o registro e a notificação de Produtos Tradicionais Fitoterápicos foram temas de resoluções que foram aperfeiçoadas com regularidade.[25]

A resolução vigente, a RDC n. 26, de 13/05/2014, em relação às normas anteriores, revogadas com essa publicação, mostra itens descritos com pormenores distribuídos em 34 páginas. No capítulo I inclui definições, algumas das quais foram apresentadas no início deste capítulo, imprescindíveis para o entendimento da norma. A seguir, no capítulo II, estabelece as medidas anteriores ao registro de MF e PTF (documentação, relatório técnico, relatórios de estudo de estabilidade, de produção e controle de qualidade), itens do laudo de análise da droga vegetal, do derivado vegetal, do produto acabado e, especificamente para os MF, o relatório de segurança, eficácia/efetividade diferenciado para os

PTF. No capítulo III trata dos MF e PTF importados. No capítulo IV trata da renovação do registro.

Na regularização de fitoterápicos junto à Anvisa, conforme a RDC n. 26/2014, os que são produzidos por empresas com autorização para tanto, destaca-se um dos pontos que diferenciam os Medicamentos Fitoterápicos e os Produtos Tradicionais Fitoterápicos – a permissão de notificação de PTF.

A notificação, um processo comparativamente simples em relação ao registro, pode ser solicitada à agência quando o insumo farmacêutico ativo de origem vegetal (Ifav) consta na edição mais recente do Formulário de Fitoterápicos da Farmacopeia Brasileira, acrescida de monografia específica inscrita em farmacopeia reconhecida pela Anvisa que permita o seu controle de qualidade.

Embora o termo "notificação" possa induzir o leitor iniciante na área a acreditar que os PTF sejam regulados de forma corriqueira, cabe consultar, em princípio, o capítulo V da RDC n. 26/2014, que no artigo 9º observa que a empresa regularizada deve apresentar o estudo de estabilidade do PTF, conforme a RDC n. 318, de 06/11/2019, além do método empregado, a especificação e os resultados dos testes expostos em seus artigos 13, 14, 15 e 16.

A Instrução Normativa n. 2, de 13/05/2014, com redação alterada no item 11 por meio da IN n. 10, de 26/11/2014, mostra-se um facilitador, divulgando a "Lista de medicamentos fitoterápicos de registro simplificado" e a "Lista de produtos tradicionais fitoterápicos de registro simplificado".

A RDC n. 26/2014, pelo conteúdo e extensão, trouxe dificuldades aos leitores. A Instrução Normativa n. 4, de 18/06/2014, apresenta o Guia de orientação para registro de MF e registro/notificação de PTF, trazendo esclarecimentos detalhados e figuras como apoio ao entendimento da Resolução.

A Anvisa, para atender ao Decreto n. 10.139, de 28/11/2019, tem revisado normas preservando conteúdos . Como visto neste capítulo, algumas resoluções relativas a medicamentos fitoterápicos foram revisadas e publicadas em 2022, como as Boas Práticas de Fabricação de Medicamentos (Resolução RDC n. 658, de 30/03/2022) e a Instrução IN n. 130, de 30/03/2022 (diretrizes de Boas Práticas de Fabricação de Fitoterápicos).

O mercado de fitoterápicos pode alcançar cifras da ordem de bilhões de dólares. Em âmbito mundial, estima-se que cerca de 25% dos medicamentos utilizam direta ou indiretamente matéria-prima vegetal. No Brasil, em 2016, estimou-se que, no período de 28 anos, cerca de 34 mil artigos científicos empregando espécies vegetais foram publicados, mas poucas divulgações utilizaram as substâncias isoladas ou avaliaram mecanismos de ação e toxicidade, necessários quando do desenvolvimento do medicamento. A proporção de estudos clínicos com qualidade requerida para a submissão à agência reguladora mostra-se reduzida. O cenário indica a predominância de estudos não clínicos na academia, com poucos pesquisadores firmando convênios com empresas farmacêuticas para introduzir produtos inovadores no mercado brasileiro. Nesse período, apenas um medicamento fitoterápico produzido com planta medicinal brasileira constou na lista dos 20 medicamentos mais comercializados.[26] Dados divulgados em 2018 mostram a pequena representatividade dos fitoterápicos registrados no mercado nacional.[25]

No contexto, embora o país detenha uma das maiores biodiversidades, com grande número de plantas, talvez promissoras como fitoterápicos, depende de parcerias empresa-academia, financiamentos contínuos e de regulamentações em conformidade. Em webinar (junho-julho 2021), com acesso pelo site da Anvisa, a Gerência de Medicamentos Específicos, Notificados, Fitoterápicos, Dinamizados e Gases Medicinais discutiu atualizações pontuais das regulamentações de fitoterápicos e proposta de convergência com práticas internacionais: EMA (European Medicines Agency Herbal Guidelines); OMS (WHO Herbal Guidelines); TGA (Therapeutic Goods Administration Australia - Guidance on the use of modified unprocessed herbal materials in complementary medicines) e Health Canada. A proposição inclui-se na agenda regulatória 2021-2023.

LEGISLAÇÃO QUE DIFERENCIA CHÁ MEDICINAL (FITOTERÁPICO) E CHÁ (ALIMENTÍCIO)

Os consumidores leigos muitas vezes desconhecem a legislação pertinente e, na ausência de conhecimento técnico-científico, persistem no clichê: "o que é natural não faz mal". Assim, cabe aos profissionais de saúde esclarecer e orientar a parcela que continua acreditando no mito.

A Anvisa, na área de alimentos processados/industrializados (chá alimentício, alimento novo, alimento com propriedade funcional ou de saúde), coordena e determina normas com o objetivo de assegurar a qualidade e a segurança de seu consumo.

Embora grande parte dos consumidores não faça distinção entre chá alimentício e chá medicinal, consultando as legislações vigentes, as definições permitem nítida diferenciação. A Anvisa disponibiliza em seu site a Biblioteca de Alimentos, atualizada em julho de 2022.

Em 2022, revisando e consolidando atos normativos anteriores (2005, 2006, 2020), a Anvisa publicou a Resolução RDC n. 716, de 01/07/2022, que estabelece os requisitos sanitários de vários produtos alimentícios, entre os quais o CHÁ. Na mesma data, a Instrução Normativa IN n. 159/2022 definiu a lista de plantas (órgãos vegetais) autorizada para o preparo de CHÁ. Conforme a Resolução, o CHÁ é definido como segue:

> *CHÁ (ALIMENTO):* produto constituído de uma espécie vegetal autorizada para o seu preparo, inteira, fragmentada ou moída, com ou sem fermentação, tostada ou não. Esta Resolução não se aplica aos produtos obtidos de espécies vegetais com finalidade medicamentosa ou terapêutica. (RDC n. 716/2022)

A lista fechada de espécies vegetais permitidas para o preparo de CHÁ encontra-se no anexo 1 da IN n. 159/2022, que estabelece:

> § 1º O Anexo I desta Instrução Normativa estabelece a lista das partes de espécies vegetais autorizadas para o preparo de chá, contendo o nome comum da espécie vegetal, as partes do vegetal autorizadas, o nome científico da espécie vegetal e os requisitos complementares.

O Quadro 3 mostra exemplos de espécies vegetais encontradas em lista na IN n. 159/2022 (alimentos). Essas plantas, em outro contexto de avaliação de qualidade, devidamente analisadas e processadas, fazem parte de lista da IN n. 2/2014 (fitoterápicos). Embora algumas espécies sejam coincidentes nas duas listas, deve-se verificar a legislação pertinente à categoria pretendida (alimento ou medicamento) para examinar os procedimentos para a regularização do produto.

QUADRO 3 Exemplos de espécies vegetais encontradas em lista da Instrução Normativa IN n. 159/2022 (alimentos)

Nome comum	Parte do vegetal autorizada	Nome científico
Boldo*	Folhas	*Peumus boldus* Molina
Camomila ou maçanilha	Capítulos florais	*Matricaria recutita* L. e *Chamomilla recutita* (L.) Rauscher
Erva-cidreira ou melissa	Folhas e ramos	*Melissa officinalis* L.
Funcho ou erva-doce-nacional	Frutos	*Foeniculum vulgare* Mill.
Hortelã ou hortelã-pimenta ou menta	Folhas e ramos	*Mentha piperita* L.

Fonte: anexo 1 da IN n. 159/2022.[27] *Requisito complementar para o chá de boldo (*Peumus boldus* Molina): o rótulo do produto contendo essa espécie deve conter as seguintes informações em destaque e negrito: "Portadores de enfermidades hepáticas ou renais devem consultar o médico antes de consumir o produto" e "Não consumir de forma contínua por mais de quatro semanas".

Conforme a regulamentação, o CHÁ deve atender a especificações complementares, não se permitindo o prévio esgotamento parcial ou total. Mas, em oposição ao CHÁ MEDICINAL (RDC n. 26/2014), o CHÁ alimentício (RDC n. 716/2022) pode ser adicionado de açúcar ou de partes de plantas autorizadas como especiarias (Anexo II da IN n. 159/2022). No caso de acréscimo de açúcar e/ou de especiarias, o produto deve informar a adição. A RDC n. 716/2022, no parágrafo único estabelece que o CHÁ não pode incluir sugestão/indicar finalidade medicamentosa ou terapêutica ou mesmo recomendação para lactentes. Essa determinação reforça a proibição da indução de engano quanto às supostas propriedades terapêuticas do alimento que constava anteriormente na RDC n. 259, de 20/09/2002, que tratava da rotulagem de alimentos embalados.

As regulamentações complementares a que o CHÁ deve atender diferenciam-se na totalidade da legislação de fitoterápicos, que atendem a normas rigorosas a que são submetidos os medicamentos que contêm princípios ativos sintéticos ou semissintéticos.

A lista das resoluções e instruções referentes à regularização do CHÁ pode ser consultada na Biblioteca de Alimentos (Anvisa). Pode-se exemplificar citando as seguintes:

1. Boas práticas de fabricação, estabelecidas na Portaria SVS/MS n. 326, de 30/07/1997, e na RDC n. 275, de 21/10/2002.
2. Contaminantes estabelecidos na RDC n. 722, de 01/07/2022, e na Instrução Normativa - IN n. 160, de 01/07/2022.
3. Matérias estranhas estabelecidas na RDC n. 623, de 09/03/2022.
4. Resíduos de agrotóxicos estabelecidos na RDC n. 4, de 18/01/2012.
5. Rotulagem dos alimentos embalados estabelecida pela RDC n. 727, de 01/07/2022.

LEGISLAÇÃO DE SUPLEMENTOS ALIMENTARES

A análise do mercado produtor dos chamados suplementos nutricionais mostrou ascensão acentuada principalmente na década de 2010, alcançando faturamento de cerca de R$ 1,5 bilhão em 2016. À época, no Brasil, estimavam-se 8 mil pontos de venda desses suplementos, incluindo lojas físicas e comércio eletrônico (*e-commerce*), e o país foi considerado o segundo com maior número de academias de ginástica por habitante.[28] A preocupação com a saúde dos consumidores desses produtos sem regulamentação específica apresentava-se crescente da mesma forma.[29]

Em 2018, a Anvisa, com o propósito de garantir produtos com qualidade sanitária e seguros aos consumidores, criou a categoria dos Suplementos Alimentares por meio da RDC n. 243, de 27/07/2018, estabelecendo o prazo de cinco anos para as empresas adequarem os seus produtos à norma.

A Resolução define suplemento alimentar como segue:

> *SUPLEMENTO ALIMENTAR:* produto para ingestão oral, apresentado em formas farmacêuticas, destinado a suplementar a alimentação de indivíduos saudáveis com nutrientes, substâncias bioativas, enzimas ou probióticos, isolados ou combinados.

Para elucidar a terminologia Forma Farmacêutica, citada na Resolução RDC n. 243/2018, pode ser consultada a Resolução RDC n. 47, de 08/09/2009, que estabelece regras para elaboração, harmonização, atualização, publicação e disponibilização de bulas de medicamentos para pacientes e para profissionais de saúde.

> *FORMA FARMACÊUTICA:* estado final de apresentação que os princípios ativos farmacêuticos possuem após uma ou mais operações farmacêuticas executadas com a adição de excipientes apropriados ou sem a adição de excipientes, a fim de facilitar a sua utilização e obter o efeito terapêutico desejado, com características apropriadas a uma determinada via de administração. (RDC 47/2009)
> *FORMA FARMACÊUTICA BÁSICA:* tipo geral da forma farmacêutica (ex.: cápsula, comprimido, suspensão, solução) que agrupa formas farmacêuticas específicas com características semelhantes. (RDC 47/2009)

Nesse ponto, pode-se apontar dentre as diversas distinções entre alimentos convencionais e suplementos alimentares, uma marcante: a forma de apresentação em cápsulas, comprimidos, soluções para esses últimos.

Nessa Resolução RDC n. 243/2018, que permite a equiparação de preceitos sanitários, foram reunidos os alimentos classificados como "alimentos para atletas", "alimentos para gestantes", "suplementos vitamínicos e minerais", "substâncias bioativas e probióticos", "novos alimentos" e uma categoria de medicamentos – "os medicamentos específicos isentos de prescrição".

A Resolução estabelece a indicação dos suplementos alimentares a pessoas saudáveis como forma de complementação nutricional, mas permitem-se apenas os incluídos em lista da Anvisa.

A Instrução Normativa IN n. 28, de 26/07/2018, que estabeleceu a lista de componentes, os limites de uso, alegações e rotulagem dessa categoria, foi revisada e atualizada por meio da IN n. 102, de 15/10/2021. Entre as substâncias bioativas extraídas de partes de plantas e elencadas na Instrução Normativa podem-se citar como exemplos: o ácido clorogênico do extrato de café verde, a cafeína de guaraná em pó (*Paulina cupana* Kunth), a curcumina de extrato de rizoma de cúrcuma (*Curcuma longa* L.), as proantocianidinas de *cranberry* (*Vaccinium macrocarpon* Aiton) e proantocianidinas de semente de uva (*Vitis vinifera* L.).

Na consulta da legislação brasileira vigente, que aborda espécies vegetais como matéria-prima para alimentos, suplementos alimentares e fitoterápicos, encontram-se atos normativos que permitem diferenciações claras entre essas categorias. E a busca por revisões, complementações e atualizações destas permite a sua recuperação no site da agência reguladora, por vezes reunidas em bibliotecas temáticas, simplificando o acesso. Em face das discussões e considerando a complexidade da composição química e mesmo a dificuldade de identificação da espécie vegetal, principalmente quando na forma de pó, sem ignorar a extensão territorial e a variabilidade das condições socioeconômicas das regiões do país, verifica-se a necessidade de adequação da avaliação de qualidade condizente com a realidade local para alcançarmos produtos de qualidade e seguros à população.

REFERÊNCIAS

1. BRASIL. Ministério da Saúde. Agência Nacional de Vigilância Sanitária (Anvisa). RDC n. 26, de 13 de maio de 2014. Regulamenta o registro de Medicamentos Fitoterápicos (MF) e o registro e a notificação de Produtos Tradicionais Fitoterápicos (PTF). Diário Oficial da República Federativa do Brasil. Brasília, DF, 14 mai. 2014.
2. Kenbach J. WHO's Definition of health: philosophical analysis. In Schramme T, Edwards S (eds.). Handbook of the philosophy of medicine. Springer, Dordrecht; 2015.
3. Korolkovas A. A riqueza potencial de nossa flora. Rev Bras Farmacogn. 1996;1:1-7.
4. Bennett BC. Doctrine of signatures: An explanation of medicinal plant discovery or dissemination of knowledge? Econ Bot. 2007;61(3):246-255.
5. Zielinska S et al. The activity of isoquinoline alkaloids and extracts from Chelidonium majus against pathogenic bacteria and Candida sp. Toxins (Basel). 2019;11(7):406.
6. Pantano F, Mannocchi G, Marinelli E, Gentili S, Graziano S, Busardò FP, di Luca NM. Hepatotoxicity induced by greater celandine (Chelidonium majus L.): a review of the literature. Eur Rev Med Pharmacol Sci. 2017;21 (1 Suppl):46-52.
7. Gardin NF, Braga AJ. Greater celandine (Chelidonium majus L.) for COVID-19: A twenty-case series. Phytother Res. 2021;35(7):3792-3798.
8. Marques LC, Petrovick PR. Normatização da produção e comercialização de fitoterápicos no Brasil. p.327-369. In: Simões CMO, Schenkel EP, Gosmann G, Mello JCP, Mentz LA, Petrovick PR (orgs.). Farmacognosia: da planta ao medicamento. 5.ed. ampl. Porto Alegre/Florianópolis: Editora da UFRGS/Editora da UFSC; 2004.
9. Memória Farmacêutica "A história da Farmácia agradece". Disponível em: http://www.cff.org.br. Acesso em: 18 jun. 2022.
10. Brasil. Ministério da Saúde. Secretaria de Ciência, Tecnologia, Inovação e Insumos Estratégicos em Saúde. Departamento de Assistência Farmacêutica e Insumos Estratégicos. Relação Nacional de Medicamentos Essenciais Rename 2022 [recurso eletrônico] / Ministério da Saúde, Secretaria de Ciência, Tecnologia, Inovação e Insumos Estratégicos em Saúde, Departamento de Assistência Farmacêutica e Insumos Estratégicos. – Brasília: Ministério da Saúde; 2022. 181p.
11. Brandão MGL, Cosenza GP, Moreira RA, Monte-Mor RLM. Medicinal plants and other botanical products from the Brazilian Official Pharmacopoeia. Rev Bras Farmacogn. 2006;16(3):408-420.
12. IBGE. Mapa de Biomas do Brasil. 2020. Disponível em: https://www.ibge.gov.br/apps/biomas. Acesso em: 11 jun. 2023.
13. Brasil. Atualização da lista oficial de plantas ameaçadas de extinção. 2022. Disponível em: https://www.icmbio.gov.br/cepsul/destaques-e-eventos/704-atualizacao-da-lista-oficial-das-especies-ameacadas-de-extincao.html. Acesso em: 16 out. 2023.

14. Alves LF. Produção de fitoterápicos no Brasil: história, problemas e perspectivas. Rev Virtual Quim. 2013;5(3):450-513.
15. Fernandes TM. Plantas medicinais: memória da ciência no Brasil [online]. Rio de Janeiro: Fiocruz; 2004. 260p.
16. Brasil. Ministério da Saúde. Secretaria de Ciência, Tecnologia e Insumos Estratégicos. Departamento de Assistência Farmacêutica. A fitoterapia no SUS e o Programa de Pesquisa de Plantas Medicinais da Central de Medicamentos / Ministério da Saúde, Secretaria de Ciência, Tecnologia e Insumos Estratégicos, Departamento de Assistência Farmacêutica. – Brasília: Ministério da Saúde; 2006. 148p.
17. Palma CM, Palma MS. Bioprospecção no Brasil: análise crítica de alguns conceitos. Cienc Cult. 2012;64:22-26.
18. Brasil. Ministério do Meio Ambiente. SisGen. Manual do usuário; 2017. 101p. Disponível em: https://sisgen.gov.br. Acesso em: 25 jun. 2022.
19. Nader HB, Oliveira F, Mossri BB (orgs.). A ciência e o poder legislativo: relatos e experiências. SBPC; 2017. p.165-194.
20. Valli M, Russo HM, Bolzani VS. The potential contribution of the natural products from Brazilian biodiversity to bioeconomy. An Acad Bras Cienc. 2018;90 (1 Suppl. 1):763-778.
21. Calixto JB. The role of natural products in modern drug discovery. An Acad Bras Cienc. 2019;91(Suppl. 3):e20190105.
22. Teixeira PCC, Silva LMC. Repartição de benefícios à luz da Lei n. 13.123/2015: casos de empresas com acesso ao patrimônio genético e ao conhecimento tradicional associado. Rev Fitos. 2021;15(2):204-216.
23. Fugh-Berman A. Herb-drug interactions. Lancet. 2000;355:134-138.
24. Dresch RR, Carvalho JG. Análise dos programas de fitoterapia e de Farmácias Vivas no Sistema Único de Saúde. Rev. Fitos. 2022;Supl(1):22-34.
25. Carvalho ABC, Lana TN, Perfeito JPS, Silveira D. The Brazilian market of herbal medicinal products and the impacts of the new legislation on traditional medicines. J Ethnopharmacol. 2018;212:29-35.
26. Dutra RC, Campos MM, Santos ARS, Calixto JB. Medicinal plants in Brazil: Pharmacological studies, drug discovery, challenges and perspectives. Pharmacol Res. 2016;112:4-29.
27. Brasil. Ministério da Saúde. Agência Nacional de Vigilância Sanitária (Anvisa). Instrução Normativa - IN n. 159, de 1° de julho de 2022. Diário oficial da República Federativa do Brasil. Brasília, DF, 6 de julho de 2022.
28. Associação Brasileira dos Fabricantes de Suplementos Nutricionais e Alimentos para Fins Especiais. Números do setor de suplementos alimentares. São Paulo: BrasNutri; 2017. Disponível em: http://brasnutri.org.br/arquivos/numeros_setor/2017_atualizado.pdf. Acesso em: 11 jun. 23.
29. Dal Molin TR, Leal CC, Müller RS, Muratt DT, Marcon GZ et al. Regulatory framework for dietary supplements and the public health challenge. Rev Saude Publica. 2019;53:90-101.

Índice remissivo